全国中医药行业中等职业教育"十三五"规划教材

针灸学

（第二版）

（供中医、中医骨伤、中医康复保健专业用）

主　编 ◎ 屈玉明　刘鹤鸣

中国中医药出版社
·北　京·

图书在版编目（CIP）数据

针灸学 / 屈玉明，刘鹤鸣主编 . —2 版 . —北京：中国中医药出版社，2018.7（2024.10重印）

全国中医药行业中等职业教育"十三五"规划教材

ISBN 978-7-5132-4970-6

Ⅰ . ①针…　Ⅱ . ①屈…　②刘…　Ⅲ . ①针灸学—中等专业学校—教材　Ⅳ . ① R245

中国版本图书馆 CIP 数据核字（2018）第 099920 号

中国中医药出版社出版

北京经济技术开发区科创十三街 31 号院二区 8 号楼

邮政编码　100176

传真　010-64405721

唐山市润丰印务有限公司印刷

各地新华书店经销

开本 787×1092　1/16　印张 16.5　字数 340 千字

2018 年 7 月第 2 版　2024 年 10 月第 7 次印刷

书号　ISBN 978 – 7 – 5132 – 4970 – 6

定价　51.00 元

网址　www.cptcm.com

服 务 热 线　010-64405510

购 书 热 线　010-89535836

维 权 打 假　010-64405753

微信服务号　zgzyycbs

微商城网址　https：//kdt.im/LIdUGr

官 方 微 博　http：//e.weibo.com/cptcm

天猫旗舰店网址　https：//zgzyycbs.tmall.com

如有印装质量问题请与本社出版部联系（010-64405510）

中医药职业教育是我国现代职业教育体系的重要组成部分，肩负着培养新时代中医药行业多样化人才、传承中医药技术技能、促进中医药服务健康中国建设的重要职责。为贯彻落实《国务院关于加快发展现代职业教育的决定》（国发〔2014〕19 号）、《中医药健康服务发展规划（2015—2020年）》（国办发〔2015〕32 号）和《中医药发展战略规划纲要（2016—2030年）》（国发〔2016〕15 号）（简称《纲要》）等文件精神，尤其是实现《纲要》中"到 2030 年，基本形成一支由百名国医大师、万名中医名师、百万中医师、千万职业技能人员组成的中医药人才队伍"的发展目标，提升中医药职业教育对全民健康和地方经济的贡献度，提高职业技术院校学生的实际操作能力，实现职业教育与产业需求、岗位胜任能力严密对接，突出新时代中医药职业教育的特色，国家中医药管理局教材建设工作委员会办公室（以下简称"教材办"）、中国中医药出版社在国家中医药管理局领导下，在全国中医药职业教育教学指导委员会指导下，总结"全国中医药行业中等职业教育'十二五'规划教材"建设的经验，组织完成了"全国中医药行业中等职业教育'十三五'规划教材"建设工作。

中国中医药出版社是全国中医药行业规划教材唯一出版基地，为国家中医中西医结合执业（助理）医师资格考试大纲和细则、实践技能指导用书、全国中医药专业技术资格考试大纲和细则唯一授权出版单位，与国家中医药管理局中医师资格认证中心建立了良好的战略伙伴关系。

本套教材规划过程中，教材办认真听取了全国中医药职业教育教学指导委员会相关专家的意见，结合职业教育教学一线教师的反馈意见，加强顶层设计和组织管理，是全国唯一的中医药行业中等职业教育规划教材，于 2016年启动了教材建设工作。通过广泛调研、全国范围遴选主编，又先后经过主编会议、编写会议、定稿会议等环节的质量管理和控制，在千余位编者的共同努力下，历时 1 年多时间，完成了 50 种规划教材的编写工作。

本套教材由 50 余所开展中医药中等职业教育院校的专家及相关医院、医药企业等单位联合编写，中国中医药出版社出版，供中等职业教育院校中医（针灸推拿）、中药、护理、农村医学、康复技术、中医康复保健 6 个专业使用。

本套教材具有以下特点：

1. 以教学指导意见为纲领，贴近新时代实际

注重体现新时代中医药中等职业教育的特点，以教育部新的教学指导意

见为纲领，注重针对性、适用性以及实用性，贴近学生、贴近岗位、贴近社会，符合中医药中等职业教育教学实际。

2. 突出质量意识、精品意识，满足中医药人才培养的需求

注重强化质量意识、精品意识，从教材内容结构设计、知识点、规范化、标准化、编写技巧、语言文字等方面加以改革，具备"精品教材"特质，满足中医药事业发展对于技术技能型、应用型中医药人才的需求。

3. 以学生为中心，以促进就业为导向

坚持以学生为中心，强调以就业为导向、以能力为本位、以岗位需求为标准的原则，按照技术技能型、应用型中医药人才的培养目标进行编写，教材内容涵盖资格考试全部内容及所有考试要求的知识点，满足学生获得"双证书"及相关工作岗位需求，有利于促进学生就业。

4. 注重数字化融合创新，力求呈现形式多样化

努力按照融合教材编写的思路和要求，创新教材呈现形式，版式设计突出结构模块化，新颖、活泼，图文并茂，并注重配套多种数字化素材，以期在全国中医药行业院校教育平台"医开讲–医教在线"数字化平台上获取多种数字化教学资源，符合职业院校学生认知规律及特点，以利于增强学生的学习兴趣。

本套教材的建设，得到国家中医药管理局领导的指导与大力支持，凝聚了全国中医药行业职业教育工作者的集体智慧，体现了全国中医药行业齐心协力、求真务实的工作作风，代表了全国中医药行业为"十三五"期间中医药事业发展和人才培养所做的共同努力，谨此向有关单位和个人致以衷心的感谢！希望本套教材的出版，能够对全国中医药行业职业教育教学的发展和中医药人才的培养产生积极的推动作用。需要说明的是，尽管所有组织者与编写者竭尽心智，精益求精，本套教材仍有一定的提升空间，敬请各教学单位、教学人员及广大学生多提宝贵意见和建议，以便今后修订和提高。

国家中医药管理局教材建设工作委员会办公室

全国中医药职业教育教学指导委员会

2018 年 1 月

　　为了更好地贯彻落实教育部中医药职业教育教学指导委员会《关于加快发展中医药现代职业教育的意见》和《中医药现代职业教育体系建设规划（2015—2020年）》精神，提高中等职业技术院校学生的实际操作能力，实现中等职业教育与产业需求、岗位胜任能力紧密对接，突出中医药职业教育对全民健康和地方经济的作用，在国家中医药管理局教材建设工作委员会办公室、中国中医药出版社的统一安排下，依托《中医药健康服务业发展规划（2015—2020年）》和《中医药发展战略规划纲要（2016—2030年）》，确立本课程教学内容并编写了本教材。

　　针灸学是中医药学各专业的临床课，主要阐述针灸学基本理论、基本技能及临床常见病的针灸治疗，在中医药各专业中占有重要地位。本教材的编写在上一版教材的基础上，参考了中医药院校的教材和针灸教学经验，力求突出中等中医药职业教育的特点，以培养农村基层、城镇社区中最基层的卫生保健实用型人才为目的，注重实用性、继承性、先进性，贯彻少而精的原则。本教材以学生为中心，以巩固专业思想为导向，突出职业技术教育技能培养目标，与相关考试大纲一致。

　　全书以模块为基本教学单位，共分八个模块，分别讲述经络腧穴、针灸操作技术、针灸治疗等内容。其中模块四腧穴名称与定位以中华人民共和国国家标准（GB/T12346–2006）《腧穴名称与定位》为标准，解剖部分进行了删减，改为在针刺注意事项中阐述；针灸操作技术中删除了皮内针、火针法、耳针和头针，增加了穴位贴敷；针灸治疗部分以《中医执业助理医师资格考试大纲》为标准进行增减，做到与执业考试同步。本版教材修订力求做到概念更精准、内容更简明，基本达到老师易教、学生易学的要求。

　　本版教材编写分工：模块一由屈玉明负责；模块二由屈玉明、赵鸿龙负责；模块三由周经钲负责；模块四由刘鹤鸣、王军、唐娟负责；模块五和模块六中的穴位贴敷由侯丽负责；模块六由赵鸿龙负责；模块七由杜杰负责；模块八由刘庆军、张国强、黄坤负责；古代针灸歌赋辑要由屈玉明负责。

　　编写中医药行业中等职业教育教材，虽有之前的教材可借鉴，并经集体讨论编审，但水平有限，如有不足之处，还望广大师生在使用过程中提出宝贵意见，以备再版时提高完善。

《针灸学》编委会

2018 年 2 月

扫一扫，看课件

模 块 一

绪 言

[学习目标]
1. 掌握针灸学的基本概念。
2. 熟悉针灸学的学科特点。
3. 了解针灸学的发展史。

　　针灸学是阐述针灸治疗疾病一般规律的一门学科，是以中医理论为指导、经络腧穴为基础，运用针刺和艾灸等方法防治疾病的学科。针灸具有适应证广、疗效显著、操作方便、经济安全等优点，数千年来对中华民族的繁衍昌盛做出了巨大的贡献。至今，它不仅是中医学的宝贵遗产，而且已经成为世界医学的重要组成部分，并产生了积极、广泛的影响。

　　针灸学历史悠久，其起源已难稽考，但从文献记载及出土文物和社会发展规律等方面探索，远在文字创造前即已萌芽。

　　针法源于砭石，新石器时代，先民利用锐利的砭石来治疗疾病。据《素问·异法方宜论》记载："其民食鱼而嗜咸，皆安其处，美其食。鱼者使人热中，盐者胜血，故其民皆黑色疏理，其病皆为痈疡，其治宜砭石。故砭石者，亦从东方来。"这里所说的"东方"，相当于我国山东一带。治病用的"砭石"，《说文解字》释："砭，以石刺病也。"砭石治病，最初主要是用于刺破脓疡，进而作为刺络泻血之用。《山海经》记载"有石如玉，可以为针"。这是关于石针的较早记载。近年来，在山东省发现了一批以针砭为题材的汉画像石，画像石上雕刻着半人半鸟形的神医正在用砭石给人治病。古代文献里保存着一些关于针灸起源的传说资料，如皇甫谧《帝王世纪》里记载：太皞伏羲氏"尝味百药而制九针"，罗泌《路史》则说太皞伏羲氏"尝草治砭，以制民疾"。又皇甫谧《针灸甲乙经·序》说："黄帝咨访岐伯、伯高，少俞之徒……而针道生焉。"孙思邈《备急千金要方·序》则说："黄帝受命，创制九针。"都指这个时代。内蒙古多伦县新石器时代遗址中发现过一根4.5cm长的砭石，在山东省日照县新石器时代晚期的一个墓葬里，还发现过两根殉葬的砭石，为针刺起源于新石器时代提供了有力的证据。

灸法源于火的应用，先民偶然发现身体受到火的烤灼而病痛减轻，将反复实践的经验积累为灸术。据《素问·异法方宜论》记载："北方者，天地所闭藏之域也。其地高陵居，风寒冰冽，其民乐野处而乳食。脏寒生满病，其治宜灸焫。故灸焫者，亦从北方来。"这段记载，说明灸法的产生与寒冷环境的生活习惯密切相关。原始社会栖息在北方的人们野居乳食，容易患腹部寒痛、胀满等症，非常适于热疗。经过长期的经验积累，发明了灸法和热熨疗法。经反复实践，选择了易于点燃、火力温和并且具有温通血脉作用的艾作为施灸的原料。艾用于防病治病已有两千多年的历史，在《孟子》一书中就有"七年之病求三年之艾"的记载，可见我们的祖先不仅懂得使用艾，并且已经讲究使用存放多年的"陈艾"了。1972年长沙马王堆汉墓出土的医学帛书中，有两种古代经脉学佚书，即《足臂十一脉灸经》和《阴阳十一脉灸经》。两书除载有经脉循行路线上的各种疼痛、痉挛、麻木、肿胀等局部症状及眼、耳、口、鼻等器官症状外，还有一些全身症状，如心烦、嗜卧、恶寒等。当时对这些症状，都是用灸法治疗的。

随着社会生产力的不断发展，针具由石针、骨针、竹针、陶针逐步改进为金属针。同时由于医疗经验的不断丰富，腧穴不断增多，前人便将散在的腧穴进行归类，并从理论上加以阐述，逐步形成了经络学说。战国至秦汉时期，以《黄帝内经》（以下简称《内经》）成书为标志，初步形成了以理、法、方、穴、术为一体的独特的针灸学理论体系。针灸学术在此基础上不断发展，在历代医著中均有记载。

《内经》约成书于战国至秦汉时期，东汉至隋唐仍有修订和补充。《内经》包括《素问》和《灵枢经》两部分，共18卷，162篇。它以阴阳、五行、脏腑、经络、腧穴、精神、气血、津液等为基本理论，以针灸为主要医疗技术，从无神论观点、整体观点、发展变化的观点、人体与自然界相对应等观点出发，论述了人体的生理、病理、诊断要领和防病治病原则，奠定了以经络学说为核心的针灸理论体系。其中以《灵枢经》所载针灸理论更为丰富和系统，故《灵枢经》又称"针经"。

《黄帝八十一难经》大约成书于汉代，是一部可与《内经》相媲美的古典医籍，相传系秦越人（扁鹊）所作。该书以阐明《黄帝内经》为要旨，内有关于奇经八脉和原气的论述，更补充了《内经》之不足。同时，还提出了八会穴，并对五输穴按五行学说做了详细的解释。

三国时期，以外科闻名于世的华佗亦精于针灸，创立了著名的"华佗夹脊穴"，著有《枕中灸刺经》（佚）。

《针灸甲乙经》是魏晋时代皇甫谧所编撰，是现存最早的针灸学专著。该书在《内经》

的基础上，对针灸理论进行了整理，依照不同部位确定了 349 个腧穴的名称、定位和刺灸法，并对各科病证的针灸治疗进行了归纳和论述，是继《黄帝内经》之后对针灸学的第二次总结，在针灸学发展史上起到了承前启后的作用。

唐初时针灸已成为专门的学科，设"针师""灸师"等专业称号。孙思邈《备急千金要方》中绘制了三幅彩色针灸图（已佚），分别把人体正面、背面、侧面的十二经脉、奇经八脉用不同颜色绘出，成为历史上最早的彩色经络腧穴图，他还创用了"阿是穴"和"指寸法"。唐代是国家针灸教育体系成立的开端，唐太医署中设有针灸专科，有针博士、针助教、针工等，为针灸学的规范教育奠定了基础。

北宋王惟一编《铜人腧穴针灸图经》，对 354 个明堂孔穴进行了重新考订，当时曾刻在两块石碑上，树立在汴京（今河南开封），供学习者拓印和阅读。王氏还铸造了两座针灸铜人，为我国最早的针灸模型，对针灸学术贡献甚大。

金代何若愚创立子午流注针法，马丹阳善用"天星十二穴"，窦默擅长应用"八脉交会穴"。元代滑伯仁著《十四经发挥》，首次把任、督二脉和十二经脉并称为"十四经"。

明代杨继洲的《针灸大成》汇集历代诸家学说，广搜文献，是继《内经》《针灸甲乙经》之后的第三次针灸学术大总结。明代是针灸学发展史上昌盛的时期，代表性的医家和著作还有陈会的《神应经》、徐凤的《针灸大全》、高武的《针灸聚英发挥》、吴崑的《针方六集》、汪机的《针灸问对》、张介宾的《类经图翼》、李时珍的《奇经八脉考》等。

之后，由于西医学的传入和统治者的崇洋媚外，针灸医学遭到摧残，处于奄奄一息的境地。清代，针灸学开始走向衰退，当时医者多重药轻针。针灸著作主要有吴谦的《医宗金鉴·刺灸心法要诀》、廖润鸿的《针灸集成》及李学川的《针灸逢源》，总体而言，创新较少。清代以"针刺火灸，究非奉君所宜"为由，于公元 1822 年废除了太医院的针灸科。鸦片战争失败以后，各地教会医院和西医学校排斥和歧视中医。至民国时期，北洋军阀和国民党政府扼杀中医，甚至于 1929 年南京卫生部通过废止中医案。针灸疗法日趋衰落，只在民间流传使用。

中华人民共和国成立后，针灸学得到迅猛发展，各地先后成立了中医学院、中医医院和研究机构。1958 年针刺麻醉开始用于临床，为麻醉方法增加了新内容。20 世纪 80 年代初期，各中医院校先后建立了针灸系，使用了全国统一的针灸学教材，并逐渐开展了针灸学硕士、博士研究生的培养，形成了针灸学教学、医疗、科研的完整体系。针灸治疗病种也不断扩大，临床实践表明，针灸对内、外、妇、儿、五官、骨伤等科 300 多种病证有一定的治疗效果，对其中 100 种左右的病证有较好或很好的疗效。

针灸医学很早就流传到国外。约在公元 6 世纪，针灸医学传入朝鲜，并以《针灸甲乙经》等书为教材。公元 562 年，吴人知聪携带《明堂图》《针灸甲乙经》到日本。公元701 年，日本在医学教育中开始设置针灸科，至今还开办针灸专科学校。公元 17 世纪末叶，针灸又传到了欧洲。

近些年来，许多国家纷纷成立了一些研究针灸的专门机构和针灸学院等，并多次召开国际性针灸学术会议，1987 年成立了世界针灸联合会。据世界卫生组织 2014 年统计，过去 10 年中，制定传统医学政策的国家由 25 个增长到 69 个，制定传统医学服务提供者监管法规的国家已达到 65 个，在世界范围的"中医热"中，针灸医学已成为世界各国人民的共同财富。

针灸学是中医学的重要组成部分，既以中医基本理论为基础，又有自身独特的理论体系，只有掌握好中医基本理论之后才能学好针灸学。针灸学是一门实践性很强的学科，只有勤于实践，准确定穴，规范而熟练地运用针法灸法等技术，才能为临床打下坚实基础，才能为人类防治疾病的健康保健事业做出更大的贡献。

复习思考

针灸发展历史上三次总结性著作的书名、作者和成书朝代是什么？

扫一扫，知答案

扫一扫，看课件

[学习目标]

　　1.掌握经络系统的组成，十二经脉的命名、分布、循行走向与交接规律和气血循环流注。

　　2.熟悉经络的概念，经络的生理功能和临床应用。

　　3.了解奇经八脉的基本概念。

项目一　经络的概念

　　经络是经脉和络脉的总称。经，有路径的含义，为直行的主干，其循行多纵行而分部较深；络，有网络的含义，为经脉别出的分支，较经脉细小，其循行纵横交错，遍布全身，分布较浅。《灵枢·脉度》指出："经脉为里，支而横行者为络，络之别者为孙。"由此可见，经络纵横交错，遍布全身，是人体重要的组成部分。

　　经络学说是阐述人体经络系统的循行分布、生理功能、病理变化及其与脏腑相互关系的理论体系，是中医理论的重要组成部分，贯穿于中医学的生理、病理、诊断和治疗等方面，对中医临床尤其是针灸临床实践具有重要的指导作用，所以《灵枢·经脉》说："经脉者，所以能决死生，处百病，调虚实，不可不通。"

项目二　经络系统的组成

　　经络系统由经脉和络脉组成，其中经脉包括十二经脉、奇经八脉，以及附属于十二经脉的十二经别、十二经筋、十二皮部；络脉包括十五络脉和难以计数的浮络、孙络等。经络系统的组成见表2-1。

一、十二经脉

十二经脉是指十二脏腑所属的经脉，系经络系统的主体，故又称十二正经。

表2-1 经络系统简表

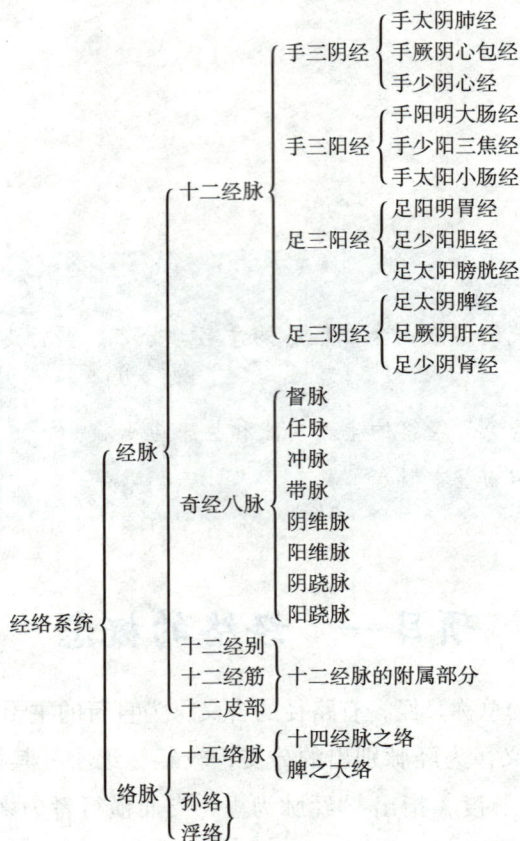

```
                                    ┌ 手太阴肺经
                           ┌ 手三阴经 ┤ 手厥阴心包经
                           │        └ 手少阴心经
                           │        ┌ 手阳明大肠经
                           │ 手三阳经 ┤ 手少阳三焦经
                  ┌ 十二经脉 ┤        └ 手太阳小肠经
                  │         │        ┌ 足阳明胃经
                  │         │ 足三阳经 ┤ 足少阳胆经
                  │         │        └ 足太阳膀胱经
                  │         │        ┌ 足太阴脾经
                  │         └ 足三阴经 ┤ 足厥阴肝经
          ┌ 经脉 ┤                    └ 足少阴肾经
          │      │        ┌ 督脉
          │      │        │ 任脉
          │      │        │ 冲脉
          │      │        │ 带脉
          │      └ 奇经八脉 ┤ 阴维脉
经络系统 ┤               │ 阳维脉
          │               │ 阴跷脉
          │               └ 阳跷脉
          │      ┌ 十二经别
          │      │ 十二经筋 ┤ 十二经脉的附属部分
          └ 络脉 ┤ 十二皮部
                 │ 十五络脉 ┤ 十四经脉之络
                 │          └ 脾之大络
                 │ 孙络
                 └ 浮络
```

（一）十二经脉的命名

十二经脉的名称由手足、阴阳、脏腑三部分组成。首先用手、足将十二经脉分成手六经和足六经；凡属六脏及循行于肢体内侧的经脉为阴经，凡属六腑及循行于肢体外侧的经脉为阳经。根据阴阳消长变化的规律，阴阳又划分为三阴三阳，三阴为太阴、少阴、厥阴，三阳为阳明、太阳、少阳。按照上述命名规律，十二经脉的名称分别为手太阴肺经、手阳明大肠经、足阳明胃经、足太阴脾经、手少阴心经、手太阳小肠经、足太阳膀胱经、足少阴肾经、手厥阴心包经、手少阳三焦经、足少阳胆经、足厥阴肝经。

（二）十二经脉在体表的分布规律

十二经脉在体表左右对称分布于头面、躯干和四肢，纵贯全身。六阴经分布于四肢内侧和胸腹，六阳经分布于四肢外侧和头面、躯干。十二经脉在四肢的分布规律是：三阴经上肢分别为手太阴肺经在前、手厥阴心包经在中、手少阴心经在后；下肢分别为足太阴脾经在前、足厥阴肝经在中、足少阴肾经在后，其中足三阴经在足内踝上 8 寸以下为厥阴在前、太阴在中、少阴在后，至内踝上 8 寸以上，太阴交出于厥阴之前。三阳经上肢分别为手阳明大肠经在前、手少阳三焦经在中、手太阳小肠经在后，下肢分别为足阳明胃经在前、足少阳胆经在侧、足太阳膀胱经在后。十二经脉在躯干部的分布是：足少阴肾经在腹中线旁开 0.5 寸，胸中线旁开 2 寸处；足太阴脾经行于腹中线旁开 4 寸，胸中线旁开 6 寸处；足厥阴经循行规律性不强。足阳明胃经分布于胸中线旁开 4 寸，腹中线旁开 2 寸处；足太阳经行于背部，分别于背正中线旁开 1.5 寸和 3 寸处；足少胆经分布于身之侧面。

（三）十二经脉的表里属络关系

五脏属阴，六腑属阳，其属络关系是：阴经属于本脏络于相表里的腑，阳经属于本腑络于相表里的脏。即手太阴肺经属肺络大肠，手阳明大肠经属大肠络肺，肺与大肠互相属络。依此类推，心包经与三焦经、心经与小肠经、脾经与胃经、肝经与胆经、肾经与膀胱经均构成属络关系。一脏一腑不仅通过经脉的属络，还通过经别和络脉的沟通，强化了其联络，构成了"表里"这种特定联系。互为表里的经脉在生理上密切联系，病变时相互影响，治疗时相互为用。

（四）十二经脉的循行走向与交接规律

十二经脉的循行走向总的规律是：手三阴经从胸走手，手三阳经从手走头，足三阳经从头走足，足三阴经从足走腹（胸）。十二经脉的交接规律是：相表里的阴经与阳经在手足交接，同名阳经在头面部交接，阴经与阴经在胸部交接。

（五）十二经脉的气血循环流注

十二经脉中的气血是循环流注的，其气血传注的顺序，也就是十二经脉的排列次序，是从手太阴肺经开始，依次逐经流注至足厥阴肝经，再传注到手太阴肺经。这样首尾相贯，如环无端，就构成了经脉的气血循环流注系统（表 2-2）。

表 2-2 十二经脉的气血循环流注

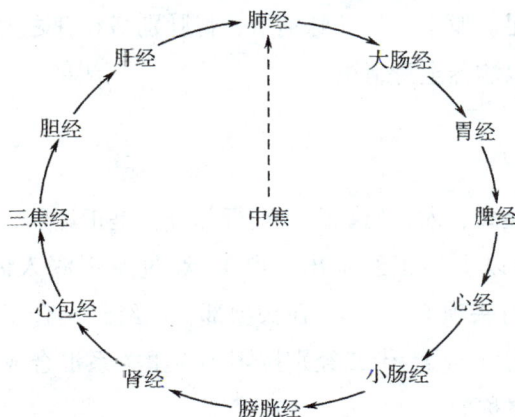

二、奇经八脉

奇经八脉是督脉、任脉、冲脉、带脉、阴维脉、阳维脉、阴跷脉、阳跷脉的总称。"奇"有"异"的意思，即奇特、奇异。奇经八脉与十二正经不同，既不直属脏腑，又无表里配合，但与奇恒之腑有密切联系，且"别道奇行"，故称"奇经"。奇经八脉中的督脉、任脉、冲脉皆起于胞中，同出于会阴，而分别循行于人体的前后正中线和腹部两侧，故称为"一源三歧"。督脉可调节全身阳经脉气，故称"阳脉之海"；任脉可调节全身阴经脉气，故称"阴脉之海"；冲脉可涵蓄十二经气血，故称"十二经之海"，又称"血海"。

奇经八脉除带脉横向循行外，均为纵向循行，纵横交错地循行分布于十二经脉之间。奇经八脉的主要作用体现在两个方面：一是沟通了十二经脉之间的联系，将部位相近、功能相似的经脉联系起来，起到统摄有关经脉气血、协调阴阳的作用；二是对十二经气血有蓄积和渗灌的调节作用，当十二经脉及脏腑气血旺盛时，奇经八脉能蓄积气血，当十二经脉及脏腑气血空虚时，奇经八脉又能渗灌气血于各脏腑经脉。

奇经八脉中的任脉和督脉，各有其所属的腧穴，故与十二经相提并论合称"十四经"。

三、十五络脉

十二经脉和任、督二脉各自别出一络，加上脾之大络，总计15条，称为十五络脉。十二经脉的别络均从本经四肢肘膝关节以下的络穴分出，走向其相表里的经脉，即阴经别络于阳经，阳经别络于阴经。

任脉、督脉的别络以及脾之大络主要分布在头身部。任脉的别络从鸠尾分出后散布于腹部；督脉的别络从长强分出后散布于头，左右别走足太阳经；脾之大络从大包分出后散布于胸胁。此外，还有从络脉分出的浮行于浅表部位的浮络和细小的孙络，分布极广，遍布全身。

四肢部的十二经别络，加强了十二经中表里两经的联系，沟通了表里两经的经气，补充了十二经脉循行的不足。躯干部的任脉别络、督脉别络和脾之大络，分别沟通了腹、背和全身经气，输布气血以濡养全身组织。

四、十二经别

十二经别是十二正经离、入、出、合的别行部分，是正经别行深入体腔的支脉。十二经别多从四肢肘膝关节以上的正经别出（离），经过躯干深入体腔与相关的脏腑联系（入），再浅出于体表上行头项部（出），在头项部，阳经经别合于本经的经脉，阴经经别合于其相表里的阳经经脉（合）。十二经别按阴阳表里关系汇合成六组，在头项部合于六阳经脉，故有"六合"之称。

由于十二经别有离、入、出、合于表里之间的特点，不仅加强了十二经脉的内外联系，更加强了经脉所属络的脏腑在体腔深部的联系，补充了十二经脉在体内外循行的不足。由于十二经别通过表里相合的"六合"作用，使得十二经脉中的阴经与头部发生了联系，从而扩大了手足三阴经穴位的主治范围。如手足三阴经穴位之所以能主治头面和五官疾病，与阴经经别合于阳经而上头面的循行是分不开的。此外，由于十二经别加强了十二经脉与头面部的联系，故而突出了头面部经脉和穴位的重要性及其主治作用。

五、十二经筋

十二经筋是十二经脉之气输布于筋肉骨节的体系，是附属于十二经脉的筋肉系统。其循行分布均起始于四肢末端，结聚于关节骨骼部，走向躯干头面。十二经筋行于体表，不入内脏，有刚筋、柔筋之分。刚筋分布于项背和四肢外侧，以手足阳经经筋为主；柔经分布于胸腹和四肢内侧，以手足阴经经筋为主。

经筋具有约束骨骼，屈伸关节，维持人体正常运动功能的作用。经筋为病，多为转筋、筋痛、痹证等，针灸治疗多局部取穴而泻之，如《灵枢·经筋》载："治在燔针劫刺，以知为数，以痛为输。"

六、十二皮部

十二皮部是十二经脉功能活动反映于体表的部位，也是络脉之气散布之所在。十二皮部的分布区域是以十二经脉在体表约分布范围，即十二经脉在皮肤上的分属部分为依据而划分的，故《素问·皮部论》指出："欲知皮部，以经脉为纪者，诸经皆然。"

由于十二皮部居于人体最外层，又与经络气血相通，故是体机的卫外屏障，具有保卫机体、抗御外邪和反映病证的作用。近现代临床常用的皮肤针、穴位敷贴法等，均以皮部理论为指导。

项目三 经络的生理功能和临床应用

一、经络的生理功能

（一）沟通内外，联系肢体

经络具有联络脏腑和肢体的作用。《灵枢·海论》说："夫十二经脉者，内属于腑脏，外络于肢节。"指出了经络能沟通表里，联络上下，将人体各部的组织器官联结成一个有机的整体。

（二）运行气血，营养周身

《灵枢·本脏》说："经脉者，所以行气血而营阴阳，濡筋骨，利关节者也。"说明经络有运行气血、调节阴阳、营养全身的作用。气血是人体生命活动的物质基础，全身各组织器官只有得到气血的濡养才能完成正常的功能活动。而经络是气血运行的通道，可将营养物质输送到全身各组织器官，从而为正常功能活动提供必需的物质基础保障。

（三）抗御外邪，保卫机体

由于经络能行气血而营阴阳，使卫气密布于皮肤之中，加强皮部的卫外作用，故六淫之邪不易侵袭。

二、经络的临床应用

（一）说明病理反应

经络是机体通内达外的一个通道，在机体患病功能失调时，又是病邪侵入的途径，具有反映病候的特点。如在有些疾病的病理过程中，常可在经络循行路线上出现明显的压痛，或结节、条索等反应物，以及相应的部位皮肤色泽、形态、温度等变化。通过望色、循经触摸反应物和按压等，可推断疾病的病理状况。临床上阑尾炎患者多在阑尾穴处有压痛，即是例证。

（二）指导辨证归经

由于经络有一定的循行部位及所属络的脏腑，它可以反映所属脏腑的病证，所以，临床上可根据体表病变发生部位，结合经脉循行的部位和所联系的脏腑，推断疾病所在的经脉。如头痛，可根据经脉在头部的循行分布规律加以辨别，前额痛多与阳明经有关，两颞痛与少阳经有关，枕部痛与太阳经有关，颠顶痛则与足厥阴经有关。

（三）指导临床治疗

经络学说广泛地应用于临床各科疾病的治疗，尤其是对针灸、按摩、中药治疗等具有更重要的指导意义。针灸、按摩治疗，是根据某经或某脏腑的病变，选取相关经脉上的腧穴进行治疗。如前额痛取阳明经穴，两胁痛取肝、胆经腧穴。在药物治疗上，常根据其归经理论，选取特定药治疗某些疾病。

复习思考

1. 十二经脉在四肢的分布规律如何？
2. 十二经脉的交接规律是什么？

扫一扫，知答案

扫一扫，看课件

模块三
腧穴总论

[学习目标]

1. 掌握腧穴的定位方法、主要治疗作用和主治规律。

2. 熟悉各类特定穴的意义和内容。

3. 了解腧穴的概念和分类。

项目一 腧穴的概念

腧穴是脏腑经络之气输注于体表的特殊部位。腧，本写作"输"，或从简作"俞"，有转输、输注的含义，言经气转输之义；穴，即孔隙的意思，言经气所居之处。

腧穴在《内经》中又称作"节""会""气穴""气府""骨空"等；后世医家还将其称为"孔穴""穴道""穴位"；宋代的《铜人腧穴针灸图经》则通称"腧穴"。虽然"腧""输""俞"三者均指腧穴，但在具体应用时却各有所指。腧穴，是对所有穴位的统称；输穴，是对五输穴中的第三个穴位的专称；俞穴，专指特定穴中的背俞穴。

人体的腧穴既是疾病的反应点，又是针灸的施术部位。腧穴与经络、脏腑、气血密切相关。《灵枢·九针十二原》载："欲以微针通其经脉，调其血气，营其逆顺出入之会。"说明针灸是通过经脉、气血、腧穴三者的共同作用，来达到治疗的目的。经穴均分别归属于各经脉，经脉又与脏腑密切相关，故腧穴、经脉、脏腑间形成了不可分割的联系。

项目二 腧穴的分类

腧穴分为经穴、奇穴、阿是穴。腧穴的分类反映了腧穴积累过程的三个阶段。经穴数量的增加，乃是将奇穴在不断应用中，逐渐列入经穴，而奇穴则出自阿是穴。

11

一、十四经穴

凡归属于十二经脉和任、督二脉的腧穴，称为"十四经穴"，简称"经穴"。经穴不仅有具体的名称、固定的位置和归经，而且还有明确的针灸主治病证。随着人们的医疗实践及总结，经穴经历了由无到有、由少到多、由散在到系统的过程，古代医学家把腧穴的主治作用加以分类，并与经络相联系，使其分别归属于各经。在《内经》一书中已为腧穴的分经奠定了基础，论及穴名约160个；晋代皇甫谧的经穴专书《针灸甲乙经》记载穴名349个，并对全身经穴采用头身分部、四肢分经的排列顺序论述腧穴的定位、主治等；宋代王惟一的《铜人腧穴针灸图经》穴名数增至354个；明代医学家杨继洲的《针灸大成》载经穴359个；至清代李学川的《针灸逢源》定经穴名361个。2006年12月实施的国家标准《腧穴名称与定位》（GB/T 12346-2006）将印堂归为督脉腧穴，使十四经穴达362个，目前经穴总数即以此为准。经穴是腧穴的主体部分，有单穴和双穴之分，十二经脉左右对称分布，是一名双穴，任、督二脉位于人体前后正中，是一名一穴。

二、经外奇穴

凡未归入十四经穴，而有具体的名称和位置的经验效穴，统称"经外奇穴"，简称"奇穴"。这类腧穴的主治作用一般比较单一，多数对某些病证具有特殊的疗效，如胆囊穴治胆囊炎，腰痛点治急性腰扭伤等。

历代文献有很多关于奇穴的记载，如《备急千金要方》载有奇穴187个之多，均散见于各类病证的治疗篇中；明代《奇效良方》专列奇穴，收集了26穴；《针灸大成》始列"经外奇穴"门，载有35穴；《类经图翼》专列"奇俞类集"篇，载有84穴；《针灸集成》汇集了144穴。

奇穴的分布虽然较分散，有的在十四经循行路线上，有的不在十四经循行路线上，但却与经络系统有着密切的联系。有些奇穴并不指某一部位，而由多穴位组合而成。如十宣、八风、八邪、华佗夹脊等；有些虽名为奇穴，其实就是经穴，如胞门、子户，实际就是水道穴，四花就是胆俞、膈俞四穴等。

三、阿是穴

阿是穴是以病痛的压痛点或其他反应点作为针灸部位，既无固定的位置，又无具体穴名的一类腧穴。又称"天应穴""不定穴"等。阿是穴多在病变附近。

阿是穴的名称最早见于唐代孙思邈的《备急千金要方》："有阿是之法，言人有病痛，即令捏（掐）其上，若里（果）当其处，不问孔穴，即得便快或痛处，即云阿是，灸刺皆验，故曰阿是穴也。"因其没有固定的部位，故《扁鹊神应针灸玉龙经》称"不定穴"，

《医学纲目》称"天应穴"。

项目三　腧穴的命名

腧穴的名称均有一定的含义，《千金翼方》指出："凡诸孔穴，名不徒设，皆有深意。"历代医家以腧穴所居部位和作用为基础，结合自然界现象和医学理论等，采用取类比象的方法对腧穴命名。了解腧穴命名的含义，有助于熟悉、记忆腧穴的部位和治疗作用。兹将腧穴命名择要分类说明如下：

一、自然类

（一）以天文星辰命名

如日月、上星、璇玑、华盖、太乙、太白、天枢等。

（二）以地理名称命名

1. 以山陵丘墟命名　如承山、大陵、梁丘、商丘、丘墟等。

2. 以河流海洋命名　如后溪、支沟、四渎、少海、尺泽、曲泽、阳池、曲泉、涌泉、经渠、太渊等。

3. 以交通地名命名　如水道、气街、关冲、五处、风市、商丘、金门等。

二、物象类

（一）以动植物名称命名

如鱼际、鸠尾、伏兔、鹤顶、犊鼻、攒竹、禾髎等。

（二）以建筑类命名

如天井、玉堂、巨阙、内关、曲垣、库房、府舍、天窗、地仓、梁门、紫宫、内庭、气户等。

（三）以生活用具命名

如大杼、地机、颊车、阳辅、缺盆、天鼎、悬钟等。

三、人体类

（一）以解剖部位命名

如腕骨、完骨、大椎、曲骨、京骨、巨骨等。

（二）以经脉阴阳命名

如阳陵泉、阴陵泉、阴都、阳纲、三阴交、三阳络等。

（三）以腧穴作用命名

如听会、劳宫、气海、血海、迎香、筋缩、神堂、魄户、魂门、志室等。

此外，针灸穴名国际标准化的书写方式是：先写穴名汉字及汉语拼音，再写英文缩写与腧穴的序号，如肺经第一个穴中府穴，写为"中府 Zhōngfǔ（LU1）"，手太阴肺经的穴位用英文"Lung"的缩写"LU"作为代表，故中府为"LU1"。

项目四　腧穴的定位方法

腧穴的定位方法，是指确定腧穴位置的基本方法。掌握与运用腧穴定位技能将有助于腧穴正确定位，还可以为以后学习刺灸法、针灸治疗、推拿等相关学科奠定必备的经络与腧穴技能基础。临床常用的腧穴定位方法有体表解剖标志定位法、骨度分寸定位法、指寸定位法、简便定位法等四种，兹分述如下。

一、体表解剖标志定位法

体表解剖标志定位法，是以人体解剖学的各种体表标志为依据来确定腧穴位置的方法，又称自然标志定位法。人体体表解剖标志可分为固定标志和活动标志两种。

1. 固定标志　指各部位由骨节、肌肉所形成的突起、凹陷及五官轮廓、发际、指（趾）甲、乳头、肚脐等，是在自然姿势下可见的标志，可以借助这些标志确定腧穴的位置。如以腓骨小头为标志，在其前下方凹陷中定阳陵泉；以足内踝尖为标志，在其上3寸，胫骨内侧缘后方定三阴交；以眉头定攒竹；以脐为标志，脐中即为神阙，其旁开2寸定天枢等。

2. 活动标志　指各部的关节、肌肉、肌腱、皮肤随着活动而出现的空隙、凹陷、皱纹、尖端等，是在活动姿势下才会出现的标志，据此亦可确定腧穴的位置。如在耳屏与下颌关节之间，微张口呈凹陷处取听宫；下颌角前上方约1横指，当咀嚼时咬肌隆起、按之凹陷处取颊车等。

二、骨度分寸定位法

骨度分寸定位法，是以骨节为度量标志，折量其同身寸，用以确定腧穴位置的方法。同身寸，是指患者自身比例的尺寸。具体方法是将人体各部分分别规定一定尺寸，作为腧穴定位的标准，不论男女老幼、高矮胖瘦，只要部位相同，长度都是一样。常用骨度分寸如下（图 3–1 和表 3–1）：

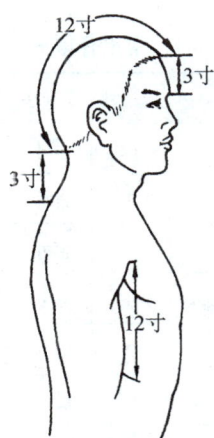

（1）头部

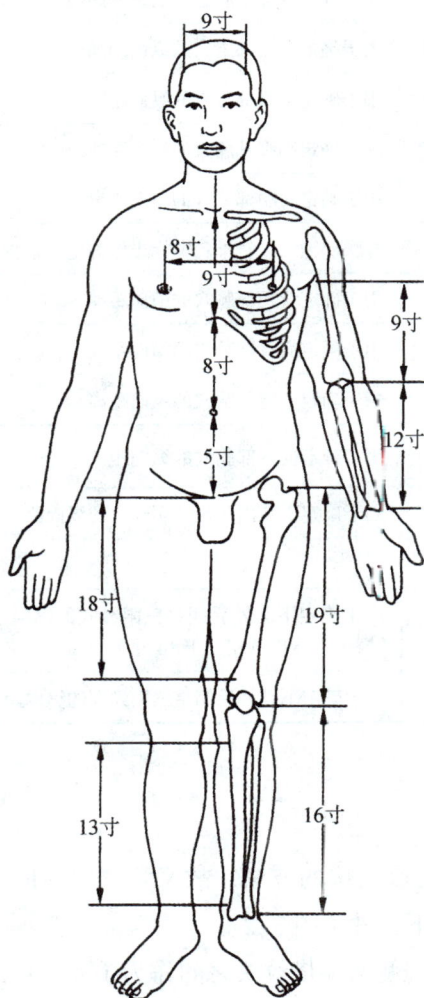

（2）正面

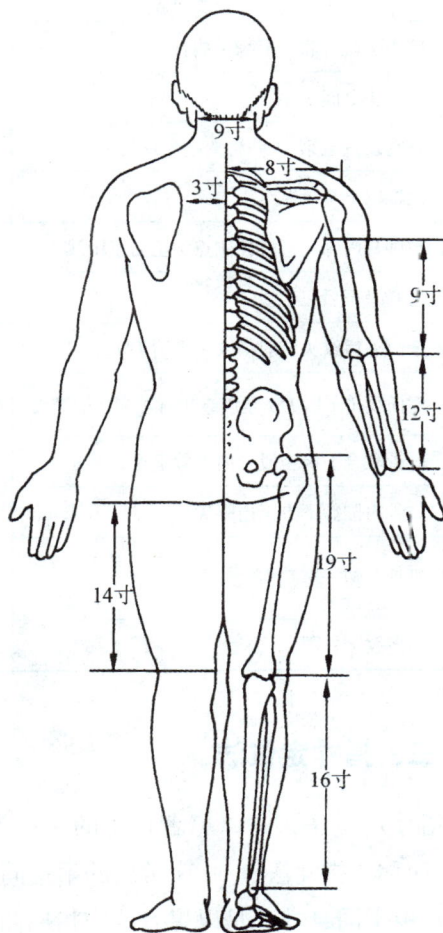

（3）背面

图 3-1　常用骨度分寸示意图

表3-1 常用骨度分寸表

部位	起止点	折量寸	度量法	说明
面头部	前发际正中至后发际正中	12	直寸	用于确定头部腧穴的纵向距离
	眉间（印堂）至前发际正中	3	直寸	用于确定前或后发际及其头部腧穴的纵向距离
	第7颈椎棘突下（大椎）至后发际正中	3	直寸	
	眉间（印堂）至第7颈椎棘突下（大椎）	18	直寸	
	前额两发角（头维）之间	9	横寸	用于确定头前部腧穴的横向距离
	耳后两乳突（完骨）之间	9	横寸	用于确定头后部腧穴的横向距离
胸腹胁肋部	胸骨上窝（天突）至剑胸结合中点（歧骨）	9	直寸	用于确定胸部任脉腧穴的纵向距离
	剑胸结合中点（歧骨）至脐中	8	直寸	用于确定上腹部腧穴的纵向距离
	脐中至耻骨联合上缘（曲骨）	5	直寸	用于确定下腹部腧穴的纵向距离
	两乳头之间	8	横寸	用于确定胸腹部腧穴的横向距离
	腋窝顶点至第11肋游离端（章门）	12	直寸	用于确定胁肋部腧穴的纵向距离
背腰部	大椎以下至尾骶	21椎	直寸	背腰部腧穴以脊椎棘突标志作为定位依据
	肩胛骨内缘（近脊柱侧点）至后正中线	3	横寸	用于确定背腰部腧穴的横向距离
	肩峰缘至后正中线	8	横寸	用于确定肩背部腧穴的横向距离
上肢部	腋前、后纹头至肘横纹（平肘尖）	9	直寸	用于确定上臂部腧穴的纵向距离
	肘横纹（平肘尖）至腕掌（背）侧远端横纹	12	直寸	用于确定前臂部腧穴的纵向距离
下肢部	耻骨联合上缘至股骨内上髁上缘	18	直寸	用于确定下肢内侧足三阴经穴的纵向距离
	胫骨内侧髁下方至内踝尖	13	直寸	
	股骨大转子至腘横纹	19	直寸	用于确定下肢外后侧足三阳经穴的纵向距离（臀沟至腘横纹相当于14寸）
	腘横纹至外踝尖	16	直寸	用于确定下肢外后侧足三阳经穴的纵向距离

三、指寸定位法

指寸定位法，是以患者自身的手指为标准来定取穴位的方法，故又称"手指同身寸法"，简称"指寸法"。临床常用的手指同身寸有以下三种（图3-2）：

1. 中指同身寸 是以患者的中指屈曲时，中节桡侧两端横纹头之间作为1寸，可用于四肢部取穴的直寸和背部取穴的横寸。

2. 拇指同身寸 是以患者拇指指间关节的宽度作为1寸，适用于四肢部的直寸取穴。

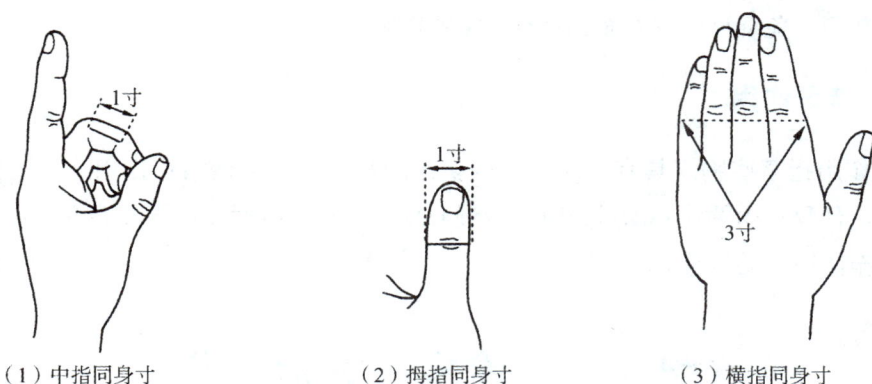

（1）中指同身寸　　　　　　（2）拇指同身寸　　　　　　（3）横指同身寸

图3-2　手指同身寸定位法

3. 横指同身寸　　又名"一夫法"，夫，同"扶"，《礼记·投壶》注："铺四指曰扶。"此法是令患者将食、中、无名和小指四指自然并拢，以中指伸侧近心端指间关节横纹水平四指的宽度为3寸。

指寸定位法必须在骨度分寸定位的基础上运用，不能以指寸悉量全身各部，否则会长短失度。

四、简便定位法

简便定位法是临床中一种简便易行的腧穴定位方法。如立正姿势，手臂自然下垂，其中指端在下肢所触及处为风市；两手虎口自然平直交叉，其食指尽端到达处取列缺；两耳尖直上连线中点取百会等。

项目五　腧穴的主治作用

一、近治作用

近治作用是一切腧穴主治作用所具有的共同特点。如所有腧穴均能治疗该穴所在部位及邻近组织、器官的局部病证。

二、远治作用

远治作用是十四经腧穴主治作用的基本规律。在十四经穴中，尤其是十二经脉在四肢肘膝关节以下的腧穴，不仅能治疗局部病证，还可治疗本经循行所及的远隔部位的组织器官的病证，有的甚至可影响全身的功能。如合谷穴不仅可治上肢病，还可治颈部及头面部疾患，同时又可治疗外感发热病；足三里不但治疗下肢病，而且对调整消化系统功能，其至在人体防卫、免疫反应等方面都具有一定的作用。

三、特殊作用

特殊作用指某些腧穴具有双向良性调整作用和相对特异性治疗作用。如天枢可治泄泻，又可治便秘；内关在心动过速时可减慢心率，心动过缓时又可提高心率。特异性如大椎退热、至阴矫正胎位等。

项目六　腧穴的主治规律

腧穴（主要指十四经穴）的主治呈现一定的规律性，主要有分经主治和分部主治两大规律。大体上，四肢部经穴以分经主治为主，头身部经穴以分部主治为主。

一、分经主治规律

分经主治，是指某一经脉所属的经穴可治疗该经循行部位及其相应脏腑的病证。古代医家在论述针灸治疗时，往往只选取有关经脉而不列举具体穴名，即所谓"定经不定穴"。如《灵枢·杂病》记载："齿痛，不恶清饮，取足阳明；恶清饮，取手阳明。"同一经脉的不同经穴，可以治疗本经相同病证。如手太阴肺经的尺泽、列缺、鱼际等穴，均可治咳喘等肺系疾患，说明腧穴有分经主治规律。根据腧穴的分经主治规律，后世医家在针灸治疗上有"宁失其穴，勿失其经"之说。

另外，手足三阳、三阴及任督二脉经穴既具有各自的分经主治规律，同时又在某些主治上有共同点。如任脉穴有回阳、固脱及强壮作用，督脉穴可治中风、昏迷、热病、头面病，且两经腧穴均可治疗神志病、脏腑病、妇科病。总之，十四经腧穴的分经主治既各具特点，又具有某些共性。

二、分部主治规律

分部主治，是指处于身体某一部位的腧穴均可治疗该部位及某类病证。腧穴的分布主治与腧穴的位置关系密切，如位于头面、颈项部的腧穴，以治疗头面五官及颈项部病证为主，后头区及项区穴可治疗神志病，躯干部腧穴可治疗相应、邻近脏腑疾病等。

项目七　特定穴

十四经穴中，有一部分腧穴被称为"特定穴"，它们除具有经穴的共同主治特点外，还有其特殊的性能和治疗作用。特定穴是针灸临床最常用的经穴，按照不同的主治规律分类，包括五输穴、原穴、络穴、背俞穴、募穴、郄穴、下合穴、八会穴、八脉交会穴和交会穴。

一、五输穴

（一）五输穴的概念

五输穴是十二经脉分布在肘膝关节以下的井、荥、输、经、合 5 个特定腧穴的总称，简称"五输"。其分布次序是从四肢末端向肘膝方向排列。井穴多位于四肢末端，荥穴位于掌指或跖趾关节之前，输穴分布于掌指或跖趾关节之后，经穴多位于腕踝关节以上，合穴位于肘膝关节附近。有关记载首见于《灵枢·九针十二原》："所出为井，所溜为荥，所注为输，所行为经，所入为合。"这是将经气喻作大自然的水流，由小到大，由浅入深，阐明五输穴按排列顺序，脉气渐次增强。五输穴各有五行属性，按相生规律排列，其起始穴的属性为"阴井木，阳井金"，即阴经井穴属木，阳经井穴属金，依此类推（表 3–2、表 3–3 ）。

表 3–2　阴经五输穴及与五行配属表

六阴经	井（木）	荥（火）	输（土）	经（金）	合（水）
肺（金）	少商	鱼际	太渊	经渠	尺泽
心包（相火）	中冲	劳宫	大陵	间使	曲泽
心（火）	少冲	少府	神门	灵道	少海
脾（土）	隐白	大都	太白	商丘	阴陵泉
肝（木）	大敦	行间	太冲	中封	曲泉
肾（水）	涌泉	然谷	太溪	复溜	阴谷

表 3–3　阳经五输穴及与五行配属表

六阳经	井（金）	荥（水）	输（木）	经（火）	合（土）
大肠（金）	商阳	二间	三间	阳溪	曲池
三焦（相火）	关冲	液门	中渚	支沟	天井
小肠（火）	少泽	前谷	后溪	阳谷	小海
胃（土）	厉兑	内庭	陷谷	解溪	足三里
胆（木）	窍阴	侠溪	足临泣	阳辅	阳陵泉
膀胱（水）	至阴	足通谷	束骨	昆仑	委中

[附] 井荥输原经合歌（明·刘纯《医经小学》）

少商鱼际与太渊，经渠尺泽肺相连，商阳二三间合谷，阳溪曲池大肠牵。

隐白大都太白脾，商丘阴陵泉要知，厉兑内庭陷谷胃，冲阳解溪三里随。

少冲少府属于心，神门灵道少海寻，少泽前谷后溪腕，阳谷小海小肠经。

涌泉然谷与太溪，复溜阴谷肾所宜，至阴通谷束京骨，昆仑委中膀胱知。

中冲劳宫心包络，大陵间使传曲泽，关冲液门中渚焦，阳池支沟天井索。

大敦行间太冲看，中封曲泉属于肝，窍阴侠溪临泣胆，丘墟阳辅阳陵泉。

（二）五输穴的临床应用

1. 按五输穴主病选用 《灵枢·顺气一日分为四时》曰："病在脏者取之井，病变于色者取之荥，病时间时甚者取之输，病变于音者取之经，经满而血者，病在胃及以饮食不节得病者，取之于合。"《难经·六十八难》进一步总结出"井主心下满，荥主身热，输主体重节痛，经主喘咳寒热，合主逆气而泄"的主病范围。根据这些记载，现代临床总结五输穴的主治病证特点，井穴可用于治疗神志昏迷，荥穴可用于治疗热病，输穴可用于治疗关节痛，经穴可用于治疗喘咳，合穴可用于治疗六腑病证等。

2. 五输子母补泻法 《难经·六十九难》提出"虚者补其母，实者泻其子"的治疗原则。具体应用主要有如下两法：

（1）本经子母补泻法 本经实证，泻本经子穴；本经虚证，补本经母穴。例如，肺属金，其子为水（金生水），其母为土（土生金）。肺经的实证可取肺经五输穴中属水的合穴尺泽用泻法；肺经虚证，可选取肺经五输穴中属土的输穴太渊用补法。

（2）他经子母补泻法 本经实证，泻子经子穴，本经虚证，补母经母穴。例如，肺经的实证可取肾经（子经）五输穴中属水的合穴阴谷（子穴）用泻法；肺经的虚证，可选取脾经（母经）五输穴中属土的输穴太白（母穴）用补法。

在运用五输穴进行子母补泻时，若遇到井穴补泻，可以采用"泻井当泻荥，补井当补合"的变通之法。因为井穴皮肉浅薄，又很敏感，不适合施行补泻手法。

3. 子午流注针法 子午流注针法是一种运用五输穴，按照不同时辰取穴的针法。属时间针灸学范畴。

历代医家都重视五输穴的临床运用，例如:《千金方》提出 10 个要穴，其中 8 个是五输穴;《玉龙歌》120 穴中，有 35 个是五输穴;《胜玉歌》66 穴中，有 23 个是五输穴;"马丹阳天星十二穴"有 8 个是五输穴。

二、原穴

原穴是脏腑原气经过和留止的部位，十二经脉在腕、踝关节附近各有一个原穴，合称"十二原"。原穴名称首载于《灵枢·九针十二原》，篇中提出了五脏原穴，但缺心之原穴，后由《针灸甲乙经》补齐,《灵枢·本输》补充了六腑原穴。阴经以输为原,即阴经的原穴为本经五输穴的输穴;阳经则于输穴之外另有原穴(表3-4)。

表3-4　十二经脉原穴与络穴表

经脉	原穴	络穴	经脉	原穴	络穴
手太阴肺经	太渊	列缺	手阳明大肠经	合谷	偏历
手少阴心经	神门	通里	手太阳小肠经	腕骨	支正
手厥阴心包经	大陵	内关	手少阳三焦经	阳池	外关
足厥阴肝经	太冲	蠡沟	足少阳胆经	丘墟	光明
足太阴脾经	太白	公孙	足阳明胃经	冲阳	丰隆
足少阴肾经	太溪	大钟	足太阳膀胱经	京骨	飞扬

原穴主要用于脏腑疾病的诊断和治疗。原气来源于脐下肾间动气,是维持人体生命活动的原动力,通过三焦输布于全身脏腑,是十二经脉的根本。因此当脏腑发生病变时,会在原穴上表现出来,检查原穴的阳性表现就能辅助疾病的诊断。正如《灵枢·九针十二原》所说:"五脏有疾,应出十二原。"在治疗上,原穴能治疗相应的脏腑病证,亦如《灵枢·九针十二原》所说:"五脏有疾也,当取之十二原。"

三、络穴

十五络脉均从本经分出,分出络脉处的腧穴称络穴。络穴共有15个,包括十二经络穴(表3-4)、脾之大络大包、任脉络穴鸠尾和督脉络穴长强。

络穴主治相应络脉联系范围的病证。十二经络脉分别联络相表里的经脉,故十二经络穴不仅治本经病证,而且可治其相表里经的病证,如手太阴肺经的络穴列缺,既可治肺经的咳嗽、喘息,又可治手阳明大肠经的齿痛、头项强痛等疾患。任脉络穴主治上腹部病证,督脉络穴主治项背部病证,脾之大络主治胸胁部病证。

原穴和络穴在临床上既可单独使用,又可相互配合使用。原络合用称"原络配穴法"或"主客原络配穴法"。如脏腑单病,可取病经原穴配相表里经的络穴。表里同病,取先病脏腑的原穴为主,后病脏腑的络穴为客。

四、背俞穴

背俞穴是脏腑之气输注于背腰部的腧穴。背俞穴集中分布于背部足太阳膀胱经第一侧线,背俞穴的穴名分别冠以相应脏腑之名,如肺俞、心俞等。其上下排列与脏腑位置的高低也基本一致,共12穴(表3-5)。

表3-5　脏腑背俞穴与募穴表

六脏	背俞穴	募穴	六腑	背俞穴	募穴
肺	肺俞	中府	大肠	大肠俞	天枢
心	心俞	巨阙	小肠	小肠俞	关元
心包	厥阴俞	膻中	三焦	三焦俞	石门
肝	肝俞	期门	胆	胆俞	日月
脾	脾俞	章门	胃	胃俞	中脘
肾	肾俞	京门	膀胱	膀胱俞	中极

背俞穴主要用于诊断和治疗与其相应脏腑疾患。正如明代张世贤《图注八十一难经辨真》中说："阴病行阳，当从阳引阴，其治在俞。"在诊断上，当脏腑发生病变时，在相应的背俞穴常出现各种异常反应，如压痛、结节等。如肺癌患者肺俞穴常有压痛；肾俞穴出现结节、压痛者，常可辅助诊断泌尿系统疾病。在治疗上，背俞穴不但可以治疗与其相应的脏腑病证，而且可以治疗与五脏相关的五官病、五体病。如肺俞既能治疗肺病，又能治疗与肺有关的鼻病、咽喉病和皮肤病；脾俞既能治疗脾病，又能治疗与脾有关的口唇和四肢病变。

五、募穴

募穴是脏腑之气汇聚于胸腹部的腧穴，又称"腹募穴"。脏腑各有一个募穴，共有12个募穴（表3-5）。其位置大体与脏腑所在部位相接近。

募穴主要用于诊断和治疗与其相应的脏腑疾患。《难经·六十七难》说"阳病行阴，故令募在阴。"《素问·阴阳应象大论》又说"阳病治阴"。在诊断上，当脏腑发生病变时，在相应的募穴常出现各种异常反应。如肺结核患者可在中府穴出现压痛；膀胱结石患者可在中极穴触及结节或条索状物等。在治疗上，治疗六腑病证多取募穴，如胆病取日月、胃病取中脘、膀胱病取中极等。

俞、募穴既可单独使用，又可配合使用。俞募穴合用称"俞募配穴"，属前后配穴。

六、郄穴

"郄"有空隙之意，郄穴是各经经气所深聚的部位。大多分布于四肢肘膝关节以下。十二经脉和奇经八脉中的阴阳跷脉及阴阳维脉各有一郄穴，合为十六郄穴（表3-6）。

郄穴常用于治疗本经的急性病证。阴经郄穴多治血证，如孔最治咯血、中都治崩漏等；阳经郄穴多治急性疼痛，如梁丘治胃痛、外丘治颈项痛等。另外，当脏腑发生病变时，可按压郄穴，检查其阳性反应，以协助诊断。

表3-6　十六郄穴表

阴经	郄穴	阳经	郄穴
手太阴肺经	孔最	手阳明大肠经	温溜
手厥阴心包经	郄门	手少阳三焦经	会宗
手少阴心经	阴郄	手太阳小肠经	养老
足太阴脾经	地机	足阳明胃经	梁丘
足厥阴肝经	中都	足少阳胆经	外丘
足少阴肾经	水泉	足太阳膀胱经	金门
阴维脉	筑宾	阳维脉	阳交
阴跷脉	交信	阳跷脉	跗阳

七、下合穴

下合穴是六腑之气下合于足三阳经的6个腧穴，又称六腑下合穴。下合穴主要分布于下肢膝关节附近。足三阳的下合穴即足三阳的合穴，手三阳虽原有合穴，但根据《灵枢·本输》"六腑皆出足三阳，上合于手也"，手三阳的下合穴均在下肢：大肠合于巨虚上廉，小肠合于巨虚下廉，三焦合于委阳。由于大肠、小肠皆承受从胃腑传化而来的水谷之气，所以它的下合穴（上巨虚、下巨虚）同在足阳明胃经上。《灵枢·本输》有"三焦者，中渎之府也，水道出焉，属膀胱"的论述，三焦与膀胱均参与水液的调节，故其下合穴位于足太阳膀胱经上（表3-7）。

表3-7　下合穴表

手足三阳	六腑	下合穴
手太阳	小肠	下巨虚
手阳明	大肠	上巨虚
手少阳	三焦	委阳
足太阳	膀胱	委中
足阳明	胃	足三里
足少阳	胆	阳陵泉

下合穴主要治疗六腑病证，《灵枢·邪气脏腑病形》说："合治内腑。"《素问·咳论》

说："治腑者，治其合。"如足三里治胃脘痛，上巨虚治肠痈、痢疾，下巨虚治泄泻，阳陵泉治疗胆痛、黄疸，委中、委阳治膀胱和三焦气化失常引起的遗尿、癃闭等。

八、八会穴

"会"即会聚之意，八会穴是指脏、腑、筋、脉、气、血、骨、髓之精气会聚的 8 个腧穴，分布于躯干和四肢部（表 3–8 ）。

表3–8　八会穴表

八会	穴名	附注
脏会	章门	脾之募穴
腑会	中脘	胃之募穴
气会	膻中	心包之募穴
血会	膈俞	膈之背俞穴
筋会	阳陵泉	胆经之合穴、胆之下合穴
脉会	太渊	肺经之输穴、原穴
骨会	大杼	膀胱经穴
髓会	悬钟	胆经穴

八会穴能治疗脏、腑、筋、脉、气、血、骨、髓有关的病证。另外，"热病在内者，取其会之气穴也"（《难经·四十五难》），说明八会穴还能治某些热病。

九、八脉交会穴

八脉交会穴是奇经八脉与十二正经脉气相通的 8 个腧穴，又称交经八穴、流注八穴、八脉八穴（表 3–9 ）。分布于四肢腕踝关节上下。八穴的记载首见于窦默的《针经指南》，因窦氏善用此法，故又称"窦氏八穴"。

奇经八脉与十二正经的八穴相互交会的关系是：内关通阴维脉，公孙通冲脉，阴维脉和冲脉相合于胃、心、胸部；外关通阳维脉，足临泣通带脉，阳维脉和带脉相合于目外眦、耳后、颊、颈、肩；后溪通督脉，申脉通阳跷脉，督脉与阳跷脉相合于目内眦、项、耳、肩膊；列缺通任脉，照海通阴跷脉，任脉与阴跷脉相合于肺系、咽喉、胸膈。

由于正经与奇经八脉的脉气在八穴相通，八脉交会穴除能治疗本经病证外，还能治疗与之相通的奇经八脉的病证。如后溪通督脉，既能治手太阳经病，又能治督脉病；申脉通阳跷脉，既能治足太阳经病，又能治阳跷脉病。

表3-9　八脉交会穴表

经属	八穴	通八脉	会合部位
足太阴	公孙	冲脉	胃、心、胸
手厥阴	内关	阴维	
手少阳	外关	阳维	目外眦、耳后、颊、颈、肩
足少阳	足临泣	带脉	
手太阳	后溪	脉督	目内眦、项、耳、肩膊
足太阳	申脉	阳跷	
手太阴	列缺	任脉	肺、胸膈、咽喉
足少阴	照海	阴跷	

　　八脉交会穴既可以单独使用，也可以配伍应用。为了增强疗效，临床上常将八穴分为四组，一个上肢穴配一个下肢穴，为上下配穴法的典型形式。阴经两对按五行相生关系配伍，偏治五脏在里之疾；阳经两对按同名经同气相应关系配伍，偏治头面、肢体在表之病。如内关配公孙，治疗胃、心、胸部病证；后溪配申脉，治疗目内眦、耳、项、肩胛部位病及发热恶寒等表证；外关配足临泣，治疗目锐眦、耳、颊、颈、肩部病及寒热往来症；列缺配照海，治咽喉、胸膈、肺病和阴虚内热等症。

　　八脉交会穴是人体四肢部的要穴，临床应用十分广泛。因此李梴说："八法者，奇经八穴为要，乃十二经之大会也。"又说："周身三百六十穴，统于手足六十六穴，六十六穴又统于八穴。"（《医学入门》）由此表明这八个穴位的重要意义。

十、交会穴

　　交会穴是指两经或数经相交会合的腧穴。交会穴的分布以头身部为主。一般阴经多与阴经相交，阳经多与阳经相交。

　　交会穴不仅能治本经病，而且还能兼治所交经脉的病证。如关元、中极是任脉经穴，又与足三阴经相交会，故既可治疗任脉的疾患，又可治疗足三阴经的疾患。同时，由于足三阴经均与任脉有交会关系，因此，足三阴经经穴也多能治疗关元、中极所主治的病证，如泌尿、生殖系统疾患。

复习思考

简述腧穴的定义及分类。

扫一扫，知答案

模 块 四

经络腧穴各论

[学习目标]

1. 掌握临床常用的十四经穴（用 * 标示）、经外奇穴的定位、主治和操作。
2. 熟悉十二经脉循行及非常用穴的定位、主治和操作。
3. 了解十四经脉的病候和主治概要。

项目一　督脉和任脉

扫一扫，看课件

一、督脉

（一）经脉循行（图 4-1）

起于小腹内→出会阴→后正中线→项→脑内→颠顶→额→鼻柱→上唇

（二）主治概要

督脉腧穴主治：①阳经病证，长于热性病；②头面五官病及神志病，如头痛、头重、眩晕、耳鸣、昏迷、癫狂痫；③经脉所过之部位病，如腰脊强痛、俯仰不利、项强等。

（三）腧穴

本经首穴是长强，末穴是印堂，共 29 穴。

1. 长强*（Chángqiáng，GV1）

【定位】在会阴区，尾骨下方，当尾骨端与肛门连线的中点处（图 4-2）。

【主治】①泄泻，痢疾，便秘，便血，痔疾，癃淋，阴部湿痒。②癫狂痫。③腰脊、尾骶部疼痛。

【操作】斜刺，针尖向上与骶骨平行刺入 0.5 ～ 1 寸。不得刺穿直肠，以防感染。不灸。

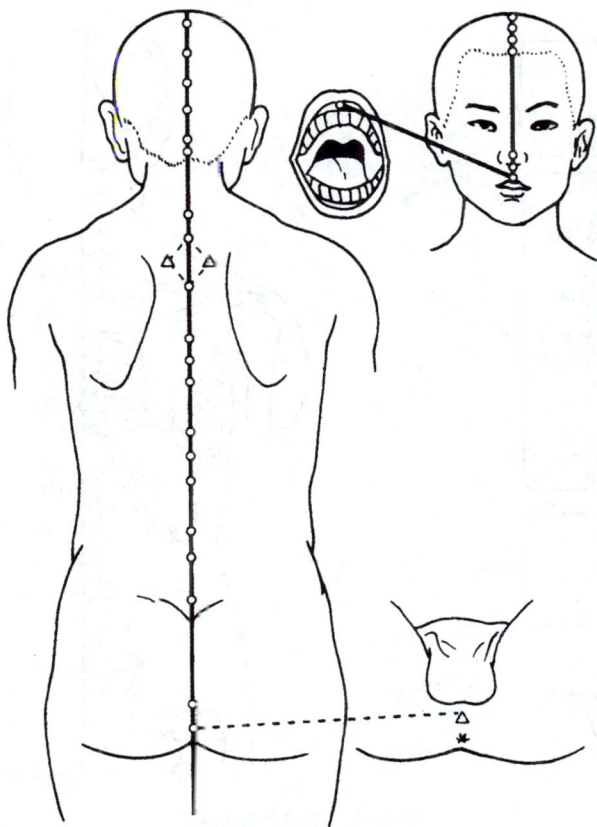

图 4-1 督脉循行示意图

2. 腰俞（Yāoshū，GV2）

【定位】在骶部，当后正中线上，正对骶管裂孔（图 4-2）。

【主治】①腹泻，便秘，痔疾，脱肛，便血。②月经不调。③腰脊强痛，下肢痿痹。④癫痫。

【操作】向上斜刺 0.5～1 寸。

3. 腰阳关（Yāoyángguān，GV3）

【定位】在脊柱区，当后正中线上，第 4 腰椎棘突下凹陷中（图 4-2）。

【主治】①腰骶疼痛，下肢痿痹。②月经不调，赤白带下。③遗精，阳痿。

【操作】直刺 0.5～1 寸。

4. 命门*（Mìngmén，GV4）

【定位】在脊柱区，当后正中线上，第 2 腰椎棘突下凹陷中（图 4-2）。

【主治】①腰脊强痛，下肢痿痹。②遗精，阳痿，早泄。③赤白带下，月经不调。④五劳七伤。⑤小腹冷痛，腹泻。

【操作】直刺 0.5～1 寸。

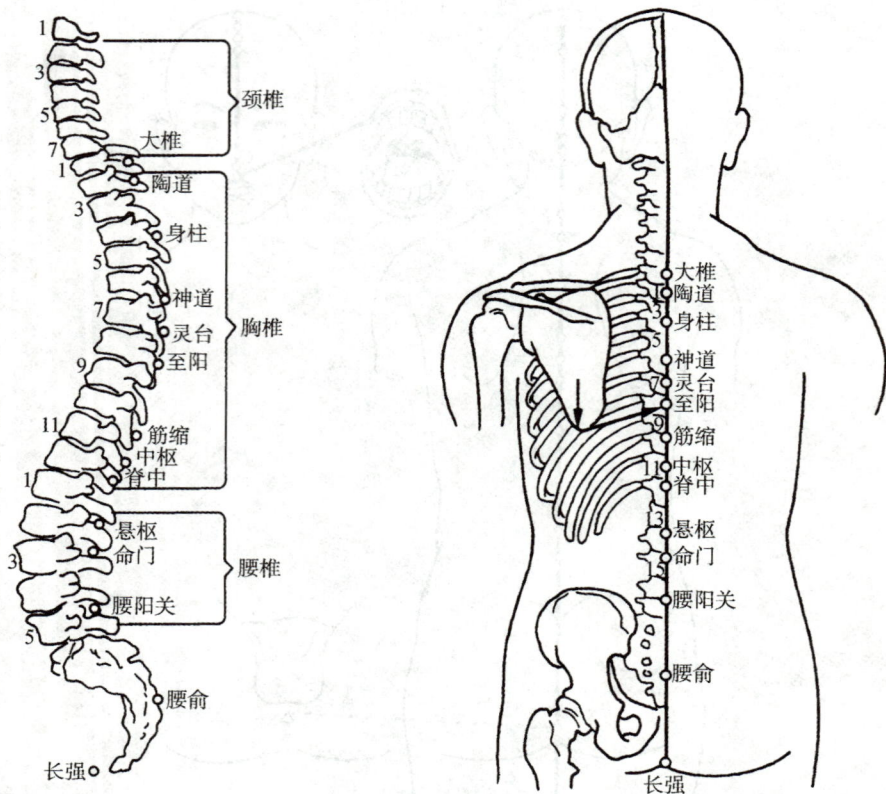

图 4-2　督脉背部腧穴

5. 悬枢（Xuánshū，GV5）

【定位】在脊柱区，当后正中线上，第 1 腰椎棘突下凹陷中（图 4-2）。

【主治】①腰脊强痛。②腹胀，腹痛，完谷不化，泄泻，痢疾。

【操作】直刺 0.5 ～ 1 寸。

6. 脊中（Jǐzhōng，GV6）

【定位】在脊柱区，当后正中线上，第 11 胸椎棘突下凹陷中（图 4-2）。

【主治】①腰脊强痛。②黄疸。③腹泻，痢疾，小儿疳积，痔疾，脱肛，便血。④癫痫。

【操作】斜刺 0.5 ～ 1 寸。

7. 中枢 *（Zhōngshū，GV7）

【定位】在脊柱区，当后正中线上，第 10 胸椎棘突下凹陷中（图 4-2）。

【主治】①黄疸。②呕吐，腹满，胃痛，食欲不振。③腰背痛。

【操作】斜刺 0.5 ～ 1 寸。

8. 筋缩（Jīnsuō，GV8）

【定位】在脊柱区，当后正中线上，第9胸椎棘突下凹陷中（图4-2）。

【主治】①癫狂痫。②抽搐，脊强，四肢不收，筋挛拘急。③胃痛。④黄疸。

【操作】斜刺0.5～1寸。

9. 至阳*（Zhìyáng，GV9）

【定位】在脊柱区，当后正中线上，第7胸椎棘突下凹陷中（图4-2）。

【主治】①胸胁胀痛，黄疸。②咳嗽，气喘。③腰背疼痛，脊强。

【操作】斜刺0.5～1寸。

10. 灵台（Língtái，GV10）

【定位】在脊柱区，当后正中线上，第6胸椎棘突下凹陷中（图4-2）。

【主治】①咳嗽，气喘。②项强，脊痛。③疔疮。

【操作】斜刺0.5～1寸。

11. 神道*（Shéndào，GV11）

【定位】在脊柱区，当后正中线上，第5胸椎棘突下凹陷中（图4-2）。

【主治】①心痛，惊悸，怔忡。②失眠健忘，中风不语，癫痫。③腰脊强，肩背痛。④咳嗽，气喘。

【操作】斜刺0.5～1寸。

12. 身柱*（Shēnzhù，GV12）

【定位】在脊柱区，当后正中线上，第3胸椎棘突下凹陷中（图4-2）。

【主治】①身热，头痛，咳嗽，气喘。②惊厥，癫狂，痫证。③腰脊强痛。

【操作】斜刺0.5～1寸。

13. 陶道*（Táodào，GV13）

【定位】在脊柱区，当后正中线上，第1胸椎棘突下凹陷中（图4-2）。

【主治】①发热，疟疾，咳嗽，气喘。②骨蒸潮热。③癫狂。④头痛项强，角弓反张。

【操作】斜刺0.5～1寸。

14. 大椎*（Dàzhuī，GV14）

【定位】在脊柱区，后正中线上，第7颈椎棘突下凹陷中（图4-2）。

【主治】①热病，疟疾，咳嗽，喘逆。②骨蒸潮热。③小儿惊风，癫狂，痫证。④项强，肩背痛。⑤风疹，痤疮。

【操作】斜刺0.5～1寸。

15. 哑门（Yǎmén，GV15）

【定位】在项后区，当后正中线上，第2颈椎棘突上际凹陷中（图4-3）。

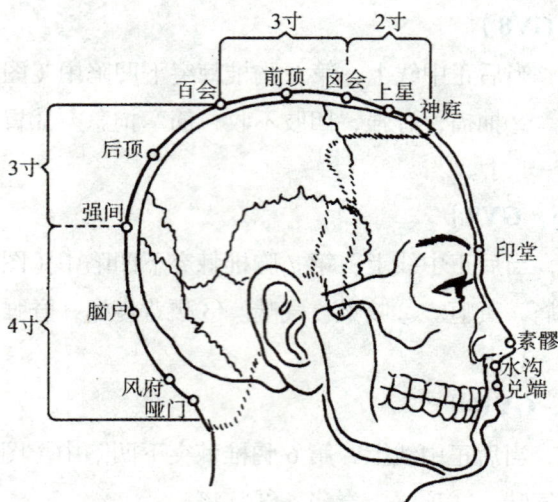

图4-3　哑门→兑端

【主治】①舌缓不语，音哑。②头重，头痛，颈项强急，脊强反折，中风尸厥，癫狂痫，癔症。③衄血，重舌，呕吐。

【操作】伏案正坐位，使头微前倾，项肌放松，向下颌方向缓慢刺入0.5～1寸。

16. 风府（Fēngfǔ，GV16）

【定位】在项后区，枕外隆凸直下，两侧斜方肌之间凹陷中（图4-3）。

【主治】①癫狂痫，癔症，中风。②头痛，眩晕，颈项强痛，咽喉肿痛，目痛，鼻衄。

【操作】伏案正坐位，使头微前倾，项肌放松，向下颌方向缓慢刺入0.5～1寸。针尖不可向上，以免刺入枕骨大孔，误伤延髓。

17. 脑户（Nǎohù，GV17）

【定位】在头部，枕外隆凸的上缘凹陷处（图4-3）。

【主治】①头晕，项强。②癫狂，痫证。③失音。

【操作】平刺0.5～0.8寸。

18. 强间（Qiángjiān，GV18）

【定位】在头部，后发际正中直上4寸（脑户上1.5寸）（图4-3）。

【主治】①头痛，目眩，颈项强痛。②癫狂，痫证。

【操作】平刺0.5～0.8寸。

19. 后顶（Hòudǐng，GV19）

【定位】在头部，后发际正中直上5.5寸（脑户上3寸）（图4-3）。

【主治】①头痛，眩晕。②癫狂，痫证，烦心，失眠。

【操作】平刺0.5～0.8寸。

20. 百会 * （Bǎihuì，GV20）

【定位】在头部，前发际正中直上 5 寸，或折耳，两耳尖向上连线中点处（图 4-3）。

【主治】①头痛，眩晕，耳鸣，鼻塞。②惊悸，健忘，尸厥，中风不语，癫狂痫，癔定。③脱肛，痔疾，阴挺，泄泻。

【操作】平刺 0.5 ～ 0.8 寸。

21. 前顶（Qiándǐng，GV21）

【定位】在头部，前发际正中直上 3.5 寸（图 4-3）。

【主治】①头痛，眩晕。②鼻渊。③癫狂痫。

【操作】平刺 0.3 ～ 0.5 寸。

22. 囟会（Xìnghuì，GV22）

【定位】在头部，前发际正中直上 2 寸（图 4-3）。

【主治】①头痛，眩晕，面赤暴肿。②鼻渊，鼻衄，鼻痔，鼻痈。③癫疾，嗜睡，小儿惊风。

【操作】平刺 0.3 ～ 0.5 寸，小儿禁刺。

23. 上星 * （Shàngxīng，GV23）

【定位】在头部，前发际正中直上 1 寸（图 4-3）。

【主治】①头痛，眩晕，目赤肿痛，迎风流泪，面赤肿。②鼻渊，鼻衄，鼻痔，鼻痈。③癫狂痫，小儿惊风。④疟疾，热病。

【操作】平刺 0.5 ～ 0.8 寸。

24. 神庭 * （Shéntíng，GV24）

【定位】在头部，前发际正中直上 0.5 寸（图 4-3）。

【主治】①癫狂痫，失眠。②头痛，眩晕。③目赤肿痛，泪出，目翳，雀目，鼻渊，鼻衄。

【操作】平刺 0.3 ～ 0.5 寸。

25. 素髎（Sùliáo，GV25）

【定位】在面部，鼻尖的正中央（图 4-3）。

【主治】①鼻塞，鼻衄，鼻流清涕，鼻中肉，鼻渊。②惊厥，昏迷，新生儿窒息。

【操作】向上斜刺 0.3 ～ 0.5 寸，或点刺出血；不灸。

26. 水沟 * （Shuǐgōu，GV26）

【定位】在面部，人中沟的上 1/3 与中 1/3 交点处（图 4-3）。

【主治】①昏迷，晕厥，暑病，癫狂痫，急慢惊风。②鼻塞，鼻衄，风水面肿，齿痛，牙关紧闭。③脊膂强痛，挫闪腰疼。

【操作】向上斜刺 0.3 ～ 0.5 寸，或用指甲按掐；不灸。

27. 兑端（Duìduān，**GV27**）

【定位】在面部，上唇结节的中点（图4-3）。

【主治】①昏迷，晕厥，癫狂，癔症。②口疮臭秽，齿痛，口噤，鼻塞。

【操作】斜刺0.2～0.3寸；不灸。

28. 龈交（Yínjiāo，**GV28**）

【定位】在上唇内，上唇系带与上牙龈的交点（图4-4）。

【主治】①齿龈肿痛，口臭，齿衄，鼻渊，面赤颊肿，唇吻强急，面部疮癣，两腮生疮。②癫狂。

【操作】向上斜刺0.2～0.3寸；不灸。

29. 印堂 Yìntáng（**GV29**）

【定位】在头部，两眉毛内侧端中间的凹陷中（图4-3）。

【主治】①痴呆、癫狂痫、失眠等神志病证。②头痛，眩晕。③鼻衄，鼻渊。

图 4-4 龈交

【操作】平刺0.3～0.5寸。

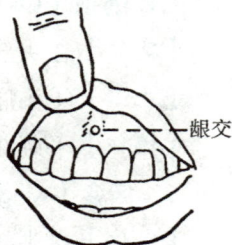

要点提示

刺灸注意事项　刺长强须沿尾骨前缘向上呈45°角斜刺，避免刺伤直肠。棘突之间的穴位不可深刺，避免刺伤脊髓。哑门、风府不可向上方斜刺和深刺，以免误刺入枕骨大孔，损伤延髓。

二、任脉

（一）经脉循行（图4-5）

起于小腹内→出会阴→前正中线→咽喉→环绕口唇→面部→目

（二）主治概要

任脉腧穴主治：①阴经病证；②下腹部、泌尿生殖系病证，如疝气、阴部肿痛、痞块、积聚、小便不利、遗尿、带下、不孕、月经不调、早泄、遗精、阳痿等。

（三）腧穴

本经首穴是会阴，末穴是承浆，共24穴。

1. 会阴（Huìyīn，**CV1**）

【定位】在会阴区，男性在阴囊根部与肛门连线的中点，女性在大阴唇后联合与肛门连线的中点（图4-5）。

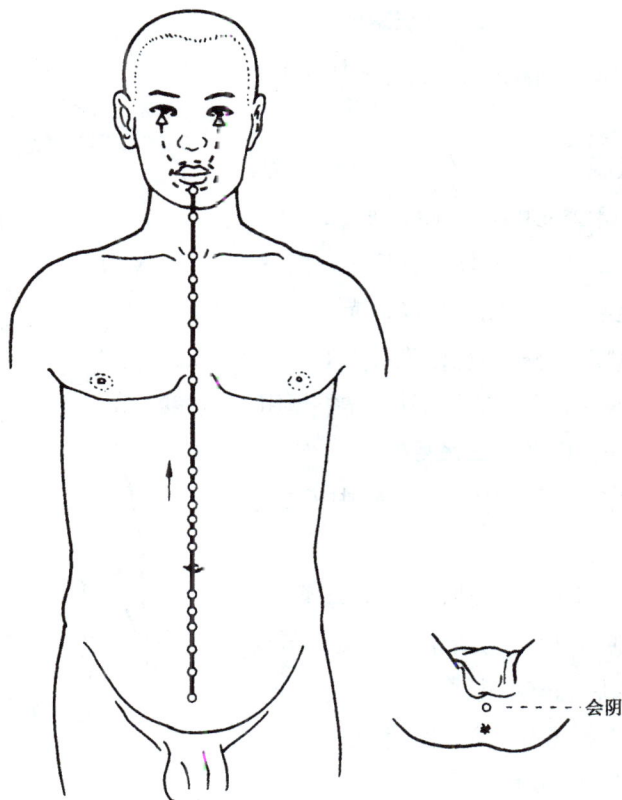

图 4-5　任脉循行示意图

【主治】①溺水窒息，昏迷，癫狂，惊痫。②小便难，遗尿，阴痛，阴痒，阴部汗湿，脱肛，阴挺，疝气，痔疾，遗精。③月经不调。

【操作】直刺 0.5 ～ 1 寸。孕妇慎用。

2. 曲骨（Qūgǔ，CV2）

【定位】在下腹部，前正中线上，耻骨联合上缘（图 4-6）。

【主治】①少腹胀满，小便淋沥，遗尿。②遗精，阳痿，阴囊湿痒。③月经不调，赤白带下，痛经。

【操作】直刺 0.5 ～ 1 寸，针刺前排空膀胱。孕妇慎用。

3. 中极*（Zhōngjí，CV3）膀胱募穴

【定位】在下腹部，前正中线上，脐中下 4 寸（图 4-6）。

【主治】①小便不利，水肿，遗溺不禁，阳痿，早泄，遗精，白浊，疝气偏坠，积聚疼痛。②月经不调，阴痛，阴痒，痛经，带下，崩漏，阴挺，产后恶露不止，胞衣不下。

【操作】直刺 0.5 ～ 1 寸。孕妇慎用。

4. 关元 [*] **（Guānyuán，CV4）小肠募穴**

【定位】在下腹部，前正中线上，脐中下 3 寸（图 4-6）。

【主治】①中风脱证，虚劳冷惫，羸瘦无力。②少腹疼痛，疝气。③霍乱吐泻，痢疾，脱肛。④便血，溺血，小便不利，尿频，尿闭。⑤遗精，白浊，阳痿，早泄。⑥月经不调，经闭，痛经，赤白带下，阴挺，崩漏，阴门瘙痒，恶露不止，胞衣不下。

【操作】直刺 0.5～1 寸；多用灸法。孕妇慎用。

5. 石门（Shímén，CV5）三焦募穴

【定位】在下腹部，前正中线上，脐中下 2 寸（图 4-6）。

【主治】①腹胀，泻利，绕脐疼痛。②奔豚，疝气。③水肿，小便不利。④遗精，阳痿。⑤经闭，带下，崩漏，产后恶露不止。

【操作】直刺 0.5～1 寸。孕妇慎用。

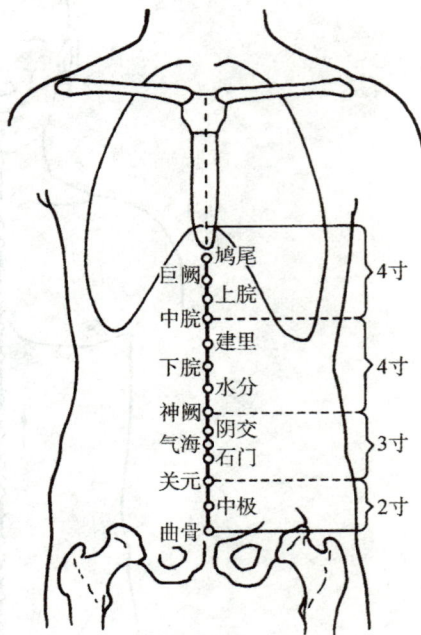

图 4-6　任脉腹部腧穴

6. 气海 [*] **（Qìhǎi，CV6）**

【定位】在下腹部，前正中线上，脐中下 1.5 寸（图 4-6）。

【主治】①虚脱，脏气虚惫，形体羸瘦，四肢乏力。②绕脐腹痛，脘腹胀满，水谷不化，大便不通，泻利不禁。③癃淋，遗尿，遗精，阳痿，疝气。④月经不调，痛经，经闭，崩漏，带下，阴挺，产后恶露不止，胞衣不下。

【操作】直刺 0.5～1 寸。孕妇慎用。

7. 阴交（Yīnjiāo，CV7）

【定位】在下腹部，前正中线上，脐中下 1 寸（图 4-6）。

【主治】①绕脐冷痛，疝气。②水肿，小便不利。③血崩，带下，产后恶露不止。

【操作】直刺 0.5～1 寸。孕妇慎用。

8. 神阙 [*] **（Shénquè，CV8）**

【定位】在脐区，脐中央（图 4-6）。

【主治】①中风虚脱，四肢厥冷，尸厥，风痫，形惫体乏。②绕脐腹痛，水肿鼓胀，脱肛，泻利，便秘，小便不禁，五淋，妇女不孕。

【操作】一般不针；多用灸法。

9. 水分 [*] **（Shuǐfēn，CV9）**

【定位】在上腹部，前正中线上，脐中上 1 寸（图 4-6）。

【主治】①水肿，小便不利。②腹痛，腹胀，肠鸣，泄泻。

【操作】直刺 0.5 ～ 1 寸。

10. 下脘（Xiàwǎn，CV10）

【定位】在上腹部，前正中线上，脐中上 2 寸（图 4-6）。

【主治】①胃脘痛，腹胀，呕吐，呃逆，食谷不化，肠鸣，泄泻。②痞块。

【操作】直刺 0.5 ～ 1 寸。

11. 建里（Jiànlǐ，CV11）

【定位】在上腹部，前正中线上，脐中上 3 寸（图 4-6）。

【主治】①胃脘疼痛，腹胀，呕吐，食欲不振，肠中切痛。②水肿。

【操作】直刺 0.5 ～ 1 寸。

12. 中脘*（Zhōngwǎn，CV12）胃之募穴；八会穴之腑会

【定位】在上腹部，前正中线上，脐中上 4 寸（图 4-6）。

【主治】①胃脘痛，腹胀，呕吐，呃逆，反胃，吞酸，纳呆，食不化，疳积，鼓胀，黄疸，肠鸣，泻利，便秘，便血，胁下坚痛。②虚劳吐血，产后血晕。③头痛，失眠，惊悸，怔忡，脏躁，癫狂，痫证，尸厥，惊风。

【操作】直刺 0.5 ～ 1 寸。

13. 上脘（Shàngwǎn，CV13）

【定位】在上腹部，前正中线上，脐中上 5 寸（图 4-6）。

【主治】①胃脘疼痛，腹胀，呕吐，呃逆，纳呆，食不化，黄疸，泻利。②癫痫。

【操作】直刺 0.5 ～ 1 寸。

14. 巨阙*（Jùquè，CV14）心之募穴

【定位】在上腹部，前正中线上，脐中上 6 寸（图 4-6）。

【主治】①癫狂痫。②胸痛，心痛，心烦，惊悸，健忘。③胸满气短，咳逆上气。④腹胀暴痛，呕吐，呃逆，噎膈，吞酸，黄疸，泻利。

【操作】直刺 0.5 ～ 1 寸。

15. 鸠尾*（Jiūwěi，CV15）络穴

【定位】在上腹部，前正中线上，剑胸结合部下 1 寸（图 4-6）。

【主治】①心痛，心悸，心烦，癫痫，惊狂。②胸中满痛，咳嗽气喘。③呕吐，呃逆，反胃，胃痛。

【操作】斜向下刺 0.5 ～ 1 寸。

16. 中庭（Zhōngtíng，CV16）

【定位】在胸部，前正中线上，剑胸结合中点处（图 4-7）。

【主治】①胸腹胀满，噎膈，呕吐。②心痛。③梅核气。

【操作】平刺 0.3 ～ 0.5 寸。

17. 膻中[*]（Dànzhōng，**CV17**）心包募穴；八会穴之气会

【定位】在胸部，前正中线上，横平第 4 肋间隙（图 4-7）。

【主治】①咳嗽，气喘，咳唾脓血。②胸痹心痛，心悸，心烦。③产妇少乳，乳痈，乳癖。

【操作】平刺 0.3 ～ 0.5 寸。

18. 玉堂（Yùtáng，**CV17**）

【定位】在胸部，前正中线上，横平第 3 肋间隙（图 4-7）。

【主治】胸膺疼痛，咳嗽，气短，喘息，喉痹咽肿，呕吐寒痰，两乳肿痛。

【操作】平刺 0.3 ～ 0.5 寸。

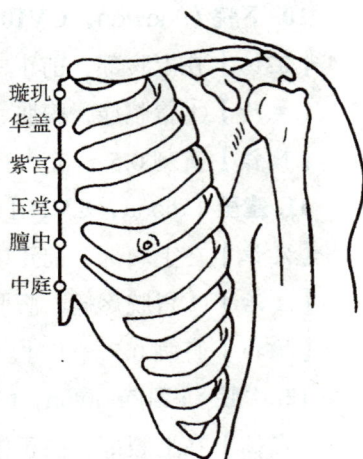

图 4-7 任脉胸部腧穴

19. 紫宫（Zǐgōng，**CV18**）

【定位】在胸部，前正中线上，横平第 2 肋间隙（图 4-7）。

【主治】咳嗽，气喘，胸痛。

【操作】平刺 0.3 ～ 0.5 寸。

20. 华盖（Huágài，**CV20**）

【定位】在胸部，前正中线上，横平第 1 肋间隙（图 4-7）。

【主治】咳嗽，气喘，胸痛，胁肋痛。

【操作】平刺 0.3 ～ 0.5 寸。

21. 璇玑（Xuánjī，**CV21**）

【定位】在胸部，前正中线上，胸骨上窝下 1 寸（图 4-7）。

【主治】①咳嗽，气喘，胸满痛。②喉痹咽肿。③胃中有积。

【操作】平刺 0.3 ～ 0.5 寸。

22. 天突[*]（Tiāntū，**CV22**）

【定位】在颈前区，前正中线上，胸骨上窝中央（图 4-8）。

【主治】①咳嗽，哮喘，胸中气逆，咳唾脓血，咽喉肿痛，舌下急，暴喑。②瘿气，噎膈，梅核气。

【操作】先直刺 0.2 ～ 0.3 寸，然后沿胸骨柄后缘、气管前缘缓慢向下刺入 0.5 ～ 1 寸。

【注意】本穴针刺不能过深，也不宜向左右刺，以

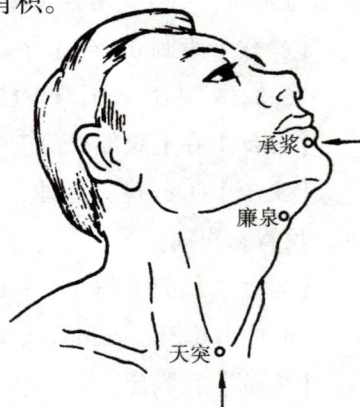

图 4-8 天突、廉泉、承浆

防刺伤锁骨下动脉及肺尖。如刺中气管壁，针下有硬而轻度弹性的感觉，患者出现喉痒欲咳等现象；若刺破气管壁，可引起剧烈的咳嗽及血痰等现象；如刺中无名静脉或主动脉弓时，针下可有柔软而有弹力的阻力或患者有疼痛感觉，应立即退针。

23. 廉泉*（Liánquán，CV23）

【定位】在颈前区，前正中线上、结喉上方，舌骨上缘凹陷中（图4-8）。

【主治】舌下肿痛，舌根急缩，言纵涎出，舌强，中风失语，舌干口燥，口舌生疮。

【操作】直刺0.5～0.8寸，不留针。

24. 承浆*（Chéngjiāng，CV24）

【定位】在面部，颏唇沟的正中凹陷处（图4-8）。

【主治】①口眼㖞斜，唇紧，面肿，齿痛，齿衄，龈肿，流涎，口舌生疮。②暴喑。③癫痫。

【操作】斜刺0.3～0.5寸。

要 点 提 示

刺灸注意事项　胸腹部穴不宜深刺，以免误伤内脏；下腹部穴针前应排空膀胱；孕妇腹部穴慎用针灸；神阙穴禁针；膻中穴不用电针，防止电流影响心脏；天突穴应沿胸骨与气管之间刺入，不宜深刺，不宜向左右刺，以防伤及主动脉弓或锁骨下动脉。

项目二　手三阴经

扫一扫，看课件

一、手太阴肺经

（一）经脉循行（图4-9）

起于中焦→络大肠→胃口→上膈，属肺→胸部浅出→腋下→上肢内侧前缘→寸口→鱼际→大指桡侧端

分支：腕→食指桡侧端

（二）主治概要

本经腧穴主治咽喉、肺、胸部病证，以及经脉循行部位的其他病证。

（三）腧穴

本经腧穴首穴是中府，末穴是少商，左右各11穴。

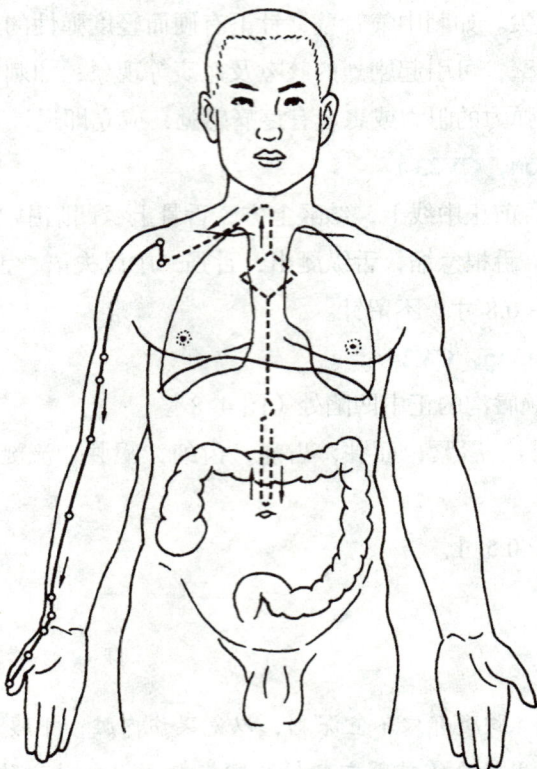

图 4-9　手太阴肺经经脉循行示意图

《灵枢·经脉》：肺手太阴之脉，起于中焦，下络大肠，还循胃口，上膈属肺。从肺系横出腋下，下循臑内，行少阴、心主之前，下肘中，循臂内上骨下廉，入寸口，上鱼，循鱼际，出大指之端。

其支者，从腕后，直出次指内廉，出其端。

1. 中府 *Zhōngfǔ（LU 1）肺之募穴

【定位】在胸部，横平第 1 肋间隙，锁骨下窝外侧，前正中线旁开 6 寸（图 4-10）。

取法：正坐位，以手叉腰，先取锁骨外端下方凹陷中云门穴，当云门直下 1 寸，平第 1 肋间隙处取之。

【主治】①咳嗽，气喘。②胸痛，肩背痛。

【操作】向外斜刺或平刺 0.5～0.8 寸。不可直刺、深刺，以免伤及肺脏。

2. 云门 Yúnmén（LU 2）

【定位】在胸部，锁骨下窝凹陷中，肩胛骨喙突内缘，前正中线旁开 6 寸（图 4-10）。

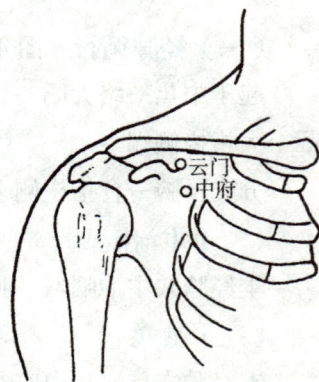

图 4-10　中府、云门

【主治】①咳嗽，气喘。②胸痛，肩痛。

【操作】向外斜刺 0.5 ～ 0.8 寸。不可向内侧深刺，以免伤及肺脏。

3. 天府 Tiānfǔ（LU 3）

【定位】在臂前区，腋前纹头下 3 寸，肱二头肌桡侧缘处（图 4-11）。

【主治】①肩及上臂内侧疼痛。②咳嗽，气喘，鼻衄。

【操作】直刺 0.5 ～ 1.0 寸。

4. 侠白 Xiábái（LU 4）

【定位】在臂前区，腋前纹头下 4 寸，肱二头肌桡侧缘处（图 4-11）。

【主治】①上臂内侧痛。②咳嗽，气喘，烦满。

【操作】直刺 0.5 ～ 1.0 寸。

5. 尺泽* Chǐzé（LU 5）合穴

【定位】在肘区，肘横纹上，肱二头肌腱桡侧缘凹陷中（图 4-11）。

【主治】①咳嗽，气喘，咯血，潮热，胸部胀满，咽喉肿痛。②急性腹痛、吐泻。③肘臂挛痛。

【操作】直刺 0.8 ～ 1.2 寸，或点刺出血。

6. 孔最* Kǒngzuì（LU 6）郄穴

【定位】在前臂前区，腕掌侧远端横纹上 7 寸，尺泽与太渊连线上（图 4-12）。

【主治】①咯血，鼻衄，咳嗽，气喘，咽喉肿痛，失音，热病无汗。②痔血。③肘臂挛痛。

【操作】直刺 0.5 ～ 1.2 寸。

7. 列缺* Lièquē（LU 7）络穴；八脉交会穴（通任脉）

【定位】在前臂，腕掌侧远端横纹上 1.5 寸，拇短伸肌腱与拇长展肌腱之间，拇长展肌腱沟的凹陷中（图 4-12）。

简便取穴法：两手虎口自然平直交叉，一手食指按在另一手桡骨茎突上，指尖下凹陷中是穴。

【主治】①偏正头痛，项强，口歪，齿痛，上肢不遂。②咳嗽，气喘，咽喉肿痛。③遗尿。

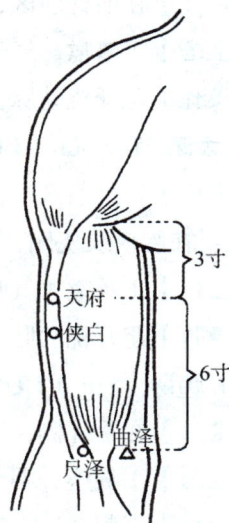

图 4-11　天府、侠白、尺泽

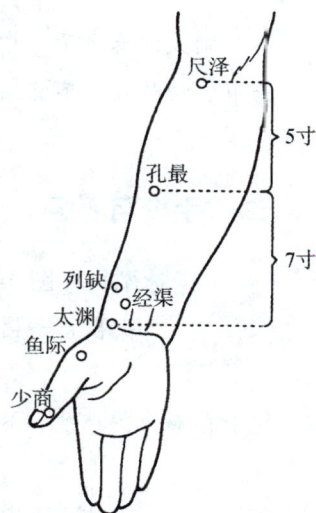

图 4-12　孔最、列缺、经渠、太渊、鱼际、少商

【操作】避开头静脉，向上斜刺 0.3 ～ 0.5 寸。

8. 经渠 Jīngqú（LU 8）经穴

【定位】在前臂前区，腕掌侧远端横纹上 1 寸，桡骨茎突与桡动脉之间（图 4-12）。

【主治】①咳嗽，气喘，胸痛，喉痹。②手腕痛。

【操作】避开桡动脉，直刺 0.3 ～ 0.5 寸。不灸。

9. 太渊 *Tàiyuān（LU 9）输穴；原穴；八会穴之脉会

【定位】在腕前区，桡骨茎突与舟状骨之间，拇长展肌腱尺侧凹陷中（图 4-12）。

注：在腕横纹桡侧，桡动脉搏动处。

【主治】①咳嗽，气喘，咯血，喉痹，胸痛。②无脉症。③腕臂痛。

【操作】避开桡动脉，直刺 0.2 ～ 0.3 寸。

10. 鱼际 *Yújì（LU 10）荥穴

【定位】在手外侧，第 1 掌骨桡侧中点赤白肉际处（图 4-12）。

【主治】①喉痹，咽干，失音，发热。②咳嗽，气喘，咯血。

【操作】直刺 0.5 ～ 0.8 寸。

11. 少商 *Shàoshāng（LU 11）井穴

【定位】在手指，拇指末节桡侧，指甲根角侧上方 0.1 寸（指寸）（图 4-12）。

【主治】①咽喉肿痛，失音，咳嗽，鼻衄。②发热。③昏迷，癫狂。

【操作】浅刺 0.1 寸，或点刺出血。

要 点 提 示

刺灸注意事项　中府、云门不可深刺，以免刺伤肺脏；尺泽、经渠、太渊在关节、动脉处，不宜用直接灸法。

二、手少阴心经

（一）经脉循行（图 4-13）

```
              夹食管→目系
                ↑
起于心中→属心系→下膈，络小肠
                ↓
        肺→浅出腋下→上肢内侧后缘→手掌尺侧→小指桡侧端
```

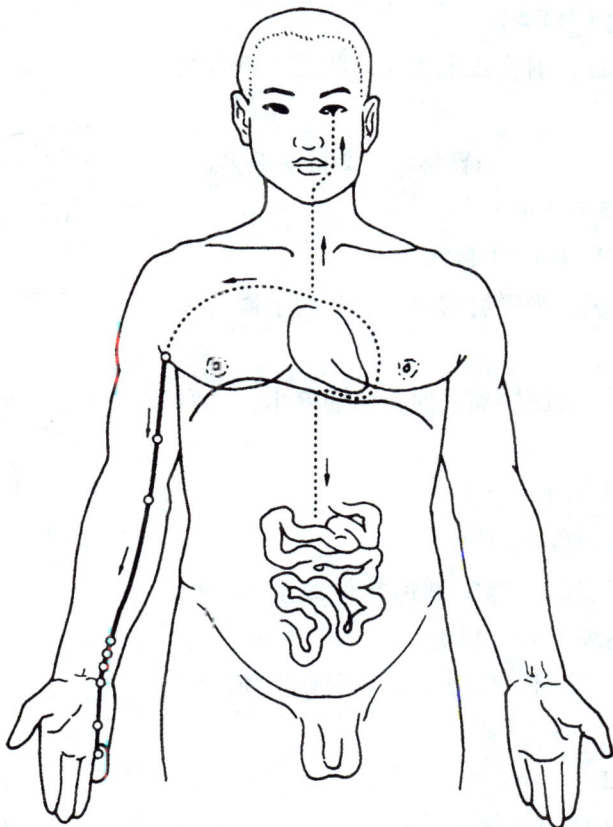

图 4-13　手少阴心经经脉循行示意图

《灵枢·经脉》：心手少阴之脉，起于心中，出属心系，下膈，络小肠。

其支者：从心系，上夹咽，系目系。

其直者：复从心系，却上肺，下出腋下，下循臑内后廉，行太阴、心主之后，下肘内，循臂内后廉，抵掌后锐骨之端，入掌内后廉，循小指之内，出其端。

（二）主治概要
本经腧穴主治心、胸、神志病及经脉循行部位的其他病证。

（三）腧穴
本经腧穴首穴是极泉，末穴是少冲，左右各 9 穴。

1. 极泉 * Jíquán（HT 1）

【定位】在腋区，腋窝中央，腋动脉搏动处（图 4-14）。

【主治】①心痛，心悸。②腋臭，胁肋疼痛。③肘臂疼痛，上肢不遂，瘰疬。

【操作】上臂外展，避开腋动脉，直刺或斜刺 0.5 ～ 0.8 寸。

2. 青灵 Qīnglíng（**HT 2**）

【定位】在臂前区，肘横纹上 3 寸，肱二头肌内侧沟中（图 4-14）。

【主治】①心痛，胁痛，肩臂疼痛。②目视不明。

【操作】直刺 0.5 ～ 1.0 寸。

3. 少海* Shàohǎi（**HT 3**）合穴

【定位】在肘前区，横平肘横纹，肱骨内上髁前缘（图 4-14）。

【主治】①心痛。②腋胁痛，肘臂挛痛麻木。③癫狂，痫证。

【操作】直刺 0.5 ～ 1.0 寸。

4. 灵道 Língdào（**HT 4**）经穴

【定位】在前臂前区，腕掌侧远端横纹上 1.5 寸，尺侧腕屈肌腱的桡侧缘（图 4-15）。

【主治】①心痛，心悸。②暴喑。③肘臂挛痛，手指麻木。

【操作】直刺 0.3 ～ 0.5 寸。

5. 通里* Tōnglǐ（**HT 5**）络穴

【定位】在前臂前区，腕掌侧远端横纹上 1 寸，尺侧腕屈肌腱的桡侧缘（图 4-15）。

【主治】①心悸，怔忡。②暴喑，舌强不语。③腕臂挛痛。

【操作】直刺 0.3 ～ 0.5 寸。

6. 阴郄* Yīnxì（**HT 6**）郄穴

【定位】在前臂前区，腕掌侧远端横纹上 0.5 寸，尺侧屈腕肌腱的桡侧缘（图 4-15）。

【主治】①心痛，惊悸。②吐血，衄血，骨蒸盗汗。③暴喑。

【操作】直刺 0.3 ～ 0.5 寸。

7. 神门* Shénmén（**HT 7**）输穴；原穴

【定位】在腕前区，腕掌侧远端横纹尺侧端，尺侧腕屈肌腱的桡侧缘（图 4-15）。

【主治】①失眠，健忘，痴呆，癫狂。②心痛，心烦，惊悸，怔忡。③胸胁痛。

【操作】直刺 0.3 ～ 0.5 寸。

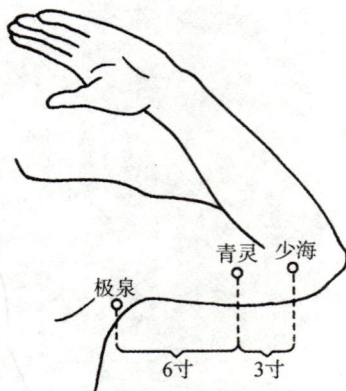

图 4-14　极泉、青灵、少海

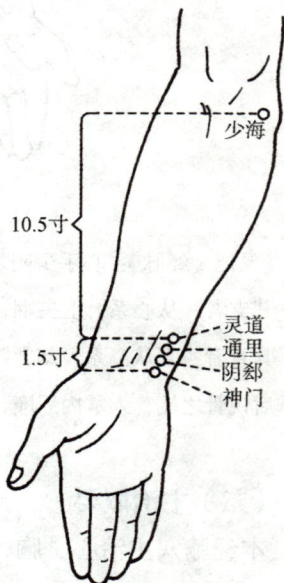

图 4-15　灵道、通里、
阴郄、神门

8. 少府 Shàofǔ（HT 8）荥穴

【定位】在手掌，横平第5掌指关节近端，第4、5掌骨之间（图4-16）。

【主治】①心悸，胸痛，烦闷。②小便不利，遗尿，阴痛。③小指挛痛，掌中热。

【操作】直刺0.3～0.5寸。

9. 少冲 *Shàochōng（HT 9）井穴

【定位】在手指，小指末节桡侧，指甲根角侧上方0.1寸（指寸）（图4-16）。

【主治】①心痛，心悸。②癫狂，热病，昏迷。

【操作】浅刺0.1寸或点刺出血。

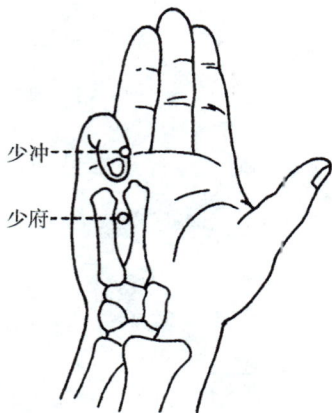

图4-16 少府、少冲

少冲---
少府---

要 点 提 示

刺灸注意事项　针极泉须避开腋动脉；针青灵、少海须避开肱动脉；灵道、通里、阴郄、神门，其下有尺动脉通过，不宜深刺；少海、神门不宜直接灸，以免影响关节活动。

三、手厥阴心包经

（一）经脉循行（图4-17）

起于胸中→出属心包络→下膈，络三焦
　　　↓
腋下→上肢内侧中线→掌中→中指端
　　　　　　　↓
　　　无名指端

（二）主治概要

本经腧穴主治心、胸、胃、神志病，以及经脉循行经过部位的其他病证。

（三）腧穴

本经腧穴首穴是天池，末穴是中冲，左右各9穴。

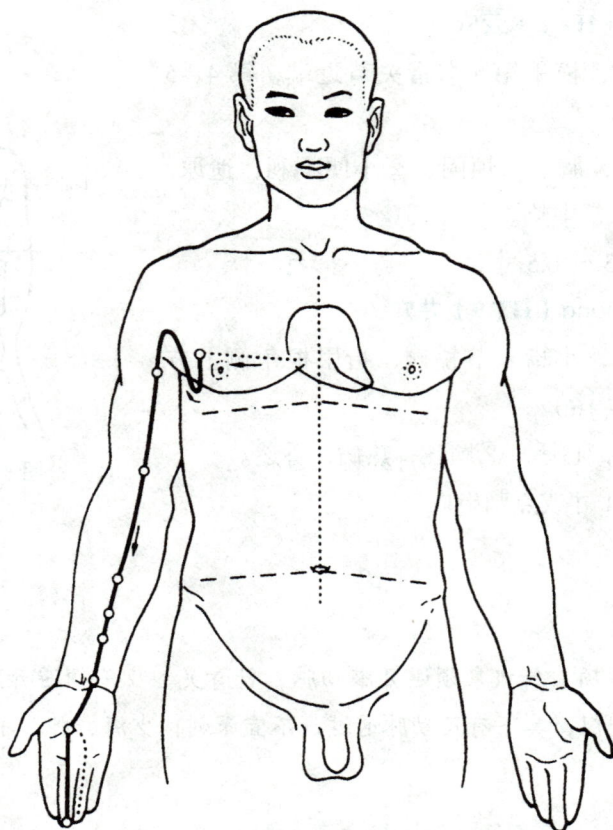

图 4-17　手厥阴心包经经脉循行示意图

《灵枢·经脉》：心主手厥阴心包络之脉，起于胸中，出属心包络，下膈，历络三焦。

其支者，循胸出胁，下腋三寸，上抵腋下，循臑内，行太阴、少阴之间，入肘中，下臂，行两筋之间，入掌中，循中指，出其端。

其支者，别掌中，循小指次指出其端。

1. 天池 Tiānchí（PC 1）

【定位】在胸部，第4肋间隙，前正中线旁开5寸（图4-18）。

【主治】①咳嗽、痰多、胸闷、气喘、胸痛等肺心病证。②乳痈。③瘰疬。

【操作】斜刺或平刺0.3～0.5寸，不可深刺，以免伤及心、肺。

2. 天泉 Tiānquán（PC 2）

【定位】在臂前区，腋前纹头下2寸，肱二头肌长、

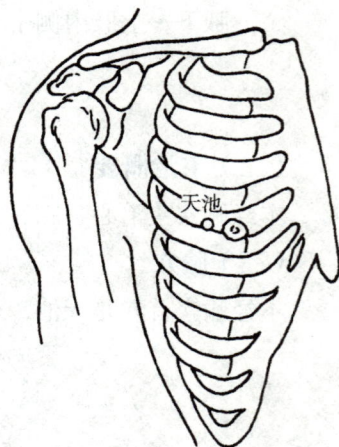

图 4-18　天池

矩头之间（图 4-19）。

【主治】①心痛、咳嗽、胸胁胀满等心肺病证。②胸背及上臂内侧痛。

【操作】直刺 1 ～ 1.5 寸。

3. 曲泽 * Qūzé（PC 3）合穴

【定位】在肘前区，肘横纹上，肱二头肌腱的尺侧缘凹陷中（图 4-19）。

【主治】①心痛、心悸、善惊等心系病证。②胃痛、呕血、呕吐等热性胃疾。③暑热病。④肘臂挛痛。

【操作】直刺 1 ～ 1.5 寸；或点刺出血。

4. 郄门 Xìmén（PC 4）郄穴

【定位】在前臂前区，腕掌侧远端横纹上 5 寸，掌长肌腱与桡侧腕屈肌腱之间（图 4-20）。

【主治】①急性心痛、心悸、心烦、胸痛等心胸病证。②咯血、呕血、衄血等热性出血证。③疔疮。④癫痫。

【操作】直刺 0.5 ～ 1 寸。

5. 间使 * Jiānshǐ（PC 5）经穴

【定位】在前臂前区，腕掌侧远端横纹上 3 寸，掌长肌腱与桡侧腕屈肌腱之间（图 4-20）。

【主治】①心痛、心悸等心疾。②胃痛、呕吐等热性胃病。③热病，疟疾。④癫狂痫。⑤腋肿，肘挛，臂痛。

【操作】直刺 0.5 ～ 1 寸。

6. 内关 * Nèiguān（PC 6）络穴；八脉交会穴（通阴维脉）

【定位】在前臂前区，腕掌侧远端横纹上 2 寸，掌长肌腱与桡侧腕屈肌腱之间（图 4-20）。

【主治】①心痛、胸闷、心动过速或过缓等心系病证。②胃痛、呕吐、呃逆等胃腑病证。③中风，偏瘫，眩晕，偏头痛。④失眠、郁证、癫狂痫等神志病证。⑤眩晕症，如晕车、晕船、耳源性眩晕。⑥肘臂挛痛。

【操作】直刺 0.5 ～ 1 寸。

7. 大陵 * Dàlíng（PC 7）输穴；原穴

【定位】在腕前区，腕掌侧远端横纹中，掌长肌腱与桡侧腕屈肌腱之间（图 4-20）。

【主治】①心痛，心悸，胸胁满痛。②胃痛、呕吐、口臭等

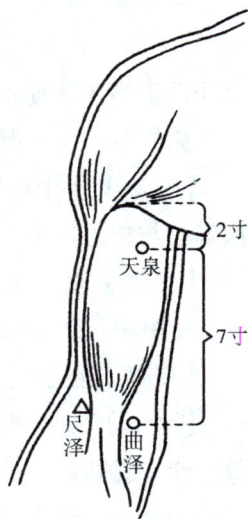

图 4-19 天泉、曲泽

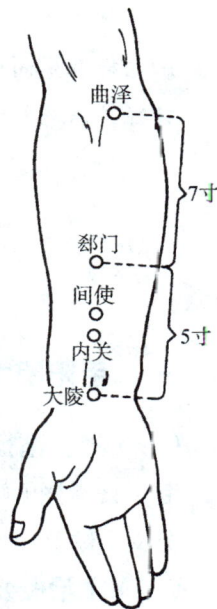

图 4-20 郄门、间使、内关、大陵

胃腑病证。③喜笑悲恐、癫狂痫等神志疾患。④臂、手挛痛。

【操作】直刺 0.3 ～ 0.5 寸。

8. 劳宫 * Láogōng（PC 8）荥穴

【定位】在掌区，横平第 3 掌指关节近端，第 2、3 掌骨之间偏于第 3 掌骨（图 4-21）。

简便取穴法：握拳，中指尖下是穴。

【主治】①中风昏迷、中暑等急症。②心痛、烦闷、癫狂痫等心与神志疾患。③口疮，口臭。④鹅掌风。

【操作】直刺 0.3 ～ 0.5 寸。

9. 中冲 * Zhōngchōng（PC 9）井穴

【定位】在手指，中指末端最高点（图 4-21）。

【主治】①中风昏迷、舌强不语、中暑、昏厥、小儿惊风等急症。②热病，舌下肿痛。

【操作】浅刺 0.1 寸；或点刺出血。

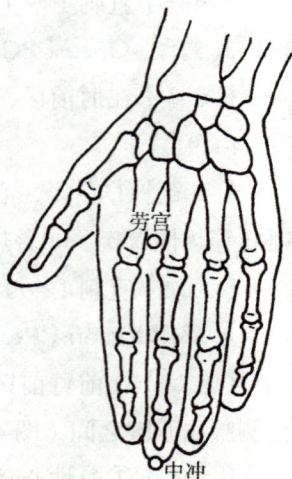

图 4-21 劳宫、中冲

要 点 提 示

刺灸注意事项　天池不可深刺，以免刺伤心、肺；针刺间使、内关，如出现触电样麻感向中指端放散，医者应立即将针轻轻提出，转变针刺角度，避开正中神经，以避免针刺后遗症。

项目三　手三阳经

扫一扫，看课件

一、手阳明大肠经

（一）经脉循行（图 4-22）

起于食指桡侧端→上肢内侧前缘→肩峰前缘→会大椎→缺盆→络肺→下膈，属大肠

分支：缺盆→颈→颊→下齿→夹口，交人中→对侧鼻旁

（二）主治概要

本经腧穴主治头面、五官、咽喉病，肠胃病，神志病，热病及经脉循行部位的其他病证。

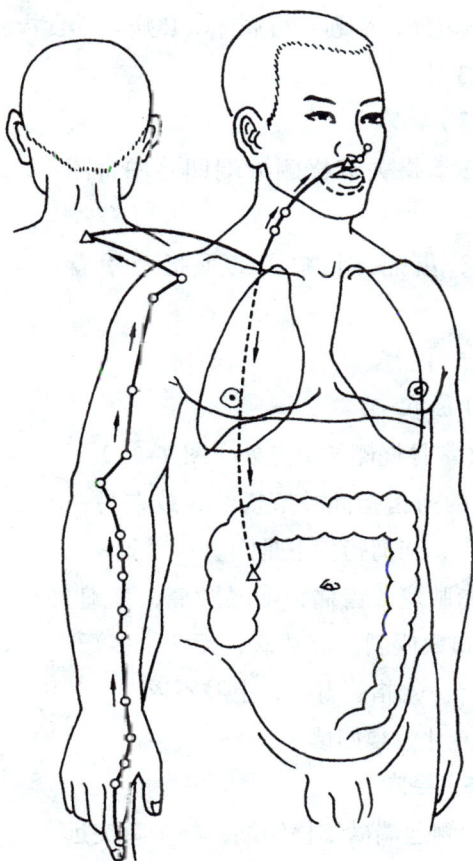

图 4-22　手阳明大肠经经脉循行示意图

《灵枢·经脉》：大肠手阳明之脉，起于大指次指之端，循指上廉，出合谷两骨之间，上入两筋之中，循臂上廉，入肘外廉，上臑外前廉，上肩，出髃骨之前廉，上出于柱骨之会上，下入缺盆，络肺，下膈，属大肠。

其支者，从缺盆上颈，贯颊，入下齿中，还出夹口，交人中，左之右、右之左，上夹鼻孔。

（三）腧穴

本经腧穴首穴是商阳，末穴是迎香，左右各 20 穴。

1. 商阳 * Shāngyáng（LI 1）井穴

【定位】在手指，食指末节桡侧，指甲根角侧上方 0.1 寸（指寸）（图 4-23）。

【主治】①咽喉肿痛，齿痛，耳聋。②热病，昏厥。③食指麻木。

【操作】浅刺 0.1 寸，或点刺出血。

2. 二间 Èrjiān（LI 2）荥穴

【定位】在手指，第 2 掌指关节桡侧远端赤白肉际处（图 4-23）。

【主治】①咽喉肿痛，齿痛，鼻衄，目痛。②热病。③食指屈伸不利。

【操作】直刺 0.2 ～ 0.3 寸。

3. 三间 * Sānjiān（LI 3）输穴

【定位】在手背，第 2 掌指关节桡侧近端凹陷中（图 4-23）。

【主治】①咽喉肿痛，齿痛，目痛。②手指及手背肿痛。

【操作】直刺 0.3 ～ 0.5 寸。

4. 合谷 * Hégǔ（LI 4）原穴

【定位】在手背，第 2 掌骨桡侧的中点处（图 4-23）。

简便取穴法：以一手的拇指指间关节横纹，放在另一手拇、食指之间的指蹼缘上，当拇指尖下是穴。

【主治】①头痛，目赤肿痛，齿痛，咽喉肿痛，鼻衄，耳聋，疟腮，牙关紧闭，口眼㖞斜。②热病，无汗，多汗。③腹痛，便秘，经闭，滞产。④指、臂痛，上肢不遂。

【操作】直刺 0.5 ～ 1.0 寸。孕妇慎用。

5. 阳溪 * Yángxī（LI 5）经穴

【定位】在腕区，腕背侧远端横纹桡侧端，桡骨茎突远端解剖学"鼻咽窝"凹陷中（图 4-23）。

【主治】①头痛，目赤，齿痛，咽喉肿痛，耳聋。②手腕痛或无力。

【操作】直刺 0.3 ～ 0.5 寸。

6. 偏历 * Piānlì（LI 6）络穴

【定位】在前臂，腕背侧远端横纹上 3 寸，阳溪与曲池连线上（图 4-24）。

【主治】①目赤，耳鸣，耳聋，鼻衄，喉痛。②水肿。③肩臂肘腕疼痛。

【操作】直刺或斜刺 0.5 ～ 0.8 寸。

7. 温溜 Wēnliū（LI 7）郄穴

【定位】在前臂，腕背侧远端横纹上 5 寸，阳溪与曲池连线上（图 4-24）。

【主治】①头痛，面肿，口舌肿痛，咽喉肿痛。②肠鸣，腹痛。③肩背酸痛。

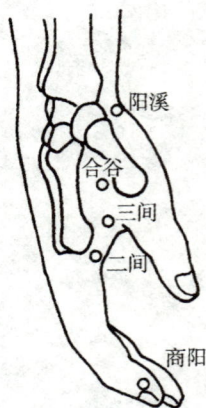

图 4-23 商阳、二间、三间、
合谷、阳溪

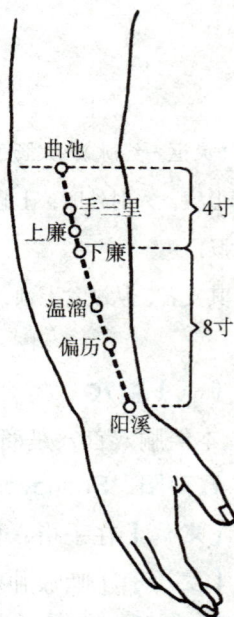

图 4-24 偏历、温溜、下廉、
上廉、手三里、曲池

【操作】直刺 0.5 ～ 1.0 寸。

8. 下廉 Xiàlián（LI 8）

【定位】在前臂，肘横纹下 4 寸，阳溪与曲池连线上（图 4–24）。

【主治】①头痛，眩晕，目痛。②腹痛，腹胀。③肘臂痛。

【操作】直刺 0.5 ～ 1.0 寸。

9. 上廉 Shànglián（LI 9）

【定位】在前臂，肘横纹下 3 寸，阳溪与曲池连线上（图 4–24）。

【主治】①肩臂酸痛麻木，半身不遂。②腹痛，肠鸣，泄泻。

【操作】直刺 0.5 ～ 1.0 寸。

10. 手三里* Shǒusānlǐ（LI 10）

【定位】在前臂，肘横纹下 2 寸，阳溪与曲池连线上（图 4–24）。

【主治】①齿痛，颊肿。②腹痛，腹泻。③急性腰扭伤。④手臂麻痛，肘挛不伸，上肢不遂。

【操作】直刺 0.8 ～ 1.2 寸。

11. 曲池* Qūchí（LI 11）合穴

【定位】在肘区，尺泽与肱骨外上髁连线中点处（图 4–24）。

【主治】①热病，咽喉肿痛，齿痛，目赤痛，头痛，眩晕，癫狂。②手臂肿痛，上肢不遂，瘰疬。③隐疹。④腹痛，吐泻。

【操作】直刺 1.0 ～ 1.5 寸。

12. 肘髎 Zhǒuliáo（LI 12）

【定位】在肘区，肱骨外上髁上缘，髁上嵴的前缘（图 4–25）。

【主治】肘臂疼痛、麻木、拘挛。

【操作】直刺 0.5 ～ 1.0 寸。

13. 手五里 Shǒuwǔlǐ（LI 13）

【定位】在臂部，肘横纹上 3 寸，曲池与肩髃连线上（图 4–25）。

【主治】肘臂挛急、疼痛，瘰疬。

【操作】直刺 0.5 ～ 1.0 寸。

14. 臂臑 Bìnào（LI 14）

【定位】在臂部，曲池上 7 寸，三角肌前缘处（图 4–25）。

【主治】①肩臂疼痛，颈项拘急，瘰疬。②目疾。

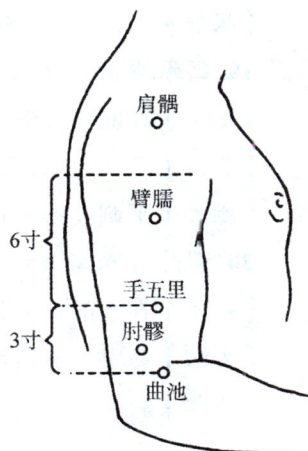

图 4–25 肘髎、手五里、臂臑、肩髃

【操作】直刺或向上斜刺 0.8 ~ 1.5 寸。

15. 肩髃 *Jiānyú（LI 15）

【定位】在三角肌区，肩峰外侧缘前端与肱骨大结节两骨间凹陷中（图 4-25）。

简便取穴法：屈臂外展，肩峰外缘前后端呈现两个凹陷，前一凹陷即本穴，后一凹陷为肩髎。

【主治】①肩臂疼痛，上肢不遂，瘰疬，瘿气。②隐疹。

【操作】直刺或向下斜刺 0.8 ~ 1.5 寸。

16. 巨骨 Jùgǔ（LI 16）

【定位】在肩胛区，锁骨肩峰端与肩胛冈之间凹陷中（图 4-26）。

【主治】①肩背手臂疼痛，不得屈伸。②瘰疬，瘿气。

【操作】直刺 0.5 ~ 0.8 寸。

17. 天鼎 Tiāndǐng（LI 17）

【定位】在颈部，横平环状软骨，胸锁乳突肌后缘处（图 4-27）。

【主治】①咽喉肿痛，暴喑。②瘰疬，瘿气。

【操作】直刺 0.3 ~ 0.5 寸。

18. 扶突 Fútū（LI 18）

【定位】在胸锁乳突肌区，横平喉结，胸锁乳突肌前、后缘中间（图 4-27）。

【主治】①咽喉肿痛，暴喑，瘰疬，瘿气。②咳嗽，气喘。

【操作】直刺 0.5 ~ 0.8 寸。

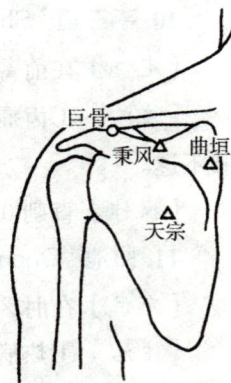

图 4-26 巨骨

19. 口禾髎 Kǒuhéliáo（LI 19）

【定位】在面部，横平人中沟上 1/3 与下 2/3 交点，鼻孔外缘直下（图 4-28）。

【主治】鼻塞，鼻衄，口㖞，口噤。

【操作】平刺或斜刺 0.3 ~ 0.5 寸。

20. 迎香 Yíngxiāng（LI 20）

【定位】在面部，鼻翼外缘中点旁，鼻唇沟中（图 4-28）。

【主治】鼻塞，不闻香臭，鼽衄，口㖞，面痒。

【操作】斜刺或平刺 0.3 ~ 0.5 寸。慎灸。

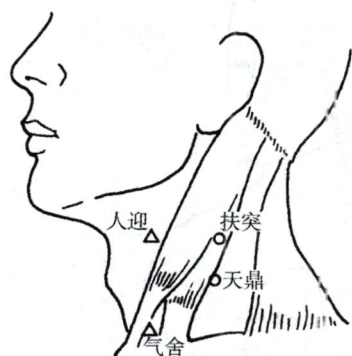

图 4-27 天鼎、扶突

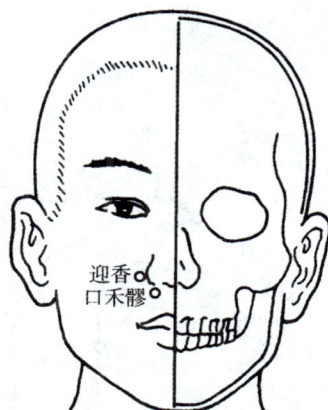

图 4-28 口禾髎、迎香

要 点 提 示

刺灸注意事项　孕妇慎用合谷；扶突、天鼎须用押手缓刺，防止伤及颈动脉。

二、手太阳小肠经

（一）经脉循行（图 4-29）

起于小指尺侧端→手背外侧→上肢外侧后缘→绕肩胛→交会于大椎→入缺盆，络心→循食管下膈→胃，属小肠

其支者，缺盆→颈→颊→目外眦→却入耳中

　　　　　　　　↓

　　　　颧→目内眦

（二）主治概要

本经腧穴主治头面五官病、热病、神志病及经脉循行部位的其他病证。

（三）腧穴

本经腧穴首穴是少泽，末穴是听宫，左右各 19 穴。

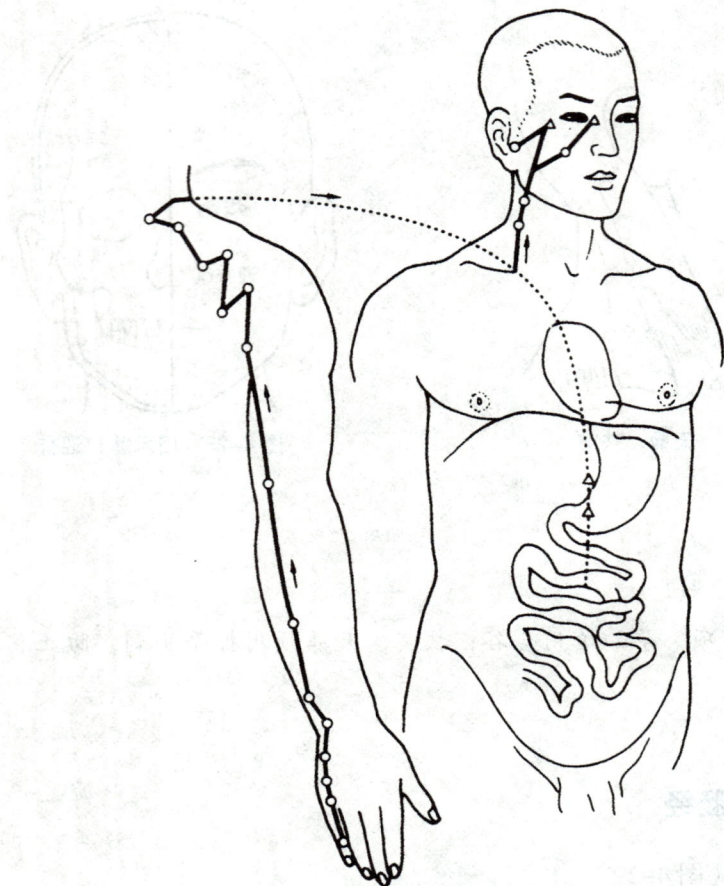

图 4-29 手太阳小肠经经脉循行示意图

《灵枢·经脉》：小肠手太阳之脉，起于小指之端，循手外侧上腕，出踝中，直上循臂骨下廉，出肘内侧两骨之间，上循臑外后廉，出肩解，绕肩胛，交肩上，入缺盆，络心，循咽，下膈，抵胃，属小肠。

其支者，从缺盆循颈上颊，至目锐眦，却入耳中。其支者，别颊上䪼，抵鼻，至目内眦（斜络于颧）。

1. 少泽* Shàozé（SI 1）井穴

【定位】在手指，小指末节尺侧，指甲根角侧上方 0.1 寸（指寸）（图 4-30）。

【主治】①乳痈、乳少等乳疾。②头痛、目翳、口干、耳鸣、咽喉肿痛等头面五官病证。③昏迷、热病等急症、热证。

【操作】浅刺 0.1 寸或点刺放血。孕妇慎用。

2. 前谷 Qiángǔ（SI 2）荥穴

【定位】在手指，第 5 掌指关节尺侧远端赤白肉际凹陷中（图 4-30）。

【主治】①热病、寒热等外感疾病。②头痛、目翳、口干、耳鸣、咽喉肿痛等头面五官病证。③产后乳少，乳痈。

【操作】直刺 0.3 ～ 0.5 寸。

3. 后溪 * Hòuxī（SI 3）输穴；八脉交会穴（通督脉）

【定位】在手内侧，第 5 掌指关节尺侧近端赤白肉际凹陷中（图 4-30）。

【主治】①头项强痛、腰痛、手指及肘臂挛急等痛证。②目赤，耳聋，落枕。③癫狂痫。④盗汗，疟疾。

【操作】直刺 0.5 ～ 0.8 寸。

4. 腕骨 * Wàngǔ（SI 4）原穴

【定位】在腕区，第 5 掌骨底与三角骨之间的赤白肉际凹陷中（图 4-30）。

【主治】①头项强痛，指挛腕痛。②耳鸣，目翳。③黄疸，消渴。④热病，疟疾。

【操作】直刺 0.3 ～ 0.5 寸。

5. 阳谷 Yánggǔ（SI 5）经穴

【定位】在腕后区，尺骨茎突与三角骨之间的凹陷中（图 4-30）。

【主治】①腕臂痛，颈颌肿。②头痛、目翳、口干、耳鸣、咽喉肿痛等头面五官病证。③热病，癫狂痫。

【操作】直刺 0.3 ～ 0.5 寸。

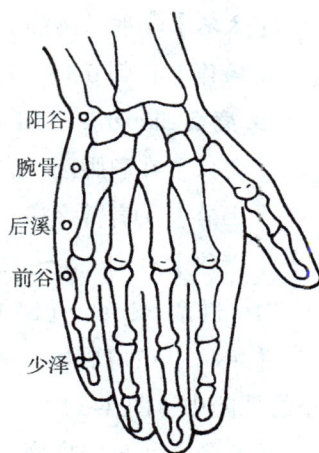

图 4-30　少泽、前谷、后溪、腕骨、阳谷

6. 养老 * Yǎnglǎo（SI 6）郄穴

【定位】在前臂后区，腕背横纹上 1 寸，尺骨头桡侧凹陷中（图 4-31）。

【主治】①目视不明，头项强痛。②肩、背、肘、臂疼痛，腰痛。

【操作】以掌心向胸姿势，斜刺 0.5 ～ 0.8 寸。

7. 支正 * Zhīzhèng（SI 7）络穴

【定位】在前臂后区，腕背侧远端横纹上 5 寸，尺骨尺侧与尺侧腕屈肌之间（图 4-31）。

【主治】①头项强痛，肘臂酸痛。②消渴，癫狂。③热病，疥疮。

【操作】直刺 0.3 ～ 0.5 寸。

8. 小海 * Xiǎohǎi（SI 8）合穴

【定位】在肘后区，尺骨鹰嘴与肱骨内上髁之间凹陷中（图 4-31）。

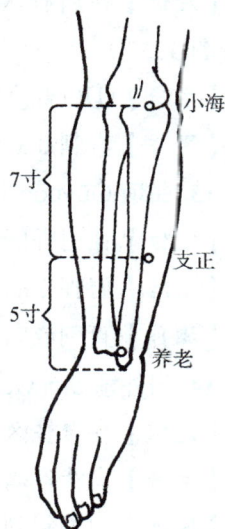

图 4-31　养老、支正、小海

【主治】①肘臂疼痛。②头痛，癫痫。

【操作】直刺 0.3 ～ 0.5 寸。

9. 肩贞 Jiānzhēn（SI 9）

【定位】在肩胛区，肩关节后下方，腋后纹头直上 1 寸（图 4–32）。

【主治】①肩臂疼痛，瘰疬。②耳鸣，耳聋。

【操作】直刺 1.0 ～ 1.5 寸，不宜向胸侧深刺。

10. 臑俞 Nàoshū（SI 10）

【定位】在肩胛区，腋后纹头直上，肩胛冈下缘凹陷中（图 4–32）。

【主治】①肩臂疼痛，肩重不举。②瘰疬。

【操作】直刺 1.0 ～ 1.5 寸，不宜向胸侧深刺。

11. 天宗 *Tiānzōng（SI 11）

【定位】在肩胛区，肩胛冈中点与肩胛骨下角连线的上 1/3 与下 2/3 交点凹陷中（图 4–32）。

【主治】①肩胛疼痛。②咳嗽，气喘。③乳痈。

【操作】直刺或向四周斜刺 0.5 ～ 1.0 寸。

12. 秉风 Bǐngfēng（SI 12）

【定位】在肩胛区，肩胛冈中点上方冈上窝中（图 4–32）。

【主治】①肩臂疼痛，上肢酸麻。②咳嗽。

【操作】直刺 0.3 ～ 0.5 寸。

13. 曲垣 Qūyuán（SI 13）

【定位】在肩胛区，肩胛冈内侧端上缘凹陷中（图 4–32）。

【主治】肩胛疼痛，肩背项强痛。

【操作】直刺或向外斜刺 0.3 ～ 0.5 寸。

14. 肩外俞 Jiānwàishù（SI 14）

【定位】在脊柱区，第 1 胸椎棘突下，后正中线旁开 3 寸（图 4–32）。

【主治】肩背疼痛，颈项强急。

【操作】向外斜刺 0.3 ～ 0.5 寸。

15. 肩中俞 Jiānzhōngshù（SI 15）

【定位】在脊柱区，第 7 颈椎棘突下，后正中线旁开 2 寸（图 4–32）。

【主治】①咳嗽，气喘。②肩背疼痛。③目视不明。

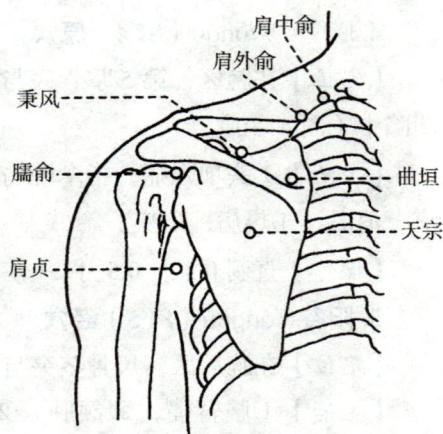

图 4-32　肩贞、臑俞、天宗、秉风、曲垣、肩外俞、肩中俞

【操作】向外斜刺 0.3 ～ 0.5 寸。

16. 天窗 Tiānchuāng（SI 16）

【定位】在颈部，横平喉结，胸锁乳突肌后缘（图 4-33）。

【主治】①耳聋，耳鸣，咽喉肿痛，音哑。②颈项强痛，颈瘿。

【操作】直刺 0.3 ～ 0.5 寸。

17. 天容 Tiānróng（SI 17）

【定位】在颈部，下颌角后方，胸锁乳突肌的前缘凹陷中（图 4-33）。

【主治】①耳聋，耳鸣，咽喉肿痛。②颈项强痛，颈瘿。

【操作】直刺 0.5 ～ 0.8 寸，不宜深刺。

18. 颧髎 *Quánliáo（SI 18）

【定位】在面部，颧骨下缘，目外眦直下凹陷中（图 4-34）。

【主治】①口眼歪斜，齿痛，颊肿。②面肿，面痛。

【操作】直刺 0.3 ～ 0.5 寸，斜刺或平刺 0.5 ～ 1.0 寸。

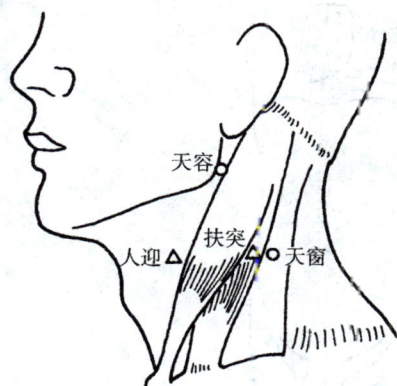

图 4-33　天窗、天容

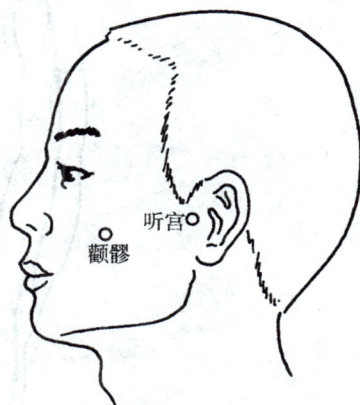

图 4-34　颧髎、听宫

19. 听宫 *Tīnggōng（SI 19）

【定位】在面部，耳屏正中与下颌骨髁突之间的凹陷中（图 4-34）。

【主治】①耳聋、耳鸣、聤耳等耳疾。②齿痛，声音嘶哑。

【操作】微张口，直刺 0.5 ～ 1.0 寸。

要 点 提 示

刺灸注意事项　肩外俞、肩中俞切勿深刺，以免伤及肺脏。

三、手少阳三焦经

（一）经脉循行（图4-35）

起于无名指端→上肢外侧中线→肩→缺盆→胸中，络心包→下膈，属三焦

↓

缺盆、项→耳后→耳上角→颊、颧

↓

耳中→耳前→目锐眦

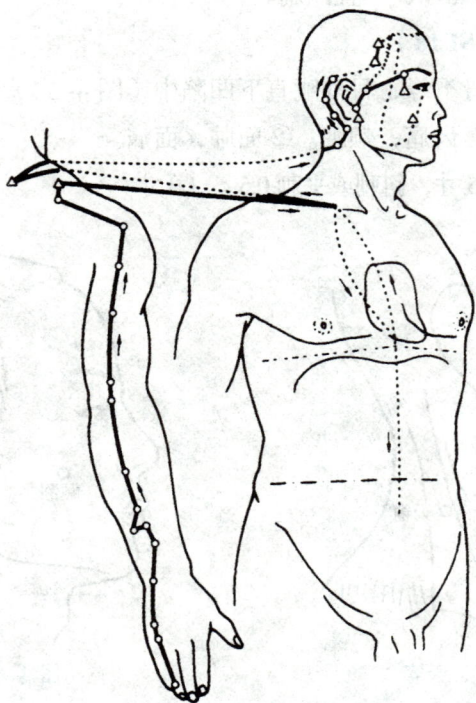

图4-35　手少阳三焦经经脉循行示意图

《灵枢·经脉》：三焦手少阳之脉，起于小指次指之端，上出两指之间，循手表腕，出臂外两骨之间，上贯肘，循臑外上肩，而交出足少阳之后，入缺盆，布膻中，散络心包，下膈，遍属三焦。

其支者：从膻中，上出缺盆，上项，系耳后，直上出耳上角，以屈下颊至𬱟。

其支者：从耳后入耳中，出走耳前，过客主人，前交颊，至目锐眦。

（二）主治概要

本经腧穴主治头面五官病、胸胁病和热病，以及经脉循行经过部位的其他病证。

（三）腧穴

本经腧穴首穴是关冲，末穴是丝竹空，左右各 23 穴。

1. 关冲 * Guānchōng（TE 1）井穴

【定位】在手指，第 4 指末节尺侧，指甲根角侧上方 0.1 寸（指寸）（4-36）。

【主治】①头痛、目赤、耳鸣、耳聋、喉痹、舌强等头面五官病证。②热病，中暑。

【操作】浅刺 0.1 寸；或点刺出血。

2. 液门 Yèmén（TE 2）荥穴

【定位】在手背，第 4、5 指间，指蹼缘上方赤白肉际凹陷中（图 4-36）。

【主治】①头痛、目赤、耳鸣、耳聋、喉痹等头面五官热性病证。②疟疾。③手臂痛。

【操作】直刺 0.3 ～ 0.5 寸。

3. 中渚 * Zhōngzhǔ（TE 3）输穴

【定位】在手背，第 4、5 掌骨间，第 4 掌指关节近端凹陷中（图 4-36）。

【主治】①头痛、目赤、耳鸣、耳聋、喉痹等头面五官病证。②热病。③肩背肘臂酸痛，手指不能屈伸。

【操作】直刺 0.3 ～ 0.5 寸。

4. 阳池 * Yángchí（TE 4）原穴

【定位】在腕后区，腕背侧远端横纹上，指伸肌腱的尺侧缘凹陷中（图 4-36）。

【主治】①目赤肿痛、耳聋、喉痹等五官病证。②消渴，口干。③腕痛，肩臂痛。

【操作】直刺 0.3 ～ 0.5 寸。

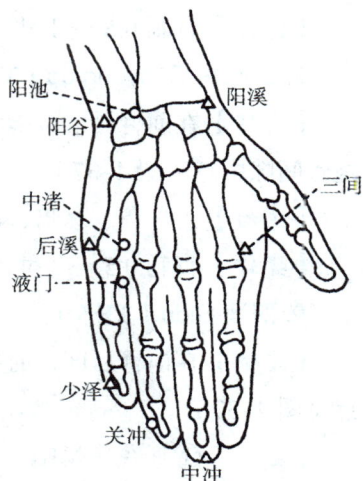

图 4-36　关冲、液门、
　　　　　中渚、阳池

5. 外关 * Wàiguān（TE 5）络穴；八脉交会穴（通阳维脉）

【定位】在前臂后区，腕背侧远端横纹上 2 寸，尺骨与桡骨间隙中点（图 4-37）。

【主治】①热病。②头痛、目赤肿痛、耳鸣、耳聋等头面五官病证。③瘰疬。④胁肋痛。⑤上肢痿痹不遂。

【操作】直刺 0.5 ～ 1 寸。

6. 支沟 * Zhīgōu（TE 6）经穴

【定位】在前臂后区，腕背侧远端横纹上 3 寸，尺骨与桡骨间隙中点（图 4-37）。

【主治】①便秘。②耳鸣，耳聋。③暴喑。④瘰疬。⑤胁肋疼痛。⑥热病。

【操作】直刺 0.5 ～ 1 寸。

7. 会宗 Huìzōng（TE 7）郄穴

【定位】在前臂后区，腕背侧远端横纹上 3 寸，尺骨的桡侧缘（图 4-37）。

【主治】①耳聋。②痫证。③上肢痹痛。

【操作】直刺 0.5～1 寸。

8. 三阳络 Sānyángluò（TE 8）

【定位】在前臂后区，腕背侧远端横纹上 4 寸，尺骨与桡骨间隙中点（图 4-37）。

【主治】①耳聋、暴喑、齿痛等五官病证。②手臂痛。

【操作】直刺 0.5～1 寸。

9. 四渎 Sìdú（TE 9）

【定位】在前臂后区，肘尖下 5 寸，尺骨与桡骨间隙中点（图 4-37）。

【主治】①耳聋、暴喑、齿痛、咽喉肿痛等五官病证。②手臂痛。

【操作】直刺 0.5～1 寸。

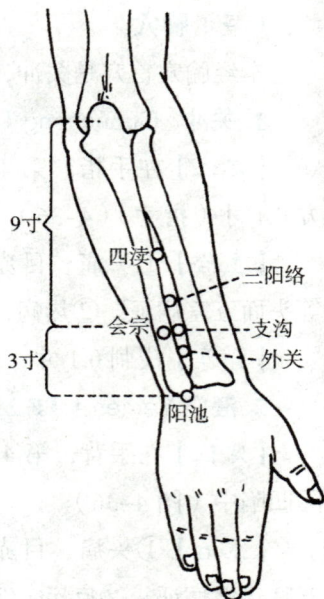

图 4-37　外关→四渎

10. 天井 ˙Tiānjǐng（TE 10）合穴

【定位】在肘后区，肘尖上 1 寸凹陷中（图 4-38）。

【主治】①耳聋。②癫痫。③瘰疬，瘿气。④偏头痛、胁肋痛、颈项肩臂痛等痛证。

【操作】直刺 0.5～1 寸。

11. 清冷渊 Qīnglíngyuān（TE 11）

【定位】在臂后区，肘尖与肩峰角连线上，肘尖上 2 寸（图 4-38）。

【主治】头痛、目痛、胁痛、肩臂痛等痛证。

【操作】直刺 0.8～1.2 寸。

12. 消泺 Xiāoluò（TE 12）

【定位】在臂后区，肘尖与肩峰角连线上，肘尖上 5 寸（图 4-38）。

【主治】头痛、齿痛、项背痛等痛证。

【操作】直刺 1～1.5 寸。

13. 臑会 Nàohuì（TE 13）

【定位】在臂后区，肩峰角下 3 寸，三角肌的后下缘（图 4-38）。

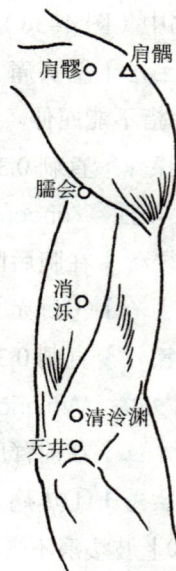

图 4-38　天井→肩髎

【主治】①瘰疬，瘿气。②上肢痹痛。

【操作】直刺 1 ～ 1.5 寸。

14. 肩髎 * Jiānliáo（TE 14）

【定位】在三角肌区，肩峰角与肱骨大结节两骨间凹陷中（图 4-38）。

【主治】肩臂挛痛不遂。

【操作】直刺 1 ～ 1.5 寸。

15. 天髎 Tiānliáo（TE 15）

【定位】在肩胛区，肩胛骨上角骨际凹陷处（图 4-39）。

【主治】肩臂痛，颈项强急。

【操作】直刺 0.5 ～ 1 寸。

16. 天牖 Tiānyǒu（TE 16）

【定位】在颈部，横平下颌角，胸锁乳突肌的后缘凹陷中（图 4-40）。

【主治】①头痛、头眩、项强、目不明、暴聋、鼻衄、喉痹等头项、五官病证。②瘰疬。③肩背痛。

【操作】直刺 0.5 ～ 1 寸。

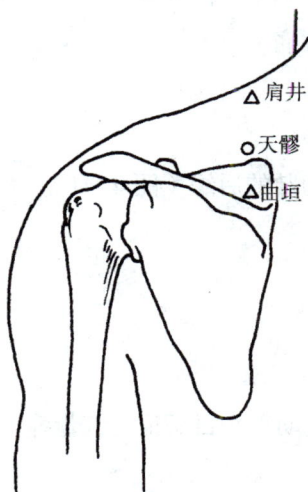

图 4-39 天髎

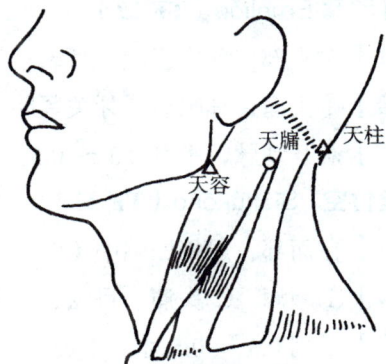

图 4-40 天牖

17. 翳风 * Yìfēng（TE 17）

【定位】在颈部，耳垂后方，乳突下端前方凹陷中（图 4-41）。

【主治】①耳鸣、耳聋等耳疾。②口眼歪斜、面风、牙关紧闭、颊肿等面、口病证。③瘰疬。

【操作】直刺 0.5 ～ 1 寸。

18. 瘛脉 Chìmài（TE 18）

【定位】在头部，乳突中央，角孙与翳风穴沿耳轮弧形连线的上 2/3 与下 1/3 交点处（图 4–41）。

【主治】①头痛。②耳鸣，耳聋。③小儿惊风。

【操作】平刺 0.3 ～ 0.5 寸；或点刺静脉出血。

19. 颅息 Lúxī（TE 19）

【定位】在头部，角孙与翳风穴沿耳轮弧形连线的上 1/3 与下 2/3 交点处（图 4–41）。

【主治】①头痛。②耳鸣，耳聋。③小儿惊风。

【操作】平刺 0.3 ～ 0.5 寸。

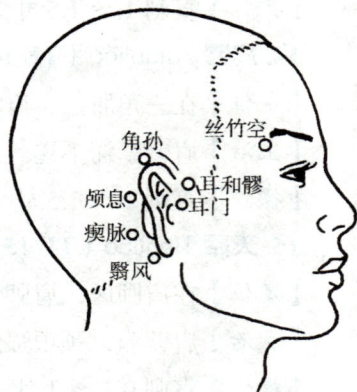

图 4–41 翳风→丝竹空

20. 角孙 * Jiǎosūn（TE 20）

【定位】在头部，耳尖正对发际处（图 4–41）。

【主治】①头痛，项强。②目赤肿痛，目翳。③齿痛，颊肿。

【操作】平刺 0.3 ～ 0.5 寸。

21. 耳门 * Ěrmén（TE 21）

【定位】在耳区，耳屏上切迹与下颌骨髁突之间的凹陷中（图 4–41）。

【主治】①耳鸣、耳聋、聤耳等耳疾。②齿痛，颈颔痛。

【操作】微张口，直刺 0.5 ～ 1 寸。

22. 耳和髎 Ěrhéliáo（TE 22）

【定位】在头部，鬓发后缘，耳郭根的前方，颞浅动脉的后缘（图 4–41）。

【主治】①头痛，耳鸣。②牙关紧闭，口歪。

【操作】避开动脉，平刺 0.3 ～ 0.5 寸。

23. 丝竹空 * Sīzhúkōng（TE 23）

【定位】在面部，眉梢凹陷中（图 4–41）。

【主治】①癫痫。②头痛、目眩、耳赤肿痛、眼睑瞤动等头目病证。③齿痛。

【操作】平刺 0.3 ～ 0.5 寸。不灸。

要 点 提 示

刺灸注意事项　针刺耳门穴时应嘱患者微张口，直刺 0.5 ～ 1 寸，同时应避开耳前动脉；天牖、翳风针刺手法不宜过强，避免后遗感。

项目四 足三阳经

一、足阳明胃经

（一）经脉循行（图 4-42）

鼻→鼻根（交会太阳之脉）→鼻外→上齿→夹口环唇交承浆

→颌下→耳前→发际→额颅

↓

缺盆→胸部锁骨中线→腹部距前正中线 2 寸

　　↓　　　　　　　　　↓

下膈　　　　下腹气街穴→下技外侧前线→足背→足中趾内侧

↓　　　↗　　　　　　　　↓　　　　↓

属胃　→　循腹里　　　　　膝下 3 寸而别　足大趾间，出其端

↓　　　　　　　　　　　　↓

络脾　　　　　　　　足中趾外侧

（二）主治概要

本经腧穴主治胃肠、头面五官病，神志病及经脉循行部位的其他病证。

（三）腧穴

本经腧穴首穴是承泣，末穴是厉兑，左右各 45 穴。

1. 承泣 * Chéngqì（ST 1）

【定位】在面部，眼球与眶下缘之间，瞳孔直下（图 4-43）。

【主治】①目赤肿痛，迎风流泪，夜盲。②口眼㖞斜。

【操作】医者押手固定眼球，刺手持针，沿眶下缘缓慢直刺 0.3～0.5 寸，不宜提插和大幅度捻转，以免刺破血管引起血肿。禁灸。

2. 四白 * Sìbái（ST 2）

【定位】在面部，眶下孔处（图 4-43）。

【主治】①目赤肿痛，目翳，眼睑𥆧动。②口眼㖞斜。③头痛，眩晕。

【操作】直刺 0.3～0.5 寸。不宜灸。

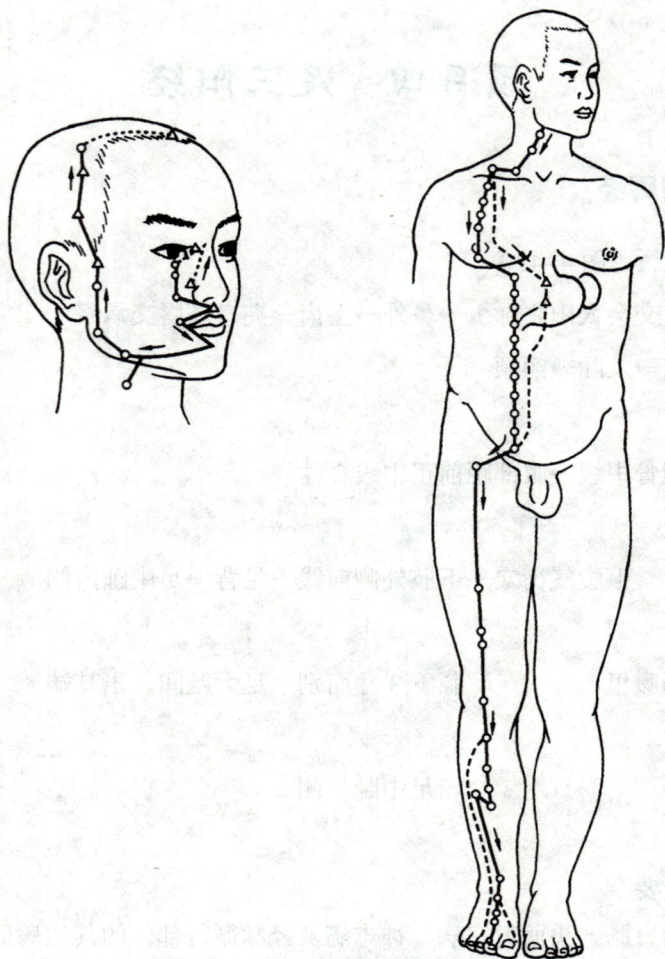

图 4-42　足阳明胃经经脉循行示意图

《灵枢·经脉》：胃足阳明之脉，起于鼻，交頞中，旁约太阳之脉，下循鼻外，入上齿中，还出夹口，环唇，下交承浆，却循颐后下廉，出大迎，循颊车，上耳前，过客主人，循发际，至额颅。

其支者，从大迎前，下人迎，循喉咙，入缺盆，下膈，属胃，络脾。

其直者，从缺盆下乳内廉，下夹脐，入气街中。

其支者，起于胃口，下循腹里，下至气街中而合。以下髀关，抵伏兔，下膝髌中，下循胫外廉，下足跗，入中指内间。

其支者，下膝三寸而别，下入中指外间。

其支者，别跗上，入大指间，出其端。

3. 巨髎 Jùliáo（ST 3）

【定位】在面部，横平鼻翼下缘，瞳孔直下（图4-43）。

【主治】①口眼㖞斜，齿痛，鼻衄，唇颊肿。②眼睑瞤动。

【操作】直刺 0.3 ～ 0.5 寸。

4. 地仓* Dìcāng（ST 4）

【定位】在面部，口角旁开 0.4 寸（指寸）（图 4-43）。

【主治】口角㖞斜，流涎，齿痛，颊肿。

【操作】斜刺或平刺 0.5 ～ 0.8 寸。

5. 大迎 Dàyíng（ST 5）

【定位】在面部，下颌角前方，咬肌附着部的前缘凹陷中，面动脉搏动处（图 4-44）。

【主治】齿痛，颊肿，口㖞，口噤。

【操作】避开动脉，直刺 0.2 ～ 0.3 寸。

6. 颊车* Jiáchē（ST 6）

【定位】在面部，下颌角前上方一横指（中指），闭口咬紧牙时咬肌隆起，放松时按之有凹陷处（图 4-44）。

【主治】口㖞，口噤，颊肿，齿痛。

【操作】直刺 0.3 ～ 0.5 寸，或向地仓方向斜刺 1.0 ～ 1.5 寸。

7. 下关* Xiàguān（ST 7）

【定位】在面部，颧弓下缘中央与下颌切迹之间凹陷中（图 4-44）。

【主治】①耳鸣，耳聋，聤耳。②齿痛，口㖞，面痛，牙关开合不利。

【操作】直刺 0.5 ～ 1.0 寸。

8. 头维* Tóuwéi（ST 8）

【定位】在头部，额角发际直上 0.5 寸，头正中线旁开 4.5 寸（图 4-44）。

【主治】①头痛，目眩。②眼痛，迎风流泪，眼睑瞤动。

【操作】向后平刺 0.5 ～ 0.8 寸。

9. 人迎 Rényíng（ST 9）

【定位】在颈部，横平喉结，胸锁乳突肌前缘，颈总动脉搏动处（图 4-45）。

【主治】①咽喉肿痛，瘰疬，瘿气。②头痛，眩晕。

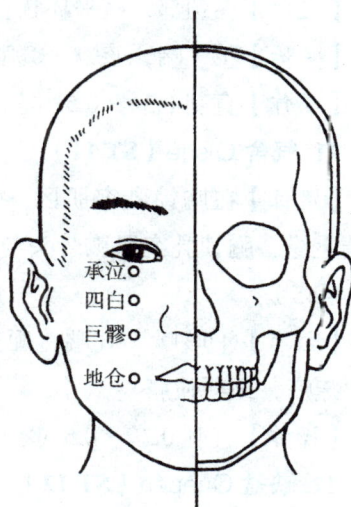
图 4-43 承泣、四白、巨髎、地仓

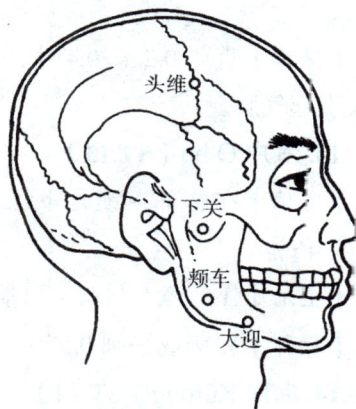
图 4-44 大迎、颊车、下关、头维

【操作】避开动脉直刺 0.2 ～ 0.4 寸。禁灸。

10. 水突 Shuǐtū（ST 10）

【定位】在颈部，横平环状软骨，胸锁乳突肌前缘（图 4-45）。

【主治】①气喘，咳嗽。②咽喉肿痛，瘰疬，瘿气。

【操作】直刺 0.3 ～ 0.5 寸。

11. 气舍 Qìshè（ST 11）

【定位】在胸锁乳突肌区，锁骨上小窝，锁骨胸骨端上缘，胸锁乳突肌胸骨头与锁骨头中间的凹陷中（图 4-45）。

【主治】①咳嗽，气喘，呃逆。②咽喉肿痛，瘿瘤，瘰疬，颈项强痛。

【操作】直刺 0.3 ～ 0.5 寸。

12. 缺盆 Quēpén（ST 12）

【定位】在颈外侧区，锁骨上大窝，锁骨上缘凹陷中，前正中线旁开 4 寸（图 4-45）。

【主治】①咳嗽，气喘。②缺盆中痛，咽喉肿痛，瘰疬。

【操作】直刺 0.2 ～ 0.4 寸，不可深刺，以防刺伤胸膜引起气胸。

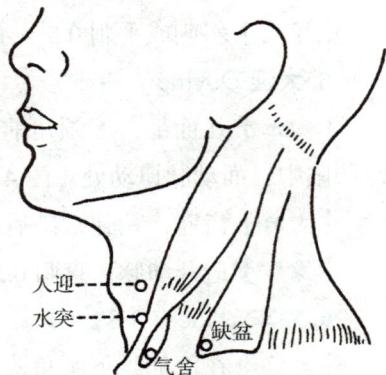

图 4-45 人迎、水突、气舍、缺盆

13. 气户 Qìhù（ST 13）

【定位】在胸部，锁骨下缘，前正中线旁开 4 寸（图 4-46）。

【主治】①咳嗽，气喘。②胸胁胀满，疼痛。

【操作】斜刺或平刺 0.5 ～ 0.8 寸，不可深刺。

14. 库房 Kùfáng（ST 14）

【定位】在胸部，第 1 肋间隙，前正中线旁开 4 寸（图 4-46）。

【主治】①咳嗽，气喘。②胸胁胀满。

【操作】斜刺或平刺 0.5 ～ 0.8 寸，不可深刺。

15. 屋翳 Wūyì（ST 15）

【定位】在胸部，第 2 肋间隙，前正中线旁开 4 寸（图 4-46）。

【主治】①咳嗽，气喘。②胸胁胀满，乳痈。

【操作】斜刺或平刺 0.5 ～ 0.8 寸，不可深刺。

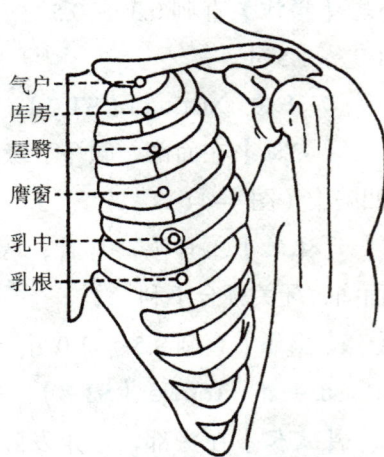

图 4-46 足阳明胃经胸部腧穴

16. 膺窗 Yīngchuāng（ST 16）

【定位】在胸部，第 3 肋间隙，前正中线旁开 4 寸（图 4-46）。

【主治】①咳嗽，气喘。②胸胁胀满，乳痈。

【操作】斜刺或平刺 0.5～0.8 寸，不可深刺。

17. 乳中 Rǔzhōng（ST 17）

【定位】在胸部，乳头中央（图 4-46）。

【操作】不针不灸，仅作胸腹部腧穴的定位标志。

18. 乳根 Rǔgēn（ST 18）

【定位】在胸部，第 5 肋间隙，前正中线旁开 4 寸（图 4-46）。

【主治】①咳嗽，气喘，胸闷，胸痛。②乳痈，乳汁少。

【操作】斜刺或平刺 0.5～0.8 寸，不可深刺。

19. 不容 Búróng（ST 19）

【定位】在上腹部，脐中上 6 寸，前正中线旁开 2 寸（图 4-47）。

【主治】胃痛，腹胀，呕吐，纳呆。

【操作】直刺 0.5～0.8 寸，不可深刺。

20. 承满 Chéngmǎn（ST 20）

【定位】在上腹部，脐中上 5 寸，前正中线旁开 2 寸（图 4-47）。

【主治】胃痛，腹胀，呕吐，纳呆。

【操作】直刺 0.5～1.0 寸，不可深刺。

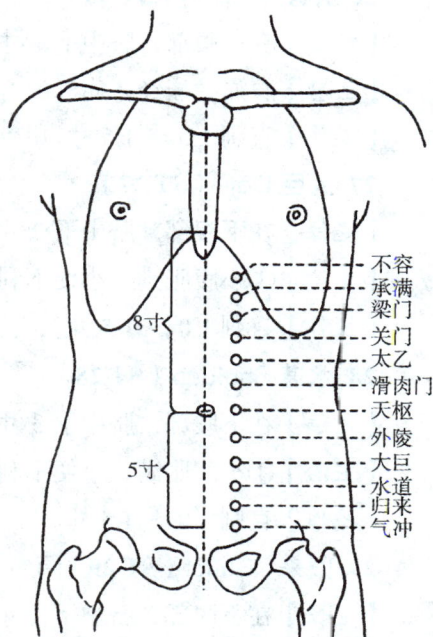

21. 梁门 * Liángmén（ST 21）

【定位】在上腹部，脐中上 4 寸，前正中线旁开 2 寸（图 4-47）。

【主治】胃痛，腹胀，呕吐，纳呆，泄泻。

【操作】直刺 0.5～1.0 寸，不可深刺。

22. 关门 Guānmén（ST 22）

【定位】在上腹部，脐中上 3 寸，前正中线旁开 2 寸（图 4-47）。

【主治】①腹痛，腹胀，纳呆，肠鸣，泄泻。②水肿。

【操作】直刺 0.5～1.0 寸。

图 4-47 足阳明胃经腹部腧穴

23. 太乙 Tàiyǐ（ST 23）

【定位】在上腹部，脐中上 2 寸，前正中线旁开 2 寸（图 4-47）。

【主治】①胃痛。②癫狂，心烦。

【操作】直刺 0.8 ～ 1.2 寸。

24. 滑肉门 Huáròumén（ST 24）

【定位】在上腹部，脐中上 1 寸，前正中线旁开 2 寸（图 4-47）。

【主治】①胃痛，呕吐。②癫狂，吐舌。

【操作】直刺 0.8 ～ 1.2 寸。

25. 天枢 * Tiānshū（ST 25）大肠募穴

【定位】在腹部，横平脐中，前正中线旁开 2 寸（图 4-47）。

【主治】①绕脐腹痛，腹胀，肠鸣，便秘，泄泻，痢疾，肠痈。②癥瘕，痛经，月经不调。

【操作】直刺 1.0 ～ 1.5 寸。

26. 外陵 Wàilíng（ST 26）

【定位】在下腹部，脐中下 1 寸，前正中线旁开 2 寸（图 4-47）。

【主治】腹痛，痛经，疝气。

【操作】直刺 1.0 ～ 1.5 寸。

27. 大巨 Dàjù（ST 27）

【定位】在下腹部，脐中下 2 寸，前正中线旁开 2 寸（图 4-47）。

【主治】①小腹胀满，小便不利，疝气。②遗精，早泄。

【操作】直刺 1.0 ～ 1.5 寸。

28. 水道 Shuǐdào（ST 28）

【定位】在下腹部，脐中下 3 寸，前正中线旁开 2 寸（图 4-47）。

【主治】①小腹胀满，小便不利，疝气。②痛经。

【操作】直刺 1.0 ～ 1.5 寸。

29. 归来 * Guīlái（ST 29）

【定位】在下腹部，脐中下 4 寸，前正中线旁开 2 寸（图 4-47）。

【主治】①少腹疼痛，疝气。②月经不调，经闭，带下，阴挺，茎中痛。

【操作】直刺 1.0 ～ 1.5 寸。

30. 气冲 Qìchōng（ST 30）

【定位】在腹股沟区，耻骨联合上缘，前正中线旁开 2 寸，动脉搏动处（图 4-47）。

【主治】①腹痛，疝气。②阳痿，阴肿，月经不调，不孕。

【操作】直刺 0.5 ～ 1.0 寸。不宜灸。

31. 髀关 Bìguān（ST 31）

【定位】在股前区，股直肌近端、缝匠肌与阔筋膜张肌 3 条肌肉之间凹陷中（图 4-48）。

【主治】下肢麻痹，足麻不仁，腰腿疼痛，筋急不能屈伸。

【操作】直刺 1.0 ~ 2.0 寸。

32. 伏兔 *Fútù（ST 32）

【定位】在股前区，髌底上 6 寸，髂前上棘与髌底外侧端的连线上（图 4-48）。

【主治】①腰膝冷痛，下肢麻痹，脚气。②疝气。

【操作】直刺 1.0 ~ 2.0 寸。

33. 阴市 Yīnshì（ST 33）

【定位】在股前区，髌底上 3 寸，股直肌肌腱外侧缘（图 4-48）。

【主治】①腰膝冷痹，屈伸不利。②腹胀，腹痛，疝气。

【操作】直刺 1.0 ~ 1.5 寸。

34. 梁丘 *Liángqiū（ST 34）郄穴

【定位】在股前区，髌底上 2 寸，股外侧肌与股直肌肌腱之间（图 4-48）。

【主治】①胃痛，乳痈。②膝肿痛，下肢不遂。

【操作】直刺 1.0 ~ 1.5 寸。

35. 犊鼻 Dúbí（ST 35）

【定位】在膝前区，髌韧带外侧凹陷中（图 4-49）。

【主治】膝肿痛，屈伸不利。

【操作】稍向髌韧带内方斜刺 1.0 ~ 1.5 寸。

36. 足三里 *Zúsānlǐ（ST 36）合穴；胃下合穴

【定位】在小腿外侧，当犊鼻下 3 寸，犊鼻与解溪连线上（图 4-49）。

【主治】①胃痛，呕吐，腹胀，肠鸣，泄泻，便秘。②乳痈，肠痈。③虚劳羸瘦，咳嗽，气喘，心悸气短，头晕。④失眠，癫狂。⑤膝痛，下肢痿痹。

【操作】直刺 1.0 ~ 1.5 寸。强壮保健常用温灸法。

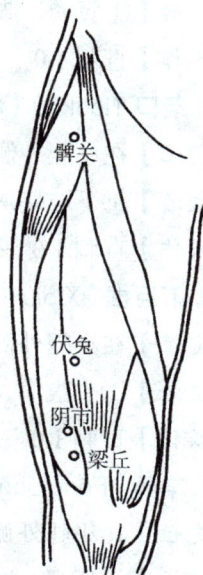

图 4-48　髀关、伏兔、阴市、梁丘

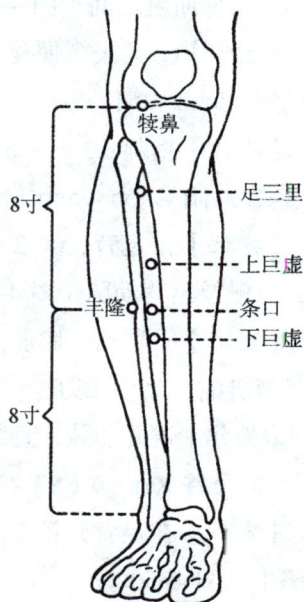

图 4-49　犊鼻、足三里、上巨虚、条口、下巨虚、丰隆

37. 上巨虚 *Shàngjùxū*（**ST 37**）大肠下合穴

【定位】在小腿外侧，犊鼻下 6 寸，犊鼻与解溪连线上（图 4–49）。

【主治】①腹痛，腹胀，肠鸣，泄泻，便秘。②下肢痿痹，脚气。

【操作】直刺 1.0 ～ 1.5 寸。

38. 条口 *Tiáokǒu*（**ST 38**）

【定位】在小腿外侧，犊鼻下 8 寸，犊鼻与解溪连线上（图 4–49）。

【主治】①下肢痿痹，跗肿，转筋。②脘腹疼痛。

【操作】直刺 1.0 ～ 1.5 寸。

39. 下巨虚 *Xiàjùxū*（**ST 39**）小肠下合穴

【定位】在小腿外侧，犊鼻下 9 寸，犊鼻与解溪连线上（图 4–49）。

【主治】①小腹痛，腰脊痛引睾丸。②泄泻，便秘，乳痈。③下肢痿痹。

【操作】直刺 1.0 ～ 1.5 寸。

40. 丰隆 *Fēnglóng*（**ST 40**）络穴

【定位】在小腿外侧，外踝尖上 8 寸，胫骨前肌外缘（图 4–49）。

【主治】①痰多，咳嗽，哮喘，胸痛。②头痛，眩晕，癫狂，痫证。③下肢痿痹。

【操作】直刺 1.0 ～ 1.5 寸。

41. 解溪 *Jiěxī*（**ST 41**）经穴

【定位】在踝部，踝关节前面中央凹陷中，拇长伸肌腱与趾长伸肌腱之间（图 4–50）。

【主治】①腹胀，便秘。②头痛，眩晕，癫狂。③下肢痿痹，踝部肿痛。

【操作】直刺 0.3 ～ 0.5 寸。

42. 冲阳 *Chōngyáng*（**ST 42**）原穴

【定位】在足背，第 2 跖骨基底部与中间楔状骨关节处，可触及足背动脉（图 4–50）。

【主治】①胃痛，腹胀。②口㖞，面肿，齿痛，癫狂。③足背肿痛，足痿无力。

【操作】避开动脉，直刺 0.3 ～ 0.5 寸。

43. 陷谷 *Xiàngǔ*（**ST 43**）输穴

【定位】在足背，第 2、3 跖骨间，第 2 跖趾关节近端凹陷中（图 4–50）。

【主治】①目赤肿痛，面浮身肿。②肠鸣，腹痛，腹胀。③足背肿痛，足痿无力。

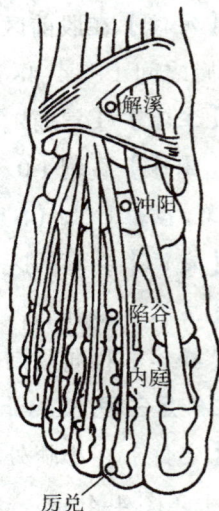

图 4–50　解溪、冲阳、陷谷、内庭、厉兑

【操作】直刺 0.3 ～ 0.5 寸。

44. 内庭 * Nèitíng（ST 44）荥穴

【定位】在足背，第 2、3 趾间，趾蹼缘后方赤白肉际处（图 4–50）。

【主治】①齿痛，咽喉肿痛，口㖞，鼻衄，热病。②肠鸣，腹痛，腹胀，泄泻，便秘。③足背肿痛。

【操作】直刺或向上斜刺 0.3 ～ 0.5 寸。

45. 厉兑 * Lìduì（ST 45）井穴

【定位】在足趾，第 2 趾末节外侧，趾甲根角侧后方 0.1 寸处（指寸）（图 4–50）。

【主治】①齿痛，口㖞，咽喉肿痛，鼻衄，热病。②多梦，癫狂。③足胫寒冷。

【操作】浅刺 0.1 寸。

要 点 提 示

刺灸注意事项　承泣穴缓慢进针，禁止提插，出针后按压针孔以防出血。人迎穴不可深刺，避开颈总动脉。胸部诸穴不可直刺、深刺，以免伤及内脏。面部诸穴不宜直接灸法。

二、足太阳膀胱经

（一）经脉循行（图 4–51）

起于目内眦→上额，交颠→络脑→项→肩胛，夹脊→腰中→络肾，属膀胱

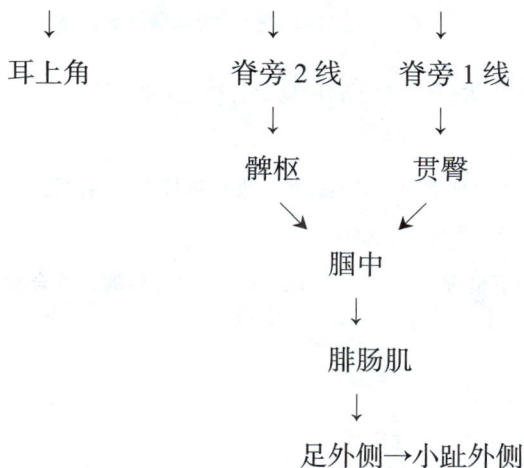

　　　　　↓　　　　　　　↓　　　　　↓

耳上角　　　脊旁 2 线　　脊旁 1 线

　　　　　　↓　　　　　↓

髀枢　　　贯臀

　　　　　↘　　↙

腘中

↓

腓肠肌

↓

足外侧→小趾外侧

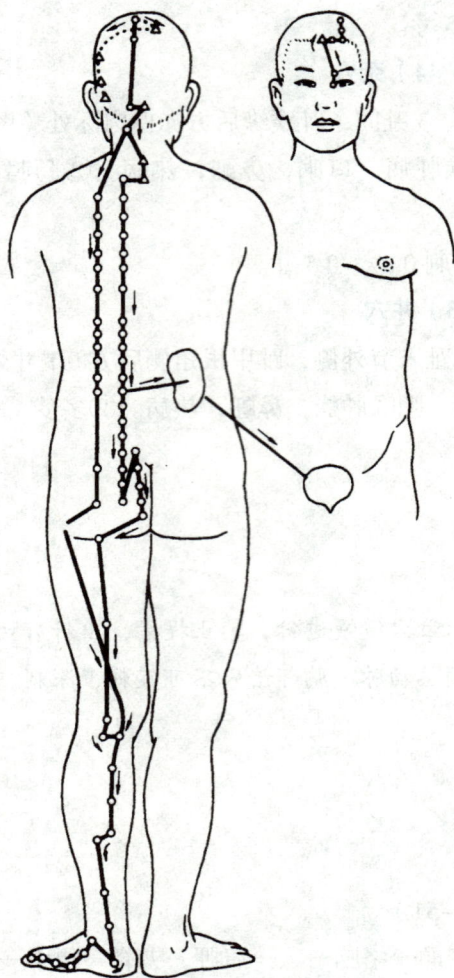

图 4-51　足太阳膀胱经经脉循行示意图

《灵枢·经脉》：膀胱足太阳之脉，起于目内眦，上额，交颠。

其支者：从颠至耳上角。

其直者：从颠入络脑，还出别下项，循肩膊内，夹脊抵腰中，入循膂，络肾，属膀胱。

其支者：从腰中，下夹脊，贯臀，入腘中。

其支者：从膊内左右别下贯胛，夹脊内，过髀枢，循髀外后廉，下合腘中——以下贯踹内，出外踝之后，循京骨至小指外侧。

（二）主治概要

本经腧穴主治头面五官病，项、背、腰、下肢病证及神志病；位于背部两条侧线的背俞穴及其他腧穴主治相应的脏腑病证和有关的组织器官病证。

（三）腧穴

本经腧穴首穴是睛明，末穴是至阴，左右各 67 穴。

1. 睛明 * Jīngmíng（**BL 1**）

【定位】在面部，目内眦内上方眶内侧壁凹陷中（图 4–52）。

【主治】①目赤肿痛、流泪、视物不明、目眩、近视、夜盲、色盲等目疾。②急性腰扭伤，坐骨神经痛。③心悸，怔忡。

【操作】嘱患者闭目，医者押手轻推眼球向外侧固定，刺手缓慢进针，紧靠眶缘直刺 0.5 ～ 1.0 寸。遇到阻力时，不宜强行进针，应改变进针方向或退针。可轻微地捻转，不提插。出针后按压针孔片刻，以防出血。禁灸。

2. 攒竹 * Cuánzhú（**BL 2**）

【定位】在面部，眉头凹陷中，额切迹处（图 4–52）。

【主治】①头痛，眉棱骨痛。②眼睑𥆧动、眼睑下垂、口眼歪斜、目视不明、流泪、目赤肿痛等目部病证。③呃逆。

【操作】直刺 0.2 ～ 0.3 寸，可向眉中或向眼眶内缘平刺或斜刺 0.5 ～ 0.8 寸。禁灸。

3. 眉冲 Méichōng（**BL 3**）

【定位】在头部，额切迹直上入发际 0.5 寸（图 4–53）。

【主治】①头痛，目眩。②鼻塞，鼻衄。

【操作】平刺 0.3 ～ 0.5 寸。

4. 曲差 Qūchā（**BL 4**）

【定位】在头部，前发际正中直上 0.5 寸，旁开 1.5 寸（图 4–53）。

【主治】①头痛，目眩。②鼻塞，鼻衄。

【操作】平刺 0.5 ～ 0.8 寸。

5. 五处 Wǔchù（**BL 5**）

【定位】在头部，前发际正中直上 1 寸，旁开 1.5 寸（图 4–53）。

【主治】①头痛，目眩。②癫痫。

【操作】平刺 0.5 ～ 0.8 寸。

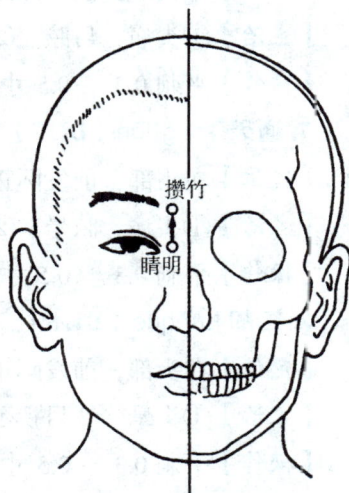

图 4–52 睛明、攒竹

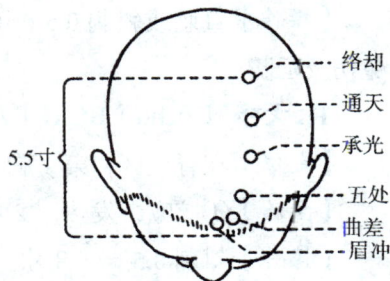

图 4–53 眉冲、曲差、五处、承光、通天、络却

6. 承光 Chéngguāng（BL 6）

【定位】在头部，前发际正中直上 2.5 寸，旁开 1.5 寸（图 4-53）。

【主治】①头痛，目眩。②鼻塞。③热病。

【操作】平刺 0.3 ～ 0.5 寸。

7. 通天 Tōngtiān（BL 7）

【定位】在头部，前发际正中直上 4 寸，旁开 1.5 寸（图 4-53）。

【主治】①头痛，眩晕。②鼻塞、鼻衄、鼻渊等鼻部病证。

【操作】平刺 0.3 ～ 0.5 寸。

8. 络却 Luòquè（BL 8）

【定位】在头部，前发际正中直上 5.5 寸，旁开 1.5 寸（图 4-53）。

【主治】①头晕。②目视不明，耳鸣。

【操作】平刺 0.3 ～ 0.5 寸。

9. 玉枕 Yùzhěn（BL 9）

【定位】在头部，横平枕外隆凸上缘，后发际正中旁开 1.3 寸（图 4-54）。

【主治】①头项痛，目痛。②鼻塞。

【操作】平刺 0.3 ～ 0.5 寸。

10. 天柱 Tiānzhù（BL 10）

【定位】在颈后区，横平第 2 颈椎棘突上际，斜方肌外缘凹陷中（图 4-54）。

【主治】①后头痛，项强，肩背腰痛。②鼻塞。③癫狂痫。④热病。

【操作】直刺或斜刺 0.5 ～ 0.8 寸。不可向内上方深刺，以免伤及延髓。

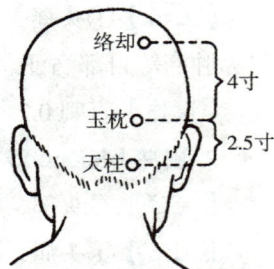

图 4-54　玉枕、天柱

11. 大杼 * Dàzhù（BL 11）八会穴之骨会

【定位】在脊柱区，第 1 胸椎棘突下，后正中线旁开 1.5 寸（图 4-55）。

【主治】①咳嗽，发热。②项强，肩背痛。

【操作】斜刺 0.5 ～ 0.8 寸。

12. 风门 * Fēngmén（BL 12）

【定位】在脊柱区，第 2 胸椎棘突下，后正中线旁开 1.5 寸（图 4-55）。

【主治】①感冒、咳嗽、发热、头痛等外感病证。②项强，胸背痛。

【操作】斜刺 0.5 ～ 0.8 寸。

13. 肺俞 * Fèishù（BL 13）肺之背俞穴

【定位】在脊柱区，第 3 胸椎棘突下，后正中线旁开 1.5 寸（图 4-55）。

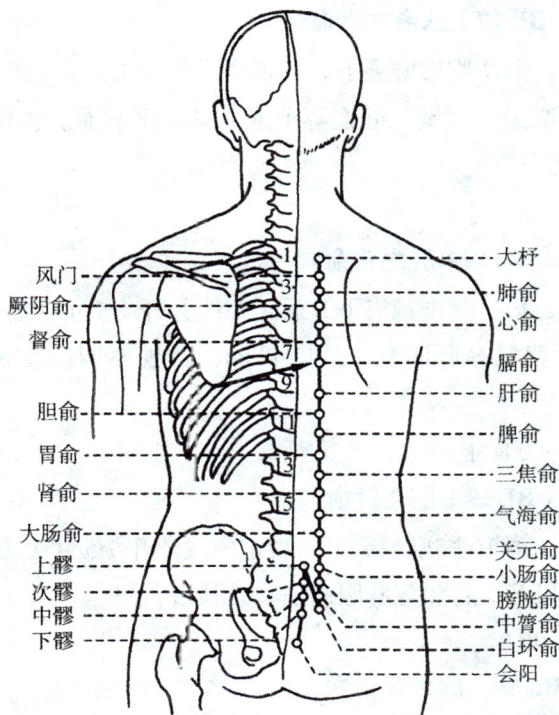

图 4-55　膀胱经背部第 1 侧线腧穴

【主治】①咳嗽、气喘、咯血等肺疾。②骨蒸潮热、盗汗等阴虚病证。

【操作】斜刺 0.5 ～ 0.8 寸。

14. 厥阴俞 *Juéyīnshù（BL 14）心包之背俞穴

【定位】在脊柱区，第 4 胸椎棘突下，后正中线旁开 1.5 寸（图 4-55）。

【主治】①心痛，心悸。②咳嗽，胸闷。③呕吐。

【操作】斜刺 0.5 ～ 0.8 寸。

15. 心俞 *Xīnshù（BL 15）心之背俞穴

【定位】在脊柱区，第 5 胸椎棘突下，后正中线旁开 1.5 寸（图 4-55）。

【主治】①心痛、惊悸、失眠、健忘、癫痫等心与神志病变。②咳嗽，吐血。③盗汗，遗精。

【操作】斜刺 0.5 ～ 0.8 寸。

16. 督俞 Dūshù（BL 16）

【定位】在脊柱区，第 6 胸椎棘突下，后正中线旁开 1.5 寸（图 4-55）。

【主治】①心痛，胸闷。②寒热，气喘。③腹胀、腹痛、肠鸣、呃逆等胃肠病证。

【操作】斜刺 0.5 ～ 0.8 寸。

17. 膈俞 *Géshù（BL 17）八会穴之血会

【定位】在脊柱区，第7胸椎棘突下，后正中线旁开1.5寸（图4-55）。

【主治】①呕吐、呃逆、气喘、吐血等上逆之证。②贫血。③隐疹，皮肤瘙痒。④潮热，盗汗。⑤血瘀诸证。

【操作】斜刺0.5～0.8寸。

18. 肝俞 *Gānshù（BL 18）肝之背俞穴

【定位】在脊柱区，第9胸椎棘突下，后正中线旁开1.5寸（图4-55）。

【主治】①胁痛、黄疸等肝胆病证。②目赤、目视不明、夜盲、迎风流泪等目疾。③癫狂痫。④脊背痛。

【操作】斜刺0.5～0.8寸。

19. 胆俞 *Dǎnshù（BL 19）胆之背俞穴

【定位】在脊柱区，第10胸椎棘突下，后正中线旁开1.5寸（图4-55）。

【主治】①黄疸、口苦、胁痛等肝胆病证。②肺痨，潮热。

【操作】斜刺0.5～0.8寸。

20. 脾俞 *Píshù（BL 20）脾之背俞穴

【定位】在脊柱区，第11胸椎棘突下，后正中线旁开1.5寸（图4-55）。

【主治】①腹胀、纳呆、呕吐、腹泻、痢疾、便血、水肿等脾胃肠腑病证。②背痛。

【操作】斜刺0.5～0.8寸。

21. 胃俞 *Wèishù（BL 21）胃之背俞穴

【定位】在脊柱区，第12胸椎棘突下，后正中线旁开1.5寸（图4-55）。

【主治】胃脘痛、呕吐、腹胀、肠鸣等胃疾。

【操作】斜刺0.5～0.8寸。

22. 三焦俞 *Sānjiāoshù（BL 22）三焦之背俞穴

【定位】在脊柱区，第1腰椎棘突下，后正中线旁开1.5寸（图4-55）。

【主治】①肠鸣、腹胀、呕吐、腹泻、痢疾等脾胃肠腑病证。②小便不利、水肿等三焦气化不利病证。③腰背强痛。

【操作】直刺0.5～1.0寸。

23. 肾俞 *Shènshù（BL 23）肾之背俞穴

【定位】在脊柱区，第2腰椎棘突下，后正中线旁开1.5寸（图4-55）。

【主治】①头晕、耳鸣、耳聋、腰酸痛等肾虚病证。②遗尿、遗精、阳痿、早泄、不育等生殖泌尿系疾患。③月经不调、带下、不孕等妇科病证。

【操作】直刺0.5～1.0寸。

24. 气海俞 Qìhǎishù（BL 24）

【定位】在脊柱区，第 3 腰椎棘突下，后正中线旁开 1.5 寸（图 4-55）。

【主治】①肠鸣腹胀。②痛经。③腰痛。

【操作】直刺 0.5 ～ 1.0 寸。

25. 大肠俞 * Dàchángshù（BL 25）大肠之背俞穴

【定位】在脊柱区，第 4 腰椎棘突下，后正中线旁开 1.5 寸（图 4-55）。

【主治】①腰腿痛。②腹胀、腹泻、便秘等胃肠病证。

【操作】直刺 0.8 ～ 1.2 寸。

26. 关元俞 Guānyuánshù（BL 26）

【定位】在脊柱区，第 5 腰椎棘突下，后正中线旁开 1.5 寸（图 4-55）。

【主治】①腹胀，腹泻。②腰骶痛。③小便频数或不利，遗尿。

【操作】直刺 0.8 ～ 1.2 寸。

27. 小肠俞 * Xiǎochángshù（BL 27）小肠之背俞穴

【定位】在骶区，横平第 1 骶后孔，骶正中嵴旁开 1.5 寸（图 4-55）。

【主治】①遗精、遗尿、尿血、尿痛、带下等泌尿生殖系统疾患。②腹泻，痢疾。③疝气。④腰骶痛。

【操作】直刺或斜刺 0.8 ～ 1.0 寸。

28. 膀胱俞 * Pángguāngshù（BL 28）膀胱之背俞穴

【定位】在骶区，横平第 2 骶后孔，骶正中嵴旁开 1.5 寸（图 4-55）。

【主治】①小便不利、遗尿等膀胱气化功能失调病证。②腰骶痛。③腹泻，便秘。

【操作】直刺或斜刺 0.8 ～ 1.2 寸。

29. 中膂俞 Zhōnglǚshù（BL 29）

【定位】在骶区，横平第 3 骶后孔，骶正中嵴旁开 1.5 寸（图 4-55）。

【主治】①腹泻。②疝气。③腰骶痛。

【操作】直刺 1.0 ～ 1.5 寸。

30. 白环俞 Báihuánshù（BL 30）

【定位】在骶区，横平第 4 骶后孔，骶正中嵴旁开 1.5 寸（图 4-55）。

【主治】①遗尿，遗精。②月经不调，带下。③疝气。④腰骶痛。

【操作】直刺 1.0 ～ 1.5 寸。

31. 上髎 Shàngliáo（BL 31）

【定位】在骶区，正对第 1 骶后孔中（图 4-55）。

【主治】①大小便不利。②月经不调、带下、阴挺等妇科病证。③遗精，阳痿。④腰骶痛。

【操作】直刺 1.0 ～ 1.5 寸。

32. 次髎* Cìliáo（BL 32）

【定位】在骶区，正对第 2 骶后孔中（图 4-55）。

【主治】①月经不调、痛经、带下等妇科病证。②小便不利。③遗精。④疝气。⑤腰骶痛，下肢痿痹。

【操作】直刺 1.0 ～ 1.5 寸。

33. 中髎 Zhōngliáo（BL 33）

【定位】在骶区，正对第 3 骶后孔中（图 4-55）。

【主治】①便秘，腹泻。②小便不利。③月经不调，带下。④腰骶痛。

【操作】直刺 1.0 ～ 1.5 寸。

34. 下髎 Xiàliáo（BL 34）

【定位】在骶区，正对第 4 骶后孔中（图 4-55）。

【主治】①腹痛，便秘。②小便不利。③带下。④腰骶痛。

【操作】直刺 1.0 ～ 1.5 寸。

35. 会阳 Huìyáng（BL 35）

【定位】在骶区，尾骨端旁开 0.5 寸（图 4-55）。

【主治】①痔疾，腹泻。②阳痿。③带下。

【操作】直刺 1.0 ～ 1.5 寸。

36. 承扶 Chéngfú（BL 36）

【定位】在股后区，臀沟的中点（图 4-56）。

【主治】①腰、骶、臀、股部疼痛。②痔疾。

【操作】直刺 1.0 ～ 2.0 寸。

37. 殷门 Yīnmén（BL 37）

【定位】在股后区，臀沟下 6 寸，股二头肌与半腱肌之间（图 4-56）。

【主治】腰痛，下肢痿痹。

【操作】直刺 1.0 ～ 2.0 寸。

38. 浮郄 Fúxì（BL 38）

【定位】在膝后区，腘横纹上 1 寸，股二头肌腱的内侧缘（图 4-56）。

【主治】①股腘部疼痛、麻木。②便秘。

【操作】直刺 1.0 ～ 2.0 寸。

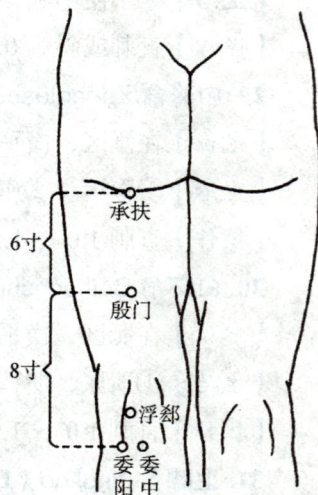

图 4-56 承扶、殷门、浮郄、委阳、委中

39. 委阳 Wěiyáng（BL 39）三焦下合穴

【定位】在膝后区，腘横纹上，股二头肌腱的内侧缘（图 4–56）。

【主治】①腹满，小便不利。②腰脊强痛，腿足挛痛。

【操作】直刺 1.0 ～ 1.5 寸。

40. 委中 * Wěizhōng（BL 40）合穴；膀胱下合穴

【定位】在膝后区，腘横纹中点（图 4–56）。

【主治】①腰背痛、下肢痿痹等腰及下肢病证。②腹痛，急性吐泻。③小便不利，遗尿。④丹毒。

【操作】直刺 1.0 ～ 1.5 寸，或用三棱针点刺腘静脉出血。

41. 附分 Fùfēn（BL 41）

【定位】在脊柱区，第 2 胸椎棘突下，后正中线旁开 3 寸（图 4–57）。

【主治】颈项强痛、肩背拘急、肘臂麻木等痹证。

【操作】斜刺 0.5 ～ 0.8 寸。

42. 魄户 Pòhù（BL 42）

【定位】在脊柱区，第 3 胸椎棘突下，后正中线旁开 3 寸（图 4–57）。

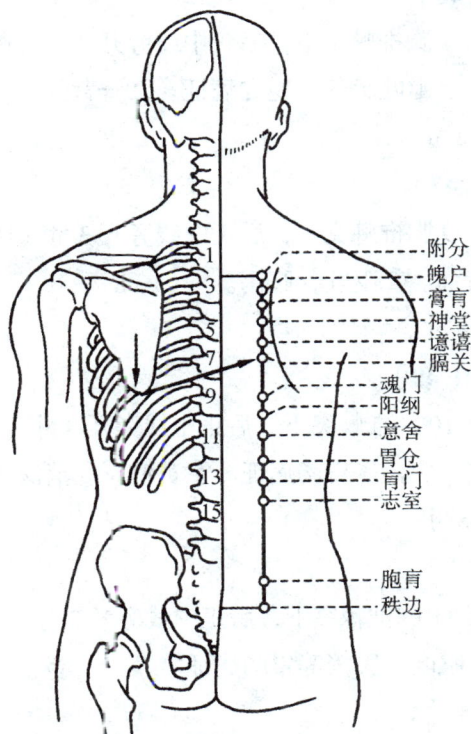

图 4–57　膀胱经背部第 2 侧线腧穴

【主治】①咳嗽、气喘、肺痨等肺疾。②项强，肩背痛。

【操作】斜刺 0.5 ～ 0.8 寸。

43. 膏肓 * Gāohuāng（BL 43）

【定位】在脊柱区，第 4 胸椎棘突下，后正中线旁开 3 寸（图 4–57）。

【主治】①咳嗽、气喘、肺痨等肺之虚损证。②肩胛痛。③健忘、遗精、盗汗等虚劳诸疾。

【操作】斜刺 0.5 ～ 0.8 寸。

44. 神堂 Shéntáng（BL 44）

【定位】在脊柱区，第 5 胸椎棘突下，后正中线旁开 3 寸（图 4–57）。

【主治】①咳嗽、气喘、胸闷等肺胸病证。②脊背强痛。

【操作】斜刺 0.5 ～ 0.8 寸。

45. 谚谙 Yìxǐ（BL 45）

【定位】在脊柱区，第 6 胸椎棘突下，后正中线旁开 3 寸（图 4–57）。

【主治】①咳嗽，气喘；②肩背痛；③疟疾，热病。

【操作】斜刺 0.5 ～ 0.8 寸。

46. 膈关 Géguān（BL 46）

【定位】在脊柱区，第 7 胸椎棘突下，后正中线旁开 3 寸（图 4–57）。

【主治】①胸闷、嗳气、呕吐等气上逆之病证。②脊背强痛。

【操作】斜刺 0.5 ～ 0.8 寸。

47. 魂门 Húnmén（BL 47）

【定位】在脊柱区，第 9 胸椎棘突下，后正中线旁开 3 寸（图 4–57）。

【主治】①胸胁痛，背痛。②呕吐，腹泻。

【操作】斜刺 0.5 ～ 0.8 寸。

48. 阳纲 Yánggāng（BL 48）

【定位】在脊柱区，第 10 胸椎棘突下，后正中线旁开 3 寸（图 4–57）。

【主治】①肠鸣、腹痛、腹泻等胃肠病证。②黄疸。③消渴。

【操作】斜刺 0.5 ～ 0.8 寸。

49. 意舍 Yìshè（BL 49）

【定位】在脊柱区，第 11 胸椎棘突下，后正中线旁开 3 寸（图 4–57）。

【主治】腹胀、肠鸣、呕吐、腹泻等胃肠病证。

【操作】斜刺 0.5 ～ 0.8 寸。

50. 胃仓 Wèicāng（BL 50）

【定位】在脊柱区，第 12 胸椎棘突下，后正中线旁开 3 寸（图 4–57）。

【主治】①胃脘痛、腹胀、小儿食积等脾胃病证。②水肿。③背脊痛。

【操作】斜刺 0.5 ～ 0.8 寸。

51. 肓门 Huāngmén（BL 51）

【定位】在腰区，第1腰椎棘突下，后正中线旁开3寸（图4-57）。

【主治】①腹痛、痞块、便秘等腹部疾患。②乳疾。

【操作】斜刺 0.5 ～ 0.8 寸。

52. 志室 * Zhìshì（BL 52）

【定位】在腰区，第2腰椎棘突下，后正中线旁开3寸（图4-57）。

【主治】①遗精、阳痿等肾虚病证。②小便不利，水肿。③腰脊强痛。

【操作】斜刺 0.5 ～ 0.8 寸。

53. 胞肓 Bāohuāng（BL 53）

【定位】在骶区，横平第2骶后孔，骶正中嵴旁开3寸（图4-57）。

【主治】①肠鸣、腹胀、便秘等胃肠病证。②癃闭。③腰脊强痛。

【操作】直刺 1.0 ～ 1.5 寸。

54. 秩边 * Zhìbiān（BL 54）

【定位】在骶区，横平第4骶后孔，骶正中嵴旁开3寸（图4-57）。

【主治】①腰骶痛、下肢痿痹等腰及下肢病证。②小便不利。③便秘，痔疾。④阴痛。

【操作】直刺 1.5 ～ 2.0 寸。

55. 合阳 Héyáng（BL 55）

【定位】在小腿后区，腘横纹下2寸，腓肠肌内、外侧头之间（图4-58）。

【主治】①腰脊强痛，下肢痿痹。②疝气。③崩漏。

【操作】直刺 1.0 ～ 2.0 寸。

56. 承筋 Chéngjīn（BL 56）

【定位】在小腿后区，腘横纹下5寸，腓肠肌两肌腹之间（图4-58）。

【主治】①腰腿拘急、疼痛。②痔疾。

【操作】直刺 1.0 ～ 1.5 寸。

57. 承山 * Chéngshān（BL 57）

【定位】在小腿后区，腓肠肌两肌腹与肌腱交角处（图4-58）。

【主治】①腰腿拘急、疼痛。②痔疾，便秘。

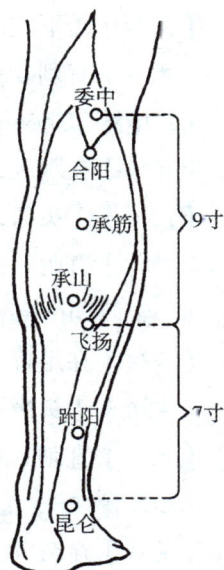

图 4-58 合阳、承筋、承山、飞扬、跗阳

【操作】直刺 1.0 ～ 2.0 寸。不宜做过强的刺激，以免引起腓肠肌痉挛。

58. 飞扬 Fēiyáng（BL 58）络穴

【定位】在小腿后区，昆仑直上 7 寸，腓肠肌外下缘与跟腱移行处（图 4-58）。

【主治】①头痛，目眩。②腰腿疼痛。③痔疾。

【操作】直刺 1.0 ～ 1.5 寸。

59. 跗阳 Fūyáng（BL 59）阳跷脉郄穴

【定位】在小腿后区，昆仑直上 3 寸，腓骨与跟腱之间（图 4-58）。

【主治】①腰骶痛、下肢痿痹、外踝肿痛等腰、下肢痹证。②头痛。

【操作】直刺 0.8 ～ 1.2 寸。

60. 昆仑 * Kūnlún（BL 60）经穴

【定位】在踝区，外踝尖与跟腱之间的凹陷中（图 4-59）。

【主治】①后头痛、项强、腰骶疼痛、足踝肿痛等痛证。②癫痫。③滞产。

【操作】直刺 0.5 ～ 0.8 寸。孕妇禁用，经期慎用。

61. 仆参 Púcān（BL 61）

【定位】在跟区，昆仑直下，跟骨外侧，赤白肉际处（图 4-59）。

【主治】①下肢痿痹，足跟痛。②癫痫。

【操作】直刺 0.3 ～ 0.5 寸。

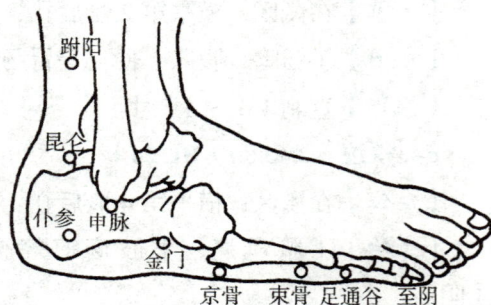

图 4-59　膀胱经足部腧穴

62. 申脉 * Shēnmài（BL 62）八脉交会穴（通阳跷脉）

【定位】在踝区，外踝尖直下，外踝下缘与跟骨之间凹陷中（图 4-59）。

【主治】①头痛，眩晕。②癫狂、痫证、失眠等神志疾患。③腰腿酸痛。

【操作】直刺 0.3 ～ 0.5 寸。

63. 金门 Jīnmén（BL 63）郄穴

【定位】在足背，外踝前缘直下，第 5 跖骨粗隆后方，骰骨下缘凹陷中（图 4-59）。

【主治】①头痛、腰痛、下肢痿痹、外踝痛等痛证、痹证。②癫痫。③小儿惊风。

【操作】直刺 0.3 ～ 0.5 寸。

64. 京骨 Jīnggǔ（BL 64）原穴

【定位】在跖区，第 5 跖骨粗隆前下方，赤白肉际处（图 4-59）。

【主治】①头痛，项强。②腰腿痛。③癫痫。

【操作】直刺 0.3 ～ 0.5 寸。

65. 束骨 Shùgǔ（BL 65）输穴

【定位】在跖区，第5跖趾关节的近端，赤白肉际处（图4-59）。

【主治】①头痛、项强、目眩等头部疾患。②腰腿痛。③癫狂。

【操作】直刺0.3～0.5寸。

66. 足通谷 Zútōnggǔ（BL 66）荥穴

【定位】在足趾，第5跖趾关节的远端，赤白肉际处（图4-59）。

【主治】①头痛，项强。②鼻衄。③癫狂。

【操作】直刺0.2～0.3寸。

67. 至阴 * Zhìyīn（BL 67）井穴

【定位】在足趾，小趾末节外侧，趾甲根角侧后方0.1寸（指寸）（图4-59）。

【主治】①胎位不正，滞产。②头痛，目痛。③鼻塞，鼻衄。

【操作】浅刺0.1寸。胎位不正用灸法。

要 点 提 示

刺灸注意事项　睛明针刺不宜捻转、提插，禁灸。背部诸穴不宜深刺，以免伤及内部重要脏器。

三、足少阳胆经

（一）经脉循行（图4-60）

```
                耳中→耳前→目外眦→颧颊
                 ↑               ↓
起于目外眦 → 上抵头角→耳后→循颈→缺盆 ←颈
                                  ↓
                         胸中→贯膈，络肝，属胆
                                  ↓
                         胁里→气街→毛际→髀厌
直行支脉：缺盆→胸→胁→合髀厌中→下肢外侧中线→外踝前→
         足背→小指次指端
          ↓
         大趾端
```

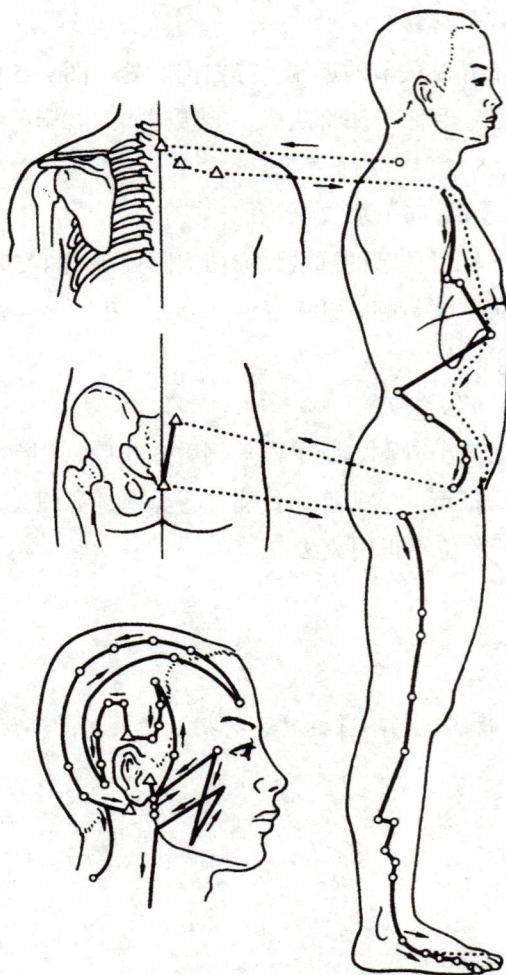

图 4-60　足少阳胆经经脉循行示意图

《灵枢·经脉》：胆足少阳之脉，起于目锐眦，上抵头角，下耳后，循颈，行手少阳之前，至肩上，却交出手少阳之后，入缺盆。

其支者，从耳后入耳中，出走耳前，至目锐眦后。

其支者，别锐眦，下大迎，合于手少阳，抵于䪼，下加颊车，下颈，合缺盆，以下胸中，贯膈，络肝，属胆，循胁里，出气街，绕毛际，横入髀厌中。

其直者，从缺盆下腋，循胸，过季胁，下合髀厌中。以下循髀阳，出膝外廉，下外辅骨之前，直下抵绝骨之端，下出外踝之前，循足跗上，入小指次指之间。

其支者，别跗上，入大指之间，循大指歧骨内，出其端，还贯爪甲，出三毛。

（二）主治概要

本经腧穴主治肝胆病，侧头、目、耳、咽喉、胸胁病，以及经脉循行经过部位的其他病证。

（三）腧穴

本经腧穴首穴是瞳子髎，末穴是足窍阴，左右各 44 穴。

1. 瞳子髎 * Tóngzǐliáo（GB 1）

【定位】在面部，目外眦外侧 0.5 寸凹陷中（图 4-61）。

【主治】①头痛。②目赤肿痛、羞明流泪、内障、目翳等目疾。

【操作】平刺 0.3 ～ 0.5 寸，或三棱针点刺出血。不灸。

2. 听会 * Tīnghuì（GB 2）

【定位】在面部，耳屏间切迹与下颌骨髁突之间的凹陷中（图 4-61）。

【主治】①耳鸣、耳聋、聤耳等耳疾。②齿痛，口眼歪斜。

【操作】微张口，直刺 0.5 ～ 0.8 寸。

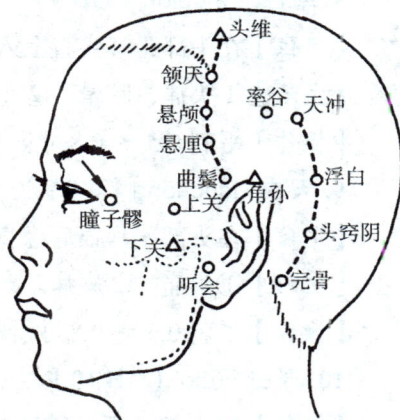

图 4-61 瞳子髎→完骨

3. 上关 Shàngguān（GB 3）

【定位】在面部，颧弓上缘中央凹陷中（图 4-61）。

【主治】①耳鸣、耳聋、聤耳等耳疾。②齿痛、面痛、口眼歪斜、口噤等面口病证。

【操作】直刺 0.3 ～ 0.5 寸。

4. 颔厌 Hànyàn（GB 4）

【定位】在头部，从头维至曲鬓的弧形连线的上 1/4 与下 3/4 交点处（图 4-61）。

【主治】①偏头痛，眩晕。②惊痫。③耳鸣、目外眦痛、齿痛等五官病证。

【操作】平刺 0.5 ～ 0.8 寸。

5. 悬颅 Xuánlú（GB 5）

【定位】在头部，从头维至曲鬓的弧形连线的中点处（图 4-61）。

【主治】①偏头痛。②目赤肿痛。③齿痛。

【操作】平刺 0.5 ～ 0.8 寸。

6. 悬厘 Xuánlí（GB 6）

【定位】在头部，从头维至曲鬓的弧形连线的上 3/4 与下 1/4 交点处（图 4-61）。

【主治】①偏头痛。②目赤肿痛。③耳鸣。

【操作】平刺 0.5 ～ 0.8 寸。

7. 曲鬓 Qūbìn（**GB 7**）

【定位】在头部，耳前鬓角发际后缘与耳尖水平线交点处（图 4-61）。

【主治】头痛连齿、颊颔肿、口噤等头面病证。

【操作】平刺 0.5 ～ 0.8 寸。

8. 率谷 *Shuàigǔ（**GB 8**）

【定位】在头部，耳尖直上入发际 1.5 寸（图 4-61）。

【主治】①头痛，眩晕。②小儿急、慢惊风。

【操作】平刺 0.5 ～ 0.8 寸。

9. 天冲 Tiānchōng（**GB 9**）

【定位】在头部，耳根后缘直上，入发际 2 寸（图 4-61）。

【主治】①头痛。②癫痫。③牙龈肿痛。

【操作】平刺 0.5 ～ 0.8 寸。

10. 浮白 Fúbái（**GB 10**）

【定位】在头部，耳后乳突的后上方，从天冲至完骨的弧形连线的上 1/3 与下 2/3 交点处（图 4-61）。

【主治】①头痛、耳鸣、耳聋、齿痛等头面病证。②瘰气。

【操作】平刺 0.5 ～ 0.8 寸。

11. 头窍阴 Tóuqiàoyīn（**GB 11**）

【定位】在头部，耳后乳突的后上方，从天冲到完骨的弧形连线的上 2/3 与下 1/3 交点处（图 4-61）。

【主治】①头痛、眩晕、颈项强痛等头项病证。②耳鸣，耳聋。

【操作】平刺 0.5 ～ 0.8 寸。

12. 完骨 Wángǔ（**GB 12**）

【定位】在头部，耳后乳突的后下方凹陷中（图 4-61）。

【主治】①癫痫。②头痛、颈项强痛、喉痹、颊肿、齿痛、口歪等头项五官病证。

【操作】平刺 0.5 ～ 0.8 寸。

13. 本神 Běnshén（**GB 13**）

【定位】在头部，前发际上 0.5 寸，头正中线旁开 3 寸（图 4-62）。

【主治】①癫痫，小儿惊风，中风。②头痛，目眩。

【操作】平刺 0.5 ～ 0.8 寸。

14. 阳白 *Yángbái（**GB 14**）

【定位】在头部，眉上 1 寸，瞳孔直上（图 4-62）。

【主治】①前头痛。②目痛、视物模糊、眼睑𥆞动等目疾。

【操作】平刺 0.5 ～ 0.8 寸。

15. 头临泣 * Tóulínqì（GB 15）

【定位】在头部，前发际上 0.5 寸，瞳孔直上（图 4-62）。

【主治】①头痛。②目痛、目眩、流泪、目翳等目疾。③鼻塞，鼻渊。④小儿惊痫。

【操作】平刺 0.5 ～ 0.8 寸。

16. 目窗 Mùchuāng（GB 16）

【定位】在头部，前发际上 1.5 寸，瞳孔直上（图 4-62）。

【主治】①头痛。②目痛、目眩、远视、近视等目疾。③小儿惊痫。

【操作】平刺 0.5 ～ 0.8 寸。

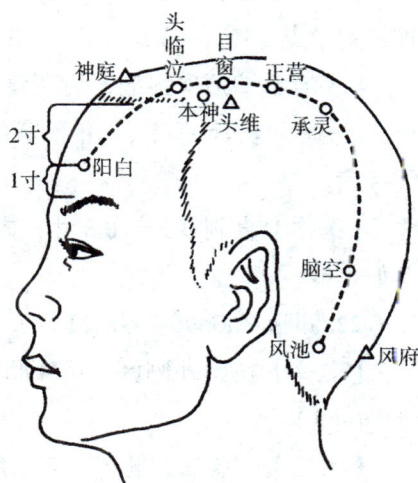

图 4-62 本神→风池

17. 正营 Zhèngyíng（GB 17）

【定位】在头部，前发际上 2.5 寸，瞳孔直上（图 4-62）。

【主治】头痛、头晕、目眩等头目病证。

【操作】平刺 0.5 ～ 0.8 寸。

18. 承灵 Chénglíng（GB 18）

【定位】在头部，前发际上 4 寸，瞳孔直上（图 4-62）。

【主治】①头痛，眩晕。②目痛。③鼻渊、鼻衄、鼻窒、多涕等鼻疾。

【操作】平刺 0.5 ～ 0.8 寸。

19. 脑空 Nǎokōng（GB 19）

【定位】在头部，横平枕外隆凸的上缘，风池直上（图 4-62）。

【主治】①热病。②头痛，颈项强痛。③目眩、目赤肿痛、鼻痛、耳聋等五官病证。④惊悸，癫痫。

【操作】平刺 0.5 ～ 0.8 寸。

20. 风池 * Fēngchí（GB 20）

【定位】在颈后区，枕骨之下，胸锁乳突肌上端与斜方肌上端之间的凹陷中（图 4-62）。

【主治】①中风、癫痫、眩晕等内风所致的病证。②感冒、鼻塞、鼽衄、目赤肿痛、口眼歪斜等外风所致的病证。③头痛，耳鸣，耳聋。④颈项强痛。

【操作】针尖微下，向鼻尖斜刺 0.8 ～ 1.2 寸，或平刺透风府穴。深部中间为延髓，必须严格掌握针刺的角度与深度。

85

21. 肩井 Jiānjǐng（GB 21）

【定位】在肩胛区，第7颈椎棘突与肩峰最外侧点连线的中点（图4-63）。

【主治】①颈项强痛，肩背疼痛，上肢不遂。②难产、乳痈、乳汁不下、乳癖等妇产科及乳房疾患。③瘰疬。

【操作】直刺0.5～0.8寸，内有肺尖，不可深刺。孕妇禁针。

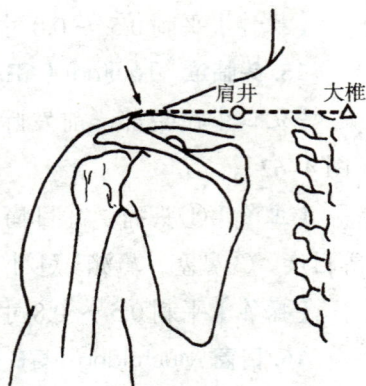

图4-63　肩井

22. 渊腋 Yuānyè（GB 22）

【定位】在胸外侧区，第4肋间隙中，在腋中线上（图4-64）。

【主治】①胸满，胁痛。②上肢痹痛，腋下肿。

【操作】斜刺或平刺0.5～0.8寸，不可深刺，以免伤及脏器。

23. 辄筋 Zhéjīn（GB 23）

【定位】在胸外侧区，第4肋间隙中，腋中线前1寸（图4-64）。

【主治】①胸满，气喘。②呕吐，吞酸。③胁痛，腋肿，肩背痛。

【操作】斜刺或平刺0.5～0.8寸，不可深刺，以免伤及脏器。

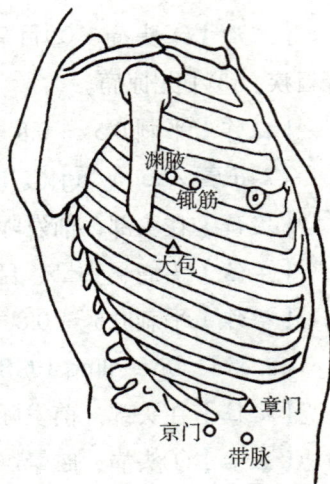

图4-64　渊腋、辄筋、京门、带脉

24. 日月 Rìyuè（GB 24）胆之募穴

【定位】在胸部，第7肋间隙中，前正中线旁开4寸（图4-65）。

【主治】①黄疸、胁肋疼痛等肝胆病证。②呕吐、吞酸、呃逆等肝胆犯胃病证。

【操作】斜刺或平刺0.5～0.8寸，不可深刺，以免伤及脏器。

25. 京门 Jīngmén（GB 25）肾之募穴

【定位】在上腹部，当第12肋骨游离端的下际（图4-64）。

【主治】①小便不利、水肿等水液代谢失调的病证。②腹胀、肠鸣、腹泻等胃肠病证。③腰痛，胁痛。

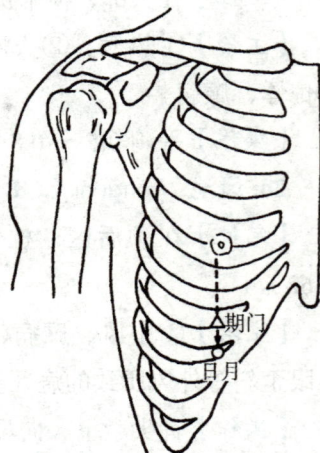

图4-65　日月

86

【操作】直刺 0.5 ～ 1 寸。

26. 带脉 Dàimài（GB 26）

【定位】在侧腹部，第 11 肋骨游离端垂线与脐水平线的交点上（图 4-64）。

【主治】①月经不调、闭经、赤白带下等妇科经带病证。②疝气。③腰痛，胁痛。

【操作】直刺 1 ～ 1.5 寸。

27. 五枢 Wǔshū（GB 27）

【定位】在下腹部，横平脐下 3 寸，髂前上棘内侧（图 4-66）。

【主治】①阴挺、赤白带下、月经不调等妇科病证。②疝气。③少腹痛，腰胯痛。

【操作】直刺 1 ～ 1.5 寸。

28. 维道 Wéidào（GB 28）

【定位】在下腹部，髂前上棘内下 0.5 寸（图 4-66）。

【主治】①阴挺、赤白带下、月经不调等妇科病证。②疝气。③少腹痛，腰胯痛。

【操作】直刺或向前下方斜刺 1 ～ 1.5 寸。

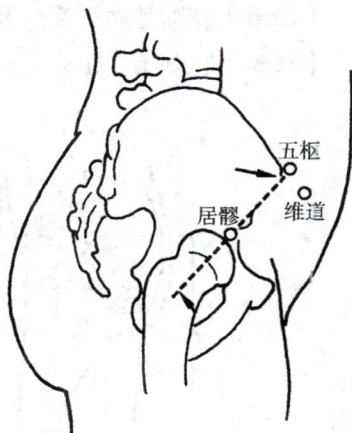

图 4-66 五枢、维道、居髎

29. 居髎 Jūliáo（GB 29）

【定位】在臀区，髂前上棘与股骨大转子最凸点连线的中点处（图 4-66）。

【主治】①腰腿痹痛，瘫痪。②疝气，少腹痛。

【操作】直刺 1 ～ 1.5 寸。

30. 环跳 *Huántiào（GB 30）

【定位】在臀区，股骨大转子最凸点与骶管裂孔连线的外 1/3 与内 2/3 交点处（图 4-67）。

【主治】①腰胯疼痛、下肢痿痹、半身不遂等腰腿疾患。②风疹。

【操作】直刺 2 ～ 3 寸。

31. 风市 Fēngshì（GB 31）

【定位】在股部，直立垂手，掌心贴于大腿时，中指尖所指凹陷中，髂胫束后缘（图 4-68）。

【主治】①下肢痿痹、麻木及半身不遂等下肢疾患。②遍身瘙痒。

【操作】直刺 1 ～ 1.5 寸。

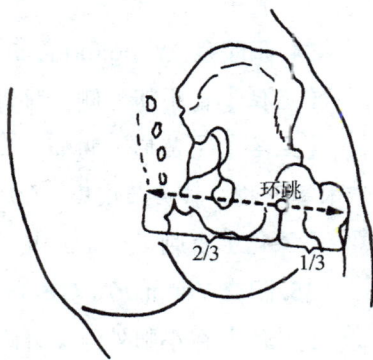

图 4-67 环跳

32. 中渎 Zhōngdú（GB 32）

【定位】在股部，腘横纹上7寸，髂胫束后缘（图4-68）。

【主治】下肢痿痹、麻木及半身不遂等下肢疾患。

【操作】直刺1～1.5寸。

33. 膝阳关 Xīyángguān（GB 33）

【定位】在膝部，股骨外上髁后上缘，股二头肌腱与髂胫束之间的凹陷中（图4-69）。

【主治】膝腘肿痛、挛急及小腿麻木等下肢、膝关节疾患。

【操作】直刺1～1.5寸。

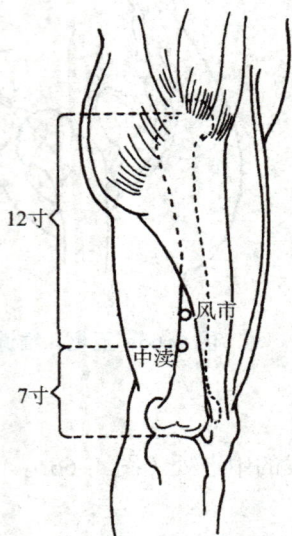

图4-68 风市、中渎

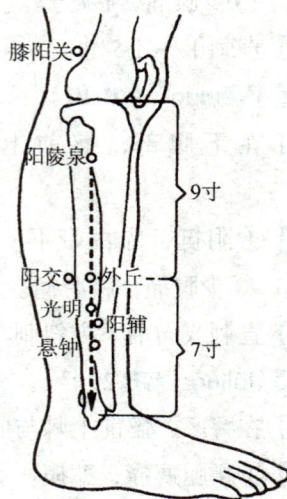

图4-69 膝阳关→悬钟

34. 阳陵泉 *Yánglíngquán（GB 34）合穴；胆下合穴；八会穴之筋会

【定位】在小腿外侧，腓骨头前下方凹陷中（图4-69）。

【主治】①黄疸、胁痛、口苦、呕吐、吞酸等肝胆犯胃病证。②膝肿痛、下肢痿痹及麻木等下肢、膝关节疾患。③小儿惊风。

【操作】直刺1～1.5寸。

35. 阳交 Yángjiāo（GB 35）阳维脉之郄穴

【定位】在小腿外侧，外踝尖上7寸，腓骨后缘（图4-69）。

【主治】①惊狂、癫痫等神志病证。②瘈疭。③胸胁满痛。④下肢痿痹。

【操作】直刺0.5～0.8寸。

36. 外丘 Wàiqiū（GB 36）郄穴

【定位】在小腿外侧，外踝尖上7寸，腓骨前缘（图4-69）。

【主治】①癫狂。②胸胁胀满。③下肢痿痹。

【操作】直刺 0.5 ~ 0.8 寸。

37. 光明 * Guāngmíng（GB 37）络穴

【定位】在小腿外侧，外踝尖上 5 寸，腓骨前缘（图 4-69）。

【主治】①目痛、夜盲、近视、目花等目疾。②胸乳胀痛。③下肢痿痹。

【操作】直刺 0.5 ~ 0.8 寸。

38. 阳辅 Yángfǔ（GB 38）经穴

【定位】在小腿外侧，外踝尖上 4 寸，腓骨前缘（图 4-69）。

【主治】①偏头痛、目外眦痛、咽喉肿痛、腋下肿痛、胸胁满痛等头面躯体痛证。②瘰疬。③下肢痿痹。

【操作】直刺 0.5 ~ 0.8 寸。

39. 悬钟 * Xuánzhōng（GB 39）八会穴之髓会

【定位】在小腿外侧，外踝尖上 3 寸，腓骨前缘（图 4-69）。

【主治】①痴呆、中风等髓海不足疾患。②颈项强痛，胸胁满痛，下肢痿痹。

【操作】直刺 0.5 ~ 0.8 寸。

40. 丘墟 * Qiūxū（GB 40）原穴

【定位】在踝区，外踝的前下方，趾长伸肌腱的外侧凹陷中（图 4-70）。

【主治】①目赤肿痛、目翳等目疾。②颈项痛、腋下肿、胸胁痛、外踝肿痛等痛证。③足内翻，足下垂。

【操作】直刺 0.5 ~ 0.8 寸。

41. 足临泣 * Zúlínqì（GB 41）输穴；八脉交会穴（通带脉）

【定位】在足背，第 4、5 跖骨底结合部的前方，第 5 趾长伸肌腱的外侧凹陷中（图 4-70）。

【主治】①偏头痛、目赤肿痛、胁肋疼痛、足跗疼痛等痛证。②月经不调，乳痈。③瘰疬。

【操作】直刺 0.5 ~ 0.8 寸。

42. 地五会 Diwǔhuì（GB 42）

【定位】在足背，第 4、5 跖骨间，第 4 跖趾关节近端凹陷中（图 4-70）。

【主治】①头痛、目赤肿痛、胁痛、足跗肿痛等痛证。②耳鸣，耳聋。③乳痈。

【操作】直刺 0.5 ~ 0.8 寸。

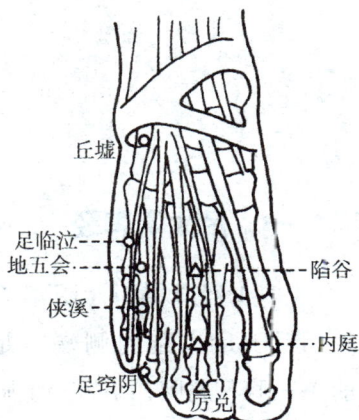

图 4-70 丘墟→足窍阴

43. 侠溪 Xiáxī（GB 43）荥穴

【定位】在足背，第4、5趾间，趾蹼缘后方赤白肉际处（图4-70）。

【主治】①惊悸。②头痛、眩晕、颊肿、耳鸣、耳聋、目赤肿痛等头面五官病证。③胁肋疼痛、膝股痛、足跗肿痛等痛证。④乳痈。⑤热病。

【操作】直刺0.3～0.5寸。

44. 足窍阴* Zúqiàoyīn（GB 44）井穴

【定位】在足趾，第4趾末节外侧，趾甲根角侧后方0.1寸（指寸）（图4-70）。

【主治】①头痛、目赤肿痛、耳鸣、耳聋、咽喉肿痛等头面五官实热病证。②胸胁痛，足跗肿痛。

【操作】浅刺0.1寸，或点刺出血。

要 点 提 示

刺灸注意事项　风池穴针尖微向下，向鼻尖方向斜刺0.8～1.2寸，或平刺透风府穴，以免伤及延髓；肩井、渊腋、辄筋、日月、京门穴不可直刺、深刺，以免伤及脏器；头面部诸穴一般不宜用直接灸法。

项目五　足三阴经

扫一扫，看课件

一、足太阴脾经

（一）经脉循行（图4-71）

起于足大趾内侧端→足内侧→内踝前→下肢内侧前缘（循胫骨后交出厥阴之前）→腹，属脾，络胃→上膈，夹食管→舌

　　　↓

上膈，注心中

脾之大络，出腋下→胸胁

（二）主治概要

本经腧穴主治脾胃病、妇科病、前阴病及经脉循行部位的其他病证。

（三）腧穴

本经腧穴首穴是隐白，末穴是大包，左右各21穴。

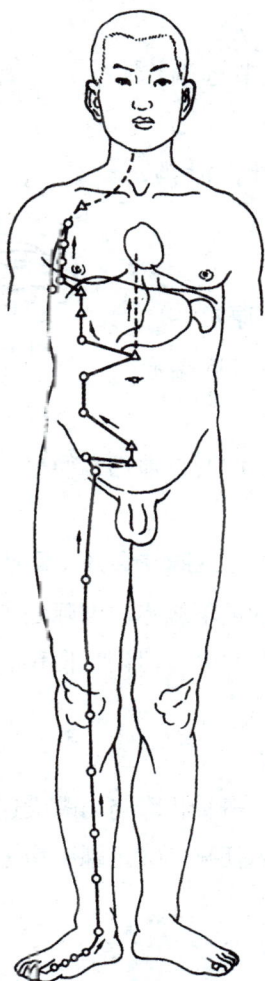

图 4-71 足太阴脾经经脉循行示意图

《灵枢·经脉》：脾足太阴之脉，起于大指之端，循指内侧白肉际，过核骨后，上内踝前廉，上踹内，循胫骨后，交出厥阴之前，上循膝股内前廉，入腹，属脾，络胃，上膈，夹咽，连舌本，散舌下。

其支者，复从胃别，上膈，注心中。

脾之大络，名曰大包，出渊腋下三寸，布胸胁。

1. 隐白 * Yǐnbái（SP 1）井穴

【定位】在足趾，大趾末节内侧，趾甲根角侧后方 0.1 寸（指寸）（图 4-72）。

【主治】①月经过多，崩漏，便血，尿血。②腹胀，呕吐，泄泻。③癫狂，多梦，惊风。

【操作】浅刺 0.1 寸，或点刺出血。

2. 大都 Dàdū（SP 2）荥穴

【定位】在足趾，第 1 跖趾关节远端赤白肉际凹陷中（图 4-72）。

【主治】①腹胀，胃痛，呕吐，泄泻，便秘。②热病无汗，心烦。

【操作】直刺 0.3～0.5 寸。

3. 太白 * Tàibái（SP 3）输穴；原穴

【定位】在跖区，第 1 跖趾关节近端赤白肉际凹陷中（图 4-72）。

【主治】①胃痛，腹痛，腹胀，呕吐，泄泻，便秘。②体重节痛，脚气。

【操作】直刺 0.3～0.5 寸。

4. 公孙 * Gōngsūn（SP 4）络穴；八脉交会穴（通冲脉）

【定位】在跖区，第 1 跖骨底的前下缘赤白肉际处（图 4-72）。

【主治】①胃痛，腹痛，腹胀，呕吐，泄泻，便秘。②心烦失眠，狂言。

【操作】直刺 0.5～1.0 寸。

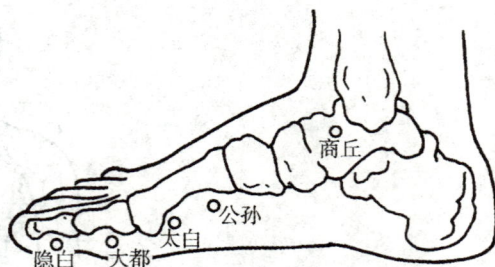

图 4-72　隐白、大都、太白、公孙、商丘

5. 商丘 Shāngqiū（SP 5）经穴

【定位】在踝区，内踝前下方，舟骨粗隆与内踝尖连线中点凹陷中（图 4-72）。

【主治】①腹胀，肠鸣，泄泻，便秘。②足踝肿痛。

【操作】直刺 0.3～0.5 寸。

6. 三阴交 * Sānyīnjiāo（SP 6）

【定位】在小腿内侧，内踝尖上 3 寸，胫骨内侧缘后际（图 4-73）。

【主治】①痛经，月经不调，崩漏，带下，阴挺，经闭，不孕，难产，遗精，阳痿，遗尿，疝气，小便不利，水肿。②肠鸣，腹胀，泄泻，便秘。③失眠，眩晕，湿疹。④下肢痿痹，脚气。

【操作】直刺 1.0～1.5 寸；孕妇禁针。

7. 漏谷 Lòugǔ（SP 7）

【定位】在小腿内侧，内踝尖上 6 寸，胫骨内侧缘后际（图 4-73）。

【主治】①腹胀，肠鸣。②小便不利，遗精，水肿。③下肢痿痹。

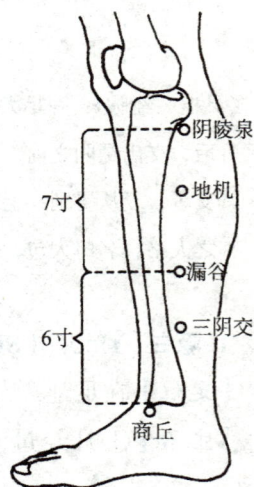

图 4-73　三阴交、漏谷、地机、阴陵泉

【操作】直刺 1.0 ～ 1.5 寸。

8. 地机[*] Dìjī（SP 8）郄穴

【定位】在小腿内侧，阴陵泉下 3 寸，胫骨内侧缘后际（图 4-73）。

【主治】①腹痛，腹胀，泄泻，小便不利，水肿。②月经不调，痛经，遗精。③腿膝麻木，疼痛，腰痛。

【操作】直刺 1.0 ～ 1.5 寸。

9. 阴陵泉[*] Yīnlíngquán（SP 9）合穴

【定位】在小腿内侧，胫骨内侧髁下缘与胫骨内侧缘之间的凹陷中（图 4-73）。

【主治】①腹胀，泄泻，小便不利，水肿，黄疸，尿失禁。②阴茎痛，妇人阴痛。③膝痛。

【操作】直刺 1.0 ～ 2.0 寸。

10. 血海[*] Xuèhǎi（SP 10）

【定位】在股前区，髌底内侧端上 2 寸，股内侧肌隆起处（图 4-74）。

【主治】①月经不调，痛经，经闭，崩漏。②湿疹，隐疹，丹毒。③股内侧痛。

【操作】直刺 1.0 ～ 1.5 寸。

11. 箕门 Jīmén（SP 11）

【定位】在股前区，髌底内侧端与冲门的连线上 1/3 与下 2/3 交点，长收肌和缝匠肌交角的动脉搏动处（图 4-74）。

【主治】①腹股沟肿痛。②小便不利，遗尿。

【操作】避开动脉，直刺 0.5 ～ 1.0 寸。

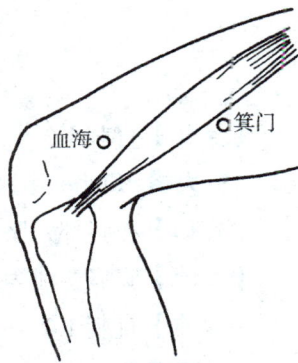

图 4-74　血海、箕门

12. 冲门 Chōngmén（SP 12）

【定位】在腹股沟区，腹股沟斜纹中，髂外动脉搏动处的外侧（图 4-75）。

【主治】①腹痛。②崩漏，带下，疝气，小便不利。

【操作】直刺 0.5 ～ 1.0 寸。

13. 府舍 Fǔshè（SP 13）

【定位】在下腹部，脐中下 4.3 寸，前正中线旁开 4 寸（图 4-75）。

【主治】腹痛，疝气，腹满积聚。

【操作】直刺 0.5 ～ 1.0 寸。

14. 腹结 Fùjié（SP 14）

【定位】在下腹部，脐中下 1.3 寸，前正中线旁开 4 寸（图 4-75）。

【主治】①腹痛，泄泻，便秘。②疝气。

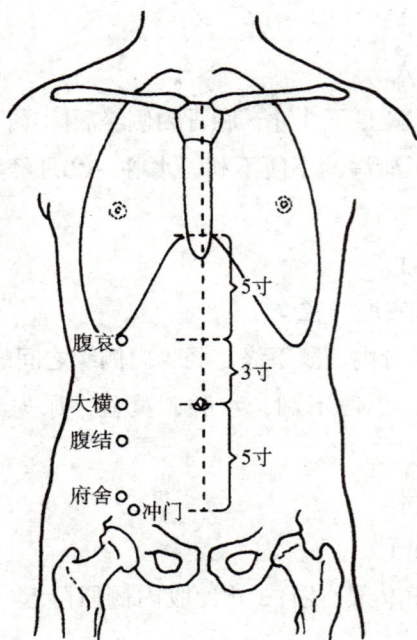

图 4-75　冲门、府舍、腹结、大横、腹哀

【操作】直刺 1.0 ～ 1.5 寸。

15. 大横 *Dàhéng（SP 15）

【定位】在腹部，脐中旁开 4 寸（图 4-75）。

【主治】腹痛，泄泻，便秘。

【操作】直刺 1.0 ～ 1.5 寸。

16. 腹哀 Fù'āi（SP 16）

【定位】在上腹部，脐中上 3 寸，前正中线旁开 4 寸（图 4-75）。

【主治】腹痛，泄泻，便秘，纳呆。

【操作】直刺 0.5 ～ 1.0 寸。

17. 食窦 Shídòu（SP 17）

【定位】在胸部，第 5 肋间隙，前正中线旁开 6 寸（图 4-76）。

【主治】①胸胁胀痛。②腹胀，肠鸣，反胃，嗳气。

【操作】斜刺或向外平刺 0.5 ～ 0.8 寸。

18. 天溪 Tiānxī（SP 18）

【定位】在胸部，第 4 肋间隙，前正中线旁开 6 寸（图 4-76）。

【主治】①胸胁胀痛，咳嗽。②乳汁少，乳痈。

【操作】斜刺或向外平刺 0.5 ～ 0.8 寸。

19. 胸乡 Xiōngxiāng（SP 19）

【定位】在胸部，第3肋间隙，前正中线旁开6寸（图4-76）。

【主治】胸胁胀痛。

【操作】斜刺或向外平刺0.5～0.8寸。

20. 周荣 Zhōuróng（SP 20）

【定位】在胸部，第2肋间隙，前正中线旁开6寸（图4-76）。

【主治】①咳嗽，气喘。②胸胁胀痛。

【操作】斜刺或向外平刺0.5～0.8寸。

21. 大包 *Dàbāo（SP 21）脾之大络

【定位】在胸外侧区，第6肋间隙，腋中线上（图4-76）。

【主治】①全身疼痛，四肢无力。②胸胁痛，气喘。

【操作】斜刺或平刺0.5～0.8寸。

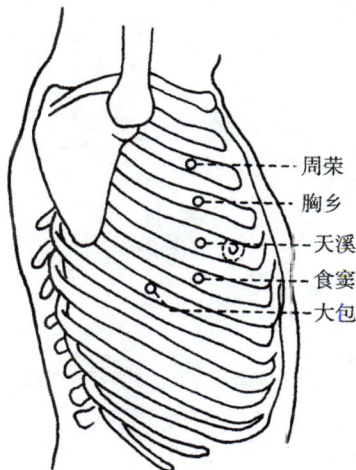

图4-76 食窦、天溪、胸乡、周荣、大包

（图中标注：周荣、胸乡、天溪、食窦、大包）

要 点 提 示

刺灸注意事项　本经胸部诸穴不宜深刺，以免伤及内脏。

二、足少阴肾经

（一）经脉循行（图4-77）

起于小趾之下→足心→足舟骨粗隆下→内踝后→足跟→小腿内侧→大腿内侧后缘→贯脊→属肾，络膀胱
　　　　↓
　　贯肝、膈→肺中→循喉咙，夹舌本
　　　　　　　↓
　　　　　心→胸中

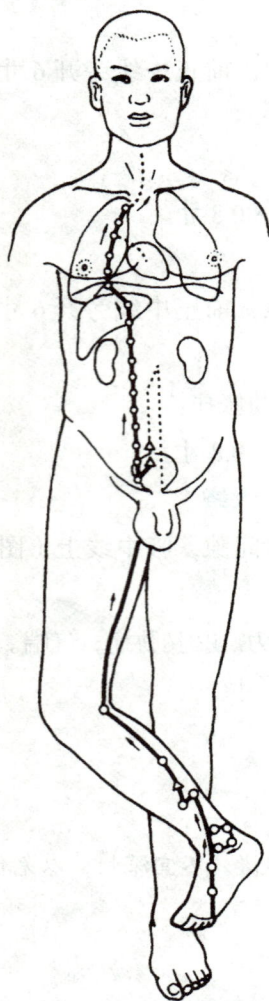

图 4-77　足少阴肾经经脉循行示意图

《灵枢·经脉》：肾足少阴之脉，起于小指之下，斜走足心，出于然谷之下，循内踝之后，别入跟中，以上踹内，出腘内廉，上股内后廉，贯脊属肾，络膀胱。

其直者：从肾上贯肝、膈，入肺中，循喉咙，夹舌本。

其支者：从肺出，络心，注胸中。

（二）主治概要

本经腧穴主治妇科病、前阴病、肾脏病，以及和肾有关的肺、心、肝、脑病及咽喉、舌等经脉循行经过部位的其他病证。

（三）腧穴

本经腧穴首穴是涌泉，末穴是俞府，左右各 27 穴。

1. 涌泉 *Yǒngquán（**KI 1**）井穴

【定位】在足底，屈足卷趾时足心最凹陷中（图 4-78）。

【主治】①昏厥、中暑、小儿惊风、癫狂痫等急症及神志病证。②头痛，头晕，目眩，失眠。③咯血、咽喉肿痛、喉痹等肺系病证。④大便难，小便不利。⑤奔豚气。⑥足心热。

【操作】直刺 0.5～0.8 寸。临床常用灸法或药物贴敷。

2. 然谷 Rángǔ（**KI 2**）荥穴

【定位】在足内侧，足舟骨粗隆下方，赤白肉际处（图 4-79）。

【主治】①月经不调、阴挺、阴痒、白浊等妇科病证。②遗精、阳痿、小便不利等泌尿生殖系疾患。③咯血，咽喉肿痛。④消渴。⑤腹泻。⑥小儿脐风，口噤。

【操作】直刺 0.5～0.8 寸。

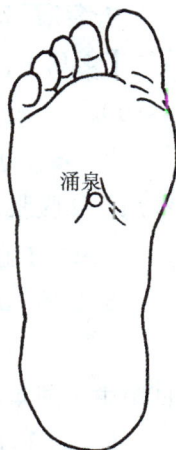

图 4-78　涌泉

3. 太溪 *Tàixī（**KI 3**）输穴；原穴

【定位】在踝区，内踝尖与跟腱之间凹陷中（图 4-79）。

【主治】①头痛、目眩、失眠、健忘、遗精、阳痿等肾虚证。②咽喉肿痛、齿痛、耳鸣、耳聋等阴虚性五官病证。③咳嗽、气喘、咯血、胸痛等肺部疾患。④消渴，小便频数，便秘。⑤月经不调。⑥腰脊痛，下肢厥冷。

【操作】直刺 0.5～0.8 寸。

4. 大钟 Dàzhōng（**KI 4**）络穴

【定位】在跟区，内踝后下方，跟骨上缘，跟腱附着部前缘凹陷中（图 4-79）。

【主治】①痴呆。②癃闭，遗尿，便秘。③月经不调。④咯血，气喘。⑤腰脊强痛，足跟痛。

【操作】直刺 0.3～0.5 寸。

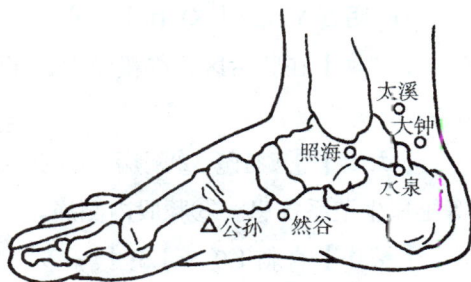

图 4-79　肾经足部腧穴

5. 水泉 Shuǐquán（**KI 5**）郄穴

【定位】在跟区，太溪直下 1 寸，跟骨结节内侧凹陷中（图 4-79）。

【主治】①月经不调、痛经、经闭、阴挺等妇科病证。②小便不利。

【操作】直刺 0.3～0.5 寸。

6. 照海 *Zhàohǎi（**KI 6**）八脉交会穴（通阴跷脉）

【定位】在踝区，内踝尖下 1 寸，内踝下缘边际凹陷中（图 4-79）。

【主治】①失眠、癫痫等精神、神志疾患。②咽喉干痛、目赤肿痛等五官热性疾患。③月经不调、带下、阴挺等妇科病证。④小便频数，癃闭。

【操作】直刺 0.5～0.8 寸。

7. 复溜 *Fùliū（KI 7）经穴

【定位】在小腿内侧，内踝尖上 2 寸，跟腱的前缘（图 4-80）。

【主治】①水肿、汗证（无汗或多汗）等津液输布失调疾患。②腹胀、腹泻等胃肠疾患。③腰脊强痛，下肢痿痹。

【操作】直刺 0.5～1.0 寸。

8. 交信 *Jiāoxìn（KI 8）阴跷脉之郄穴

【定位】在小腿内侧，内踝尖上 2 寸，胫骨内侧缘后际凹陷中（图 4-80）。

【主治】①月经不调、崩漏、阴挺、阴痒等妇科病证。②疝气。③五淋。④腹泻、便秘、痢疾等胃肠病证。

【操作】直刺 0.8～1.0 寸。

9. 筑宾 *Zhùbīn（KI 9）阴维脉之郄穴

【定位】在小腿内侧，太溪直上 5 寸，比目鱼肌与跟腱之间（图 4-80）。

【主治】①癫狂。②疝气。③呕吐涎沫，吐舌。④小腿内侧痛。

【操作】直刺 1.0～1.5 寸。

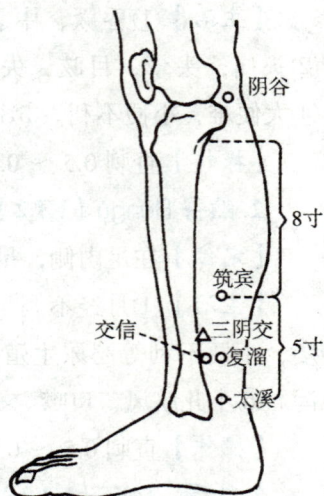

图 4-80　复溜、交信、筑宾

10. 阴谷 Yīngǔ（KI 10）合穴

【定位】在膝后区，腘横纹上，半腱肌肌腱外侧缘（图 4-81）。

【主治】①癫狂。②阳痿、小便不利、月经不调、崩漏等泌尿生殖系疾患。③膝股内侧痛。

【操作】直刺 1.0～1.5 寸。

11. 横骨 Hénggǔ（KI 11）

【定位】在下腹部，脐中下 5 寸，前正中线旁开 0.5 寸（图 4-82）。

【主治】①少腹胀痛。②小便不利、遗尿、遗精、阳痿等泌尿生殖系疾患。③疝气。

【操作】直刺 1.0～1.5 寸。

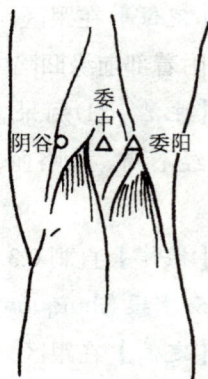

图 4-81　阴谷

12. 大赫 Dàhè（KI 12）

【定位】在下腹部，脐中下 4 寸，前正中线旁开 0.5 寸（图 4-82）。

【主治】①遗精、阳痿等男科病证。②阴挺、带下等妇科疾患。

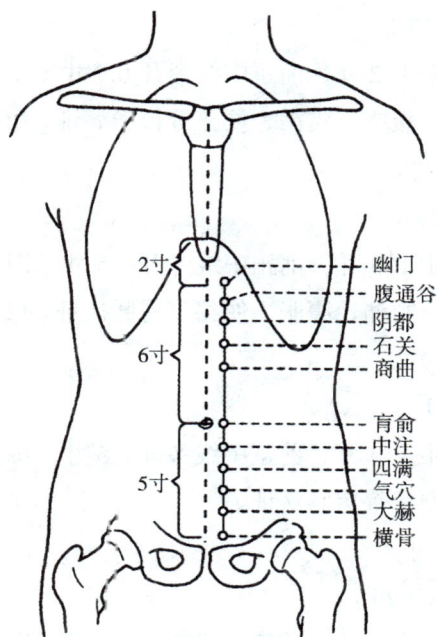

图 4-82　肾经腹部腧穴

【操作】直刺 1.0 ～ 1.5 寸。

13. 气穴 Qìxué（KI 13）

【定位】在下腹部，脐中下 3 寸，前正中线旁开 0.5 寸（图 4-82）。

【主治】①奔豚气。②月经不调，带下。③小便不利。④腹泻。

【操作】直刺 1.0 ～ 1.5 寸。

14. 四满 Sìmǎn（KI 14）

【定位】在下腹部，脐中下 2 寸，前正中线旁开 0.5 寸（图 4-82）。

【主治】①月经不调、崩漏、带下、产后恶露不净等妇产科病证。②遗精，遗尿。③小腹痛，脐下积、聚、疝、瘕等腹部疾患。④便秘，水肿。

【操作】直刺 1.0 ～ 1.5 寸。利水多用灸法。

15. 中注 Zhōngzhù（KI 15）

【定位】在下腹部，脐中下 1 寸，前正中线旁开 0.5 寸（图 4-82）。

【主治】①月经不调。②腹痛、便秘、腹泻等胃肠疾患。

【操作】直刺 1.0 ～ 1.5 寸。

16. 肓俞 Huāngshù（KI 16）

【定位】在腹部，脐中旁开 0.5 寸（图 4-82）。

【主治】①腹痛、腹胀、腹泻、便秘等胃肠病证。②月经不调。③疝气。

【操作】直刺 1.0 ～ 1.5 寸。

17. 商曲 Shāngqū（**KI 17**）

【定位】在上腹部，脐中上 2 寸，前正中线旁开 0.5 寸（图 4–82）。

【主治】①胃痛、腹痛、腹胀、腹泻、便秘等胃肠病证。②腹中积聚。

【操作】直刺 1.0 ～ 1.5 寸。

18. 石关 Shíguān（**KI 18**）

【定位】在上腹部，脐中上 3 寸，前正中线旁开 0.5 寸（图 4–82）。

【主治】①胃痛、呕吐、腹痛、腹胀、便秘等胃肠病证。②不孕。

【操作】直刺 1.0 ～ 1.5 寸。

19. 阴都 Yīndū（**KI 19**）

【定位】在上腹部，脐中上 4 寸，前正中线旁开 0.5 寸（图 4–82）。

【主治】胃痛、腹胀、便秘等胃肠病证。

【操作】直刺 1.0 ～ 1.5 寸。

20. 腹通谷 Fùtōnggǔ（**KI 20**）

【定位】在上腹部，脐中上 5 寸，前正中线旁开 0.5 寸（图 4–82）。

【主治】①腹痛、腹胀、胃痛、呕吐等胃肠病证。②心痛、心悸、胸痛等心胸疾患。

【操作】直刺 0.5 ～ 1.0 寸。

21. 幽门 Yōumén（**KI 21**）

【定位】在上腹部，脐中上 6 寸，前正中线旁开 0.5 寸（图 4–82）。

【主治】善哕、呕吐、腹痛、腹胀、腹泻等胃肠病证。

【操作】直刺 0.5 ～ 1.0 寸。不可向上深刺，以免伤及内脏。

22. 步廊 Bùláng（**KI 22**）

【定位】在胸部，第 5 肋间隙，前正中线旁开 2 寸（图 4–83）。

【主治】①胸痛、咳嗽、气喘等胸肺疾患。②乳痈。

【操作】斜刺或平刺 0.5 ～ 0.8 寸，不可深刺，以免伤及心、肺。

23. 神封 Shénfēng（**KI 23**）

【定位】在胸部，第 4 肋间隙，前正中线旁开 2 寸（图 4–83）。

【主治】①胸胁支满、咳嗽、气喘等胸肺疾患。②乳痈。③呕吐。

【操作】斜刺或平刺 0.5 ～ 0.8 寸，不可深刺，

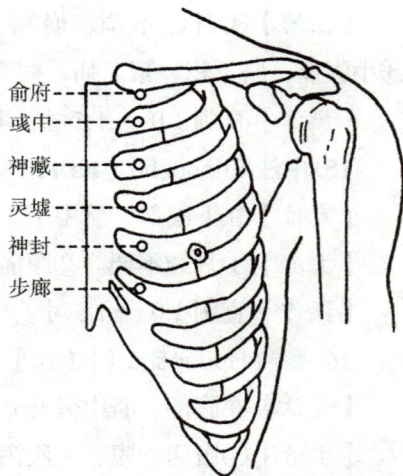

图 4–83 肾经胸部腧穴

俞府
彧中
神藏
灵墟
神封
步廊

以免伤及心、肺。

24. 灵墟 Língxū（KI 24）

【定位】在胸部，第 3 肋间隙，前正中线旁开 2 寸（图 4–83）。

【主治】①胸胁支满、咳嗽、气喘等胸肺疾患。②乳痈。③呕吐。

【操作】斜刺或平刺 0.5 ～ 0.8 寸，不可深刺，以免伤及心、肺。

25. 神藏 Shéncáng（KI 25）

【定位】在胸部，第 2 肋间隙，前正中线旁开 2 寸（图 4–83）。

【主治】①胸胁支满、咳嗽、气喘等胸肺疾患。②呕吐。

【操作】斜刺或平刺 0.5 ～ 0.8 寸，不可深刺，以免伤及心、肺。

26. 彧中 Yùzhōng（KI 26）

【定位】在胸部，第 1 肋间隙，前正中线旁开 2 寸（图 4–83）。

【主治】胸胁支满、咳嗽、气喘等胸肺疾患。

【操作】斜刺或平刺 0.5 ～ 0.8 寸，不可深刺，以免伤及心、肺。

27. 俞府* Shūfǔ（KI 27）

【定位】在胸部，锁骨下缘，前正中线旁开 2 寸（图 4–83）。

【主治】咳嗽、气喘、胸痛等胸肺疾患。

【操作】斜刺或平刺 0.5 ～ 0.8 寸，不可深刺，以免伤及心、肺。

要 点 提 示

刺灸注意事项　胸部各穴不宜直刺、深刺，以免伤及内脏；尤其是神封穴，位置近心，只能斜刺或平刺 0.5 ～ 0.8 寸，不可深刺。

三、足厥阴肝经

（一）经脉循行（图 4–84）

起于大趾丛毛之际→足背→下肢内侧中线（上踝八寸，交出太阴之后）→阴器→小腹→夹胃，属肝，络胆→贯膈，布胁肋→喉、咽→目系→额→颠（会督脉）

　　　　　↓　　　　　　　　　　　　　　　↓

　　　贯膈，上注肺　　　　　　　　　颊里，唇内

（二）主治概要

本经腧穴主治肝、胆、脾、胃病，妇科病，少腹、前阴病，以及经脉循行经过部位的其他病证。

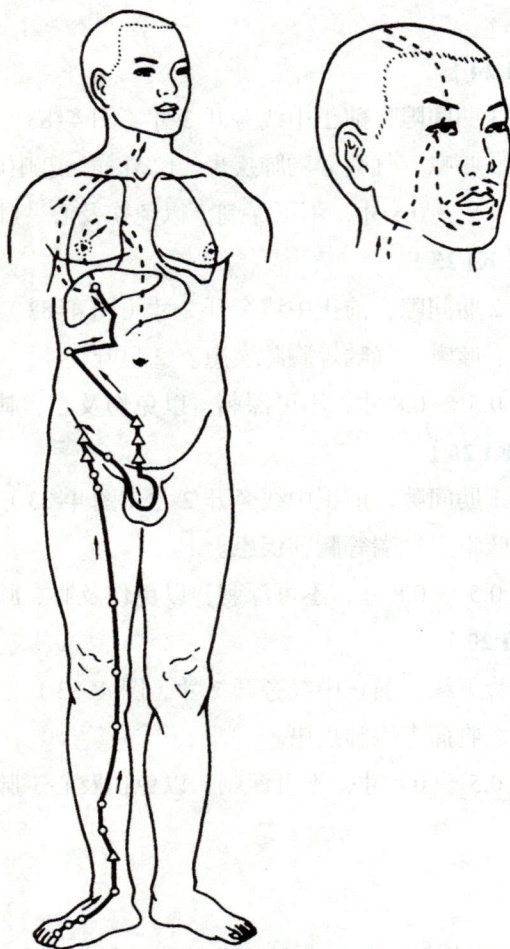

图 3-84　足厥阴肝经经脉循行示意图

《灵枢·经脉》：肝足厥阴之脉，起于大指丛毛之际，上循足跗上廉，去内踝一寸，上踝八寸，交出太阴之后，上腘内廉，循股阴，入毛中，环阴器，抵小腹，夹胃，属肝，络胆，上贯膈，布胁肋，循喉咙之后，上入颃颡，连目系，上出额，与督脉会于颠。

其支者，从目系下颊里，环唇内。

其支者，复从肝别贯膈，上注肺。

（三）腧穴

本经腧穴首穴是大敦，末穴是期门，左右各 14 穴。

1. 大敦 * Dàdūn（LR 1）井穴

【定位】在足趾，大趾末节外侧，趾甲根角侧后方 0.1 寸（指寸）（图 4-85）。

【主治】①疝气，少腹痛。②遗尿、癃闭、五淋、尿血等泌尿系病证。③月经不调、崩漏、阴缩、阴中痛、阴挺等月经病及前阴病证。④癫痫，善寐。

【操作】浅刺 0.1～0.2 寸，或点刺出血。

2. 行间 * Xíngjiān（LR 2）荥穴

【定位】在足背，第 1、2 趾间，趾蹼缘后方赤白肉际处（图 4-85）。

【主治】①中风、癫痫、头痛、目眩、目赤肿痛、青盲、口歪等肝经风热病证。②月经不调、痛经、闭经、崩漏、带下等妇科经带病证。③阴中痛，疝气。④遗尿、癃闭、五淋等泌尿系病证。⑤胸胁满痛。

【操作】直刺 0.5～0.8 寸。

3. 太冲 * Tàichōng（LR 3）输穴；原穴

【定位】在足背，第 1、2 跖骨间，跖骨底结合部前方凹陷中，或触及动脉搏动（图 4-85）。

【主治】①中风、癫狂痫、小儿惊风、头痛、眩晕、耳鸣、目赤肿痛、口歪、咽痛等肝经风热病证。②月经不调、痛经、经闭、崩漏、带下等妇科经带病证。③黄疸、胁痛、腹胀、呕逆等肝胃病证。④癃闭，遗尿。⑤下肢痿痹，足跗肿痛。

【操作】直刺 0.5～0.8 寸。

图 4-85　大敦、行间、太冲、中封

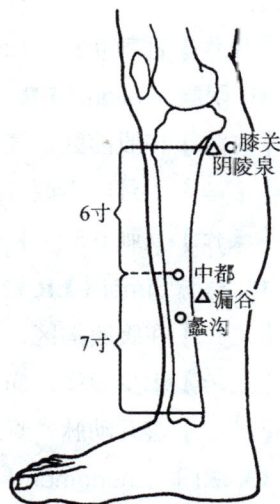

4. 中封 Zhōngfēng（LR 4）经穴

【定位】在踝区，内踝前，胫骨前肌肌腱的内侧缘凹陷中（图 4-85）。

【主治】①疝气。②遗精。③小便不利。④腰痛、少腹痛、内踝肿痛等痛证。

【操作】直刺 0.5～0.8 寸。

5. 蠡沟 Lígōu（LR 5）络穴

【定位】在小腿内侧，内踝尖上 5 寸，胫骨内侧面的中央（图 4-86）。

【主治】①月经不调、赤白带下、阴挺、阴痒等妇科病证。②小便不利。③疝气，睾丸肿痛。

【操作】平刺 0.5～0.8 寸。

6. 中都 Zhōngdū（LR 6）郄穴

【定位】在小腿内侧，内踝尖上 7 寸，胫骨内侧面的中央（图 4-86）。

【主治】①疝气，小腹痛。②崩漏，恶露不尽。③泄泻。

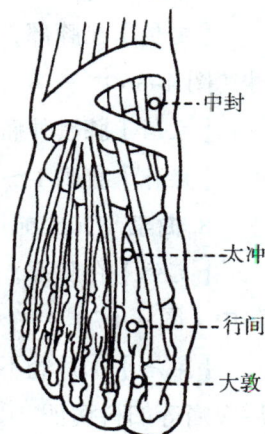

图 4-86　蠡沟、中都、膝关

【操作】平刺 0.5 ～ 0.8 寸。

7. 膝关 Xīguān（LR 7）

【定位】在膝部，胫骨内侧髁的下方，阴陵泉穴后 1 寸（图 4-86）。

【主治】膝髌肿痛，下肢痿痹。

【操作】直刺 1 ～ 1.5 寸。

8. 曲泉 * Qūquán（LR 8）合穴

【定位】在膝部，腘横纹内侧端，半腱肌肌腱内缘凹陷中（图 4-87）。

【主治】①月经不调、痛经、带下、阴挺、阴痒、产后腹痛等妇科病证。②遗精，阳痿，疝气。③小便不利。④膝髌肿痛，下肢痿痹。

【操作】直刺 1 ～ 1.5 寸。

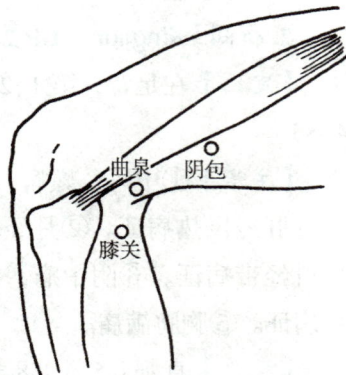

图 4-87 曲泉、阴包

9. 阴包 Yīnbāo（LR 9）

【定位】在股前区，髌底上 4 寸，股薄肌与缝匠肌之间（图 4-87）。

【主治】①月经不调。②小便不利，遗尿。③腰骶痛引少腹。

【操作】直刺 0.8 ～ 1.5 寸。

10. 足五里 Zúwǔlǐ（LR 10）

【定位】在股前区，气冲直下 3 寸，动脉搏动处（图 4-88）。

【主治】①少腹痛。②小便不通，阴挺，睾丸肿痛。③瘰疬。

【操作】直刺 0.8 ～ 1.5 寸。

11. 阴廉 Yīnlián（LR 11）

【定位】在股前区，气冲直下 2 寸（图 4-88）。

【主治】①月经不调，带下。②少腹痛。

【操作】直刺 0.8 ～ 1.5 寸。

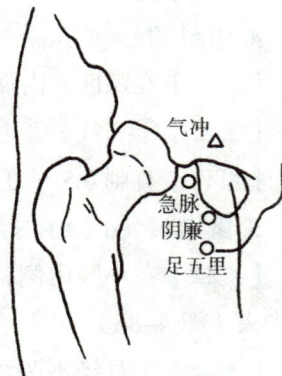

图 4-88 足五里、阴廉、急脉

12. 急脉 Jímài（LR 12）

【定位】在腹股沟区，横平耻骨联合上缘，前正中线旁开 2.5 寸（图 4-88）。

【主治】①少腹痛，疝气。②阴挺。

【操作】避开动脉，直刺 0.5 ～ 1 寸。

13. 章门 * Zhāngmén（LR 13）脾之募穴；八会穴之脏会

【定位】在侧腹部，第 11 肋游离端的下际（图 4-89）。

【主治】①腹痛、腹胀、肠鸣、腹泻、呕吐等胃肠病证。②胁痛、黄疸、痞块等肝脾病证。

【操作】直刺 0.8～1 寸。

14. 期门 *Qīmén（LR 14）肝之募穴

【定位】在胸部，第 6 肋间隙，前正中线旁开 4 寸（图 4-39）。

【主治】①胸胁胀痛、呕吐、吞酸、呃逆、腹胀、腹泻等肝胃病证。②奔豚。③乳痈。

【操作】斜刺或平刺 0.5～0.8 寸，不可深刺，以免伤及内脏。

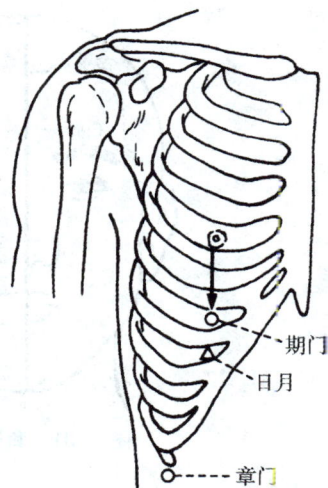

图 4-89 章门、期门

要 点 提 示

刺灸注意事项 章门、期门穴不宜深刺，以免伤及脏器。

项目六 常用奇穴

扫一扫，看课件

一、头部穴

1. 四神聪 Sìshéncōng（EX-HN1）

【定位】在头部，百会前后左右各旁开 1 寸，共四穴（图 4-90）。

【主治】①头痛，眩晕，失眠，健忘，癫狂痫。②偏瘫，脑积水，大脑发育不全。③目疾。

【操作】平刺 0.5～0.8 寸。

2. 鱼腰 Yúyāo（EX-HN4）

【定位】在头部，瞳孔直上，眉毛中（图 4-91）。

【主治】目赤肿痛、目翳、眼睑𥆧动、眼睑下垂，眶上神经痛等眼部病证。

【操作】平刺 0.3～0.5 寸；禁灸。

3. 太阳 Tàiyáng（EX-HN5）

【定位】在头部，眉梢与目外眦之间，向后约一横指的凹陷中（图 4-92）。

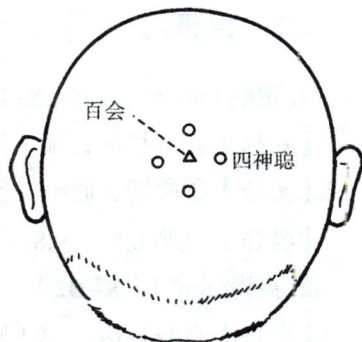

图 4-90 四神聪

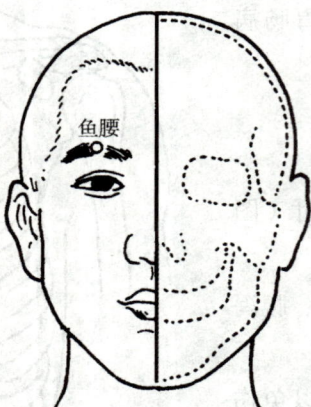

图 4-91　鱼腰

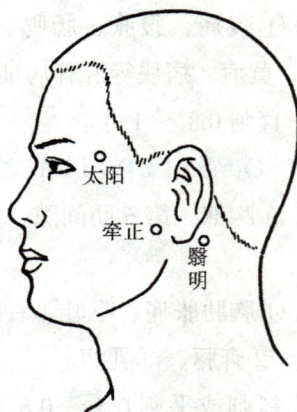

图 4-92　太阳、牵正、翳明

【主治】①头痛。②目疾。③面瘫。

【操作】直刺或斜刺 0.3 ～ 0.5 寸，或用三棱针点刺出血；禁灸。

4. 牵正 Qiānzhèng

【定位】在面颊部，耳垂前 0.5 ～ 1 寸处（图 4-92）。

【主治】口㖞，口疮。

【操作】向前斜刺 0.5 ～ 0.8 寸。

5. 翳明 Yìmíng（EX-HN14）

【定位】在颈部，翳风后 1 寸（图 4-92）。

【主治】①头痛，眩晕，失眠。②目疾、耳鸣。

【操作】直刺 0.5 ～ 1 寸。

二、背部穴

1. 定喘 Dìngchuǎn（EX-B1）

【定位】在脊柱区，横平第 7 颈椎棘突下，后正中线旁开 0.5 寸（图 4-93）。

【主治】①哮喘，咳嗽。②肩背痛，落枕。

【操作】直刺 0.5 ～ 0.8 寸。

2. 夹脊 Jiájǐ（EX-B2）

【定位】在脊柱区，第 1 胸椎至第 5 腰椎棘突下两侧，后正中线旁开 0.5 寸，一侧 17 穴（图 4-93）。

【主治】适应范围较广。其中上胸部的穴位治疗心肺、上肢疾病；下胸部的穴位治疗胃肠疾病；腰部的穴位治疗腰腹及下肢疾病。

【操作】直刺 0.3 ～ 0.5 寸，或用梅花针叩刺。

3. 腰眼 Yāoyǎn（EX-B7）

【定位】在腰区，横平第 4 腰椎棘突下，后正中线旁开约 3.5 寸凹陷中（图 4-93）。

【主治】①腰痛。②月经不调，带下。③虚劳。

【操作】直刺 1 ～ 1.5 寸。

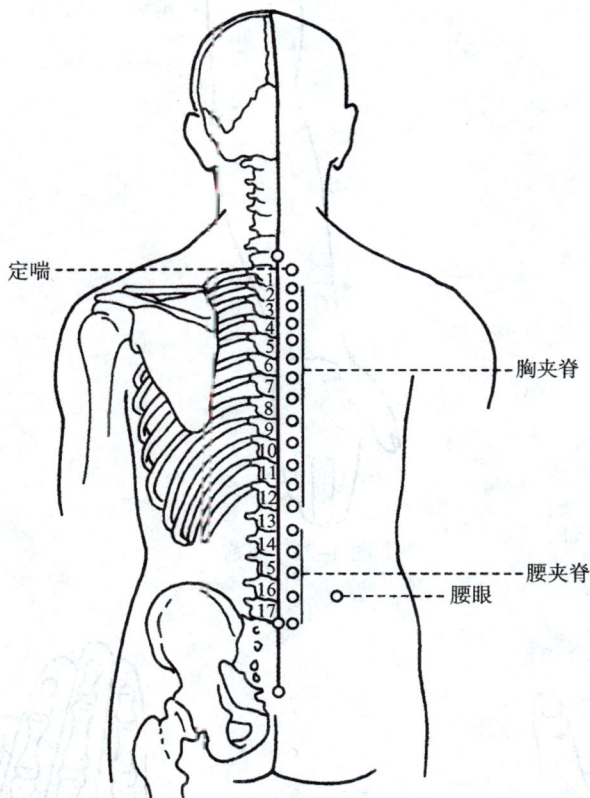

图 4-93 定喘、夹脊、腰眼

三、上肢穴

1. 肩前 Jiānqián

【定位】在肩部，正坐垂臂，当腋前皱襞顶端与肩髃穴连线的中点（图 4-94）。

【主治】肩臂痛，臂不能举。

【操作】直刺 1 ～ 1.5 寸。

2. 腰痛点 Yāotòngdiǎn（EX-UE7）

【定位】在手背，第 2、3 掌骨间及第 4、5 掌骨间，腕背侧远端横纹与掌指关节中点处，一手 2 穴（图 4-95）。

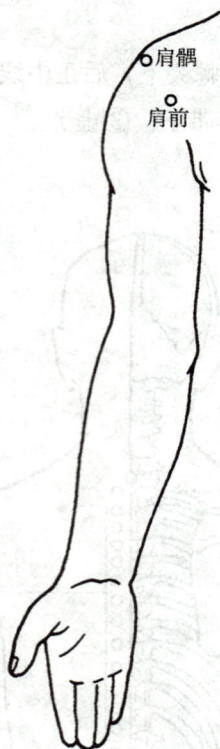

图 4-94 肩前

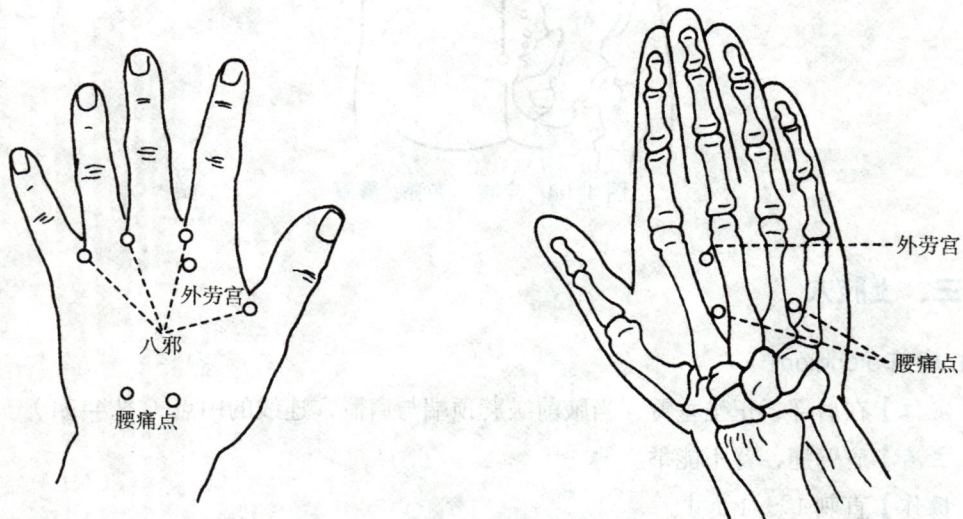

图 4-95 腰痛点、外劳宫、八邪

【主治】急性腰扭伤。

【操作】由两侧向掌中斜刺 0.5 ～ 0.8 寸。

3. 外劳宫 Wàiláogōng（EX-UE8）

【定位】在手背，当第2、3掌骨间，掌指关节后约0.5寸凹陷中（图4-95）。

【主治】①落枕，手臂痛。②脐风、胃痛。

【操作】直刺0.5～0.8寸。

4. 八邪 Bāxié（EX-UE9）

【定位】在手背，第1～5指间，指蹼缘后方赤白肉际处，左右共8穴（图4-95）。

【主治】①手背肿痛，手指麻木。②烦热，目痛。③毒蛇咬伤。

【操作】斜刺0.5～0.8寸，或点刺出血。

5. 四缝 Sìfèng（EX-UE10）

【定位】在手指，第2～5指掌面的近端指间关节的中央，一手4穴（图4-96）。

【主治】①小儿疳积。②百日咳。

【操作】点刺出血或挤出少许黄色透明黏液。

6. 十宣 Shíxuān（EX-UE11）

【定位】在手指，十指尖端，距指甲游离缘0.1寸（指寸），左右共10穴（图4-97）。

【主治】①昏迷。②癫痫。③高热，咽喉肿痛。

【操作】浅刺0.1～0.2寸，或点刺出血。

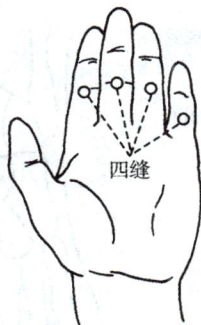

图4-96　四缝

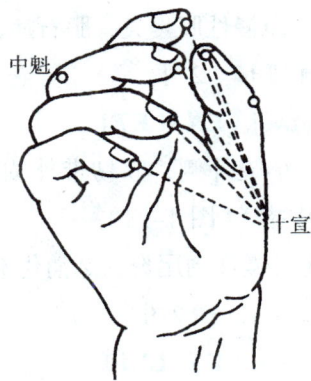

图4-97　十宣

四、下肢穴

1. 内膝眼 Nèixīyǎn（EX-LE4）

【定位】在膝部，髌韧带内侧凹窝处的中央（图4-98）。

【主治】①膝痛，腿痛。②脚气。

【操作】向膝中斜刺0.5～1寸，或透刺犊鼻。

2. 胆囊 Dǎnnáng（EX-LE6）

【定位】在小腿外侧，腓骨小头直下 2 寸（图 4-99）。

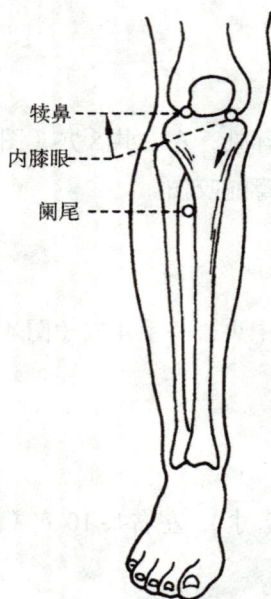

图 4-98　内膝眼、阑尾

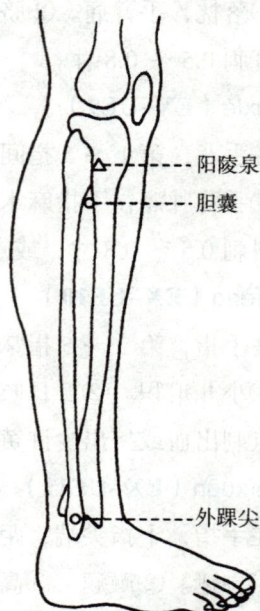

图 4-99　胆囊

【主治】①急慢性胆囊炎，胆石症，胆道蛔虫症。②下肢痿痹。

【操作】直刺 1 ～ 2 寸。

3. 阑尾 Lánwěi（EX-LE7）

【定位】在小腿外侧，髌韧带外侧凹陷下 5 寸，胫骨前嵴外一横指（中指）（图 4-98）。

【主治】①急慢性阑尾炎。②消化不良。③下肢痿痹。

【操作】直刺 1.5 ～ 2 寸。

4. 八风 Bāfēng（EX-LE10）

【定位】在足背，第 1 ～ 5 趾间，趾蹼缘后方赤白肉际处，左右共 8 穴（图 4-100）。

【主治】①足跗肿痛，趾痛。②毒蛇咬伤。③脚气。

【操作】斜刺 0.5 ～ 0.8 寸，或点刺出血。

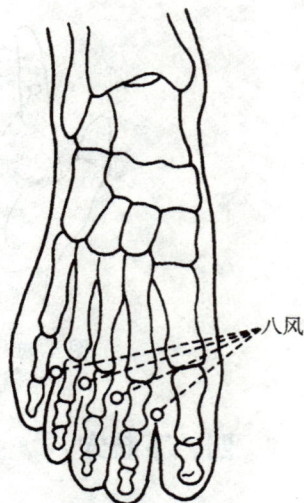

图 4-100　八风

复习思考

1.取背腰部腧穴应掌握哪些重要解剖标志？

2.承泣、睛明、风池、肩井、日月、肺俞针刺时应注意什么？

扫一扫，知答案

扫一扫，看课件

模块五
针刺法

[学习目标]

1. 掌握毫针刺法，针刺异常情况发生的原因、处理与预防。
2. 掌握三棱针、皮肤针的操作方法、适应证和禁忌证。
3. 熟悉针刺前的准备及针刺注意事项。
4. 熟悉电针、穴位注射的操作方法、适应证及注意事项。
5. 了解毫针的基本知识。

项目一　毫针刺法

一、毫针的结构、规格与检修、保藏

（一）毫针的结构

毫针是用金属制作而成的，多选用不锈钢材料。不锈钢毫针，有较高的强度和韧性，针体挺直滑利，具有耐高热、防锈、不易被化学物品腐蚀的优点，目前被临床广泛采用。也有用其他金属制作的毫针，如金针、银针，其传热、导电性能虽优于不锈钢针，但针体较粗，强度、韧性不如不锈钢针，加之价格昂贵，除特殊需要外，一般临床很少应用。至于普通钢针、铜针、铁针，因其容易锈蚀，弹性、韧性、牢固性差，除偶用于磁针法外，临床已不采用。

毫针分为针尖、针身、针根、针柄、针尾五个部分（图 5-1）。

针尖是针身的尖端锋锐部分，亦称针芒，是刺入腧穴部位肌肤的关键部位；针身是针尖至针柄间的主体部分，又称针体，是毫针刺入

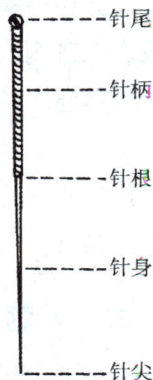

图 5-1　毫针

（图中标注：针尾、针柄、针根、针身、针尖）

腧穴内相应深度的主要部分；针根是针身与针柄连接的部位，是观察针身刺入穴位深度和提插幅度的外部标志；针柄是用金属丝缠绕而成，为针根至针尾的部分，是医者持针、运针的操作部位，也是温针灸法装置艾绒之处；针尾是针柄的末端部分，亦称针顶。

根据毫针针柄与针尾的构成和形状不同可分为：环柄针（又称圈柄针），即针柄用镀银或经氧化处理的金属丝缠绕成环形者；花柄针（又称盘龙针），即针柄中间用两根金属丝交叉缠绕呈盘龙形者；平柄针（又称平头针），即针柄也用金属丝缠绕，其尾部平针柄者；管柄针，即针柄用金属薄片制成管状者。上述四种针柄中，平柄针和管柄针主要在进针器和进针管的辅助下使用。

（二）毫针的规格

毫针的规格，是以针身的直径和长度区分（表5–1、表5–2）。

表5–1　毫针的长度规格表

规格（寸）	0.5	1	1.5	2	2.5	3	4	5
长度（mm）	13	25	40	50	60	75	100	125

表5–2　毫针的直径规格表

规格（号数）	26	27	28	29	30	31	32	33
直径（mm）	0.45	0.42	0.38	0.34	0.32	0.30	0.28	0.26

一般临床以直径为 0.32～0.38mm（28～30号）和长短为 1～3 寸（25～75mm）者最为常用。短毫针主要用于耳穴和浅表部位的腧穴做浅刺之用，长毫针多用于肌肉丰厚部位的腧穴做深刺和某些腧穴做横向透刺之用。毫针的粗细与针刺的强度有关，供临床辨证施治时选用。

（三）毫针的检修与保藏

针具在每次使用后，均应严格检查，妥善保藏。检修时，要注意针尖有无钩曲现象，针身有无斑剥、弯曲、锈蚀等，针柄的缠丝有无松动，针根是否牢固，有无剥蚀、伤痕。如发现不合格者，应予剔除。

保藏时，可选用针盒、针管和藏针夹等器具。若用针盒或藏针夹，可多垫几层消毒纱布，将已消毒的针具分别置于纱布上，再用消毒纱布覆盖，以免污染，然后将针盒、藏针夹盖好备用。

二、针刺练习

练针法，主要是对指力和手法的锻炼。良好的指力是掌握针刺手法的基础，熟练的手法是运用针刺治病的条件。指力和手法必须常练，达到熟练后，则施术时，进针快、透皮不痛，行针时，补泻手法运用自如，患者乐于接受，且能调整经气，或气至病所，取得迅速的疗效。反之，若指力与手法不熟练，则在施术时难以控制针体，进针困难，痛感明显，行针时动作不协调，影响针刺治疗效果。因此，初学者必须努力练好指力和手法的基本功。

（一）纸垫练针法

纸垫练针法是锻炼指力和捻转的基本手法。用松软的纸张，折叠成长 8cm，宽约 5cm，厚 2～3cm 的纸垫，外用线呈"井"字形扎紧，做成纸垫。练针时，押手平执纸垫，刺手拇、食、中三指如持笔状，持 1～1.5 寸毫针，使针尖垂直地抵在纸垫上，然后刺手拇指与食、中指交替捻动针柄，渐加一定的压力，并保持针身不弯，待针穿透纸垫后另换一处，反复练习（图 5-2）。练针时应循序渐进，先用短针，后用长针。具体要求捻转角度均匀，运用灵活，应达到每分钟捻转 90～150 次。

（二）棉团练针法

取一棉团，用棉线缠绕，外紧内松，做成直径 6～7cm 的圆球，外包纱布一层缝制即可练针。因棉团松软，可以练习提插、捻转、进针、出针等各种毫针操作手法的模拟动作。做提插练针时，以执笔式持针，将针刺入棉球，在原处做上提下插的动作，要求深浅适宜，幅度均匀，针身垂直。在此基础上，可将提插与捻转动作配合练习，要求提插幅度上下一致，捻转角度来回一致，操作频率快慢一致，达到动作协调、得心应手、运用自如的程度（图 5-3）。

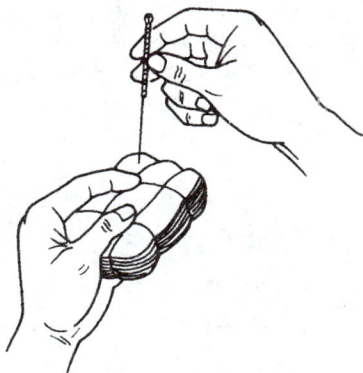

图 5-2 纸垫练针法　　　　　　　　图 5-3 棉团练针法

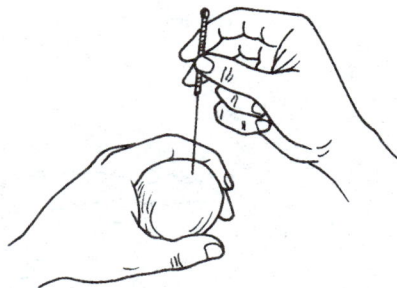

（三）自身练针法

通过纸垫、棉团等练针，获得一定的指力及手法基础后，可以在自己身体上进行针刺练习。要求做到无痛或微痛进针，针身挺直不弯，提插、捻转运针自如，手法熟练。同时，要仔细体会指力的强弱、针刺的感觉。

三、针刺前的准备

在针刺前医患双方都应做好思想准备。医生对初诊患者要做宣传解释工作，减少患者对针刺的恐惧心理，积极配合治疗。医生要凝神定志，精神集中于患者身上。

（一）体位的选择

针刺时患者体位的选择是否得当，对腧穴的正确定位、针刺的施术操作、持久的留针以及防止晕针、滞针、弯针，甚至折针等都有很大影响，如初诊、精神紧张或年老、体弱、病重的患者，应采用卧位，以免因患者感到疲劳而发生晕针。如果体位选择不当，在针刺施术时或留针过程中，患者常因移动体位而造成弯针、滞针，甚至发生折针事故。因此，根据处方选取腧穴所在的部位来选择适当的体位，既有利于腧穴的正确定位，又便于针灸的施术操作，以较长时间的留针而不致疲劳为原则。临床上针刺的常用体位主要有以下几种：

1. 仰卧位　适宜于取头、面、胸、腹部腧穴和上下肢部分腧穴（图5-4）。

2. 侧卧位　适宜取身体侧面少阳经腧穴和上、下肢部分腧穴（图5-5）。

3. 俯卧位　适宜于取头、项、脊背、腰骶部腧穴和下肢背侧腧穴（图5-6）。

4. 仰靠坐位　适宜于取前头、颜面和颈前等部位的腧穴（图5-7）。

5. 俯伏坐位　适宜于取后头和项、背部的腧穴（图5-8）。

6. 侧伏坐位　适宜于取头部的一侧、面颊及耳前后部位的腧穴（图5-9）。

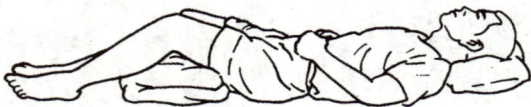

图5-4　仰卧位

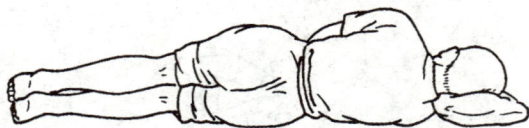

图5-5　侧卧位

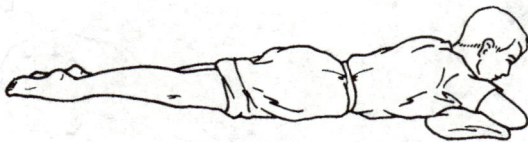

图5-6　俯卧位

除上述常用体位外，对某些腧穴则应根据腧穴的具体不同要求采取不同的体位。同时也应注意根据处方所取腧穴的位置，尽可能选用一种体位取穴针刺。如因治疗需要和某些腧穴定位的特点而必须采用两种不同体位时，应根据患者的体质、病情等具体情况灵活掌握。

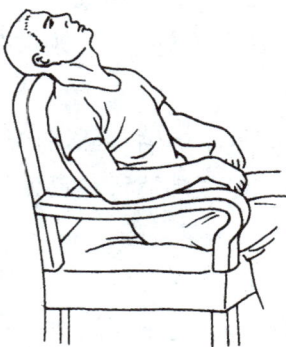

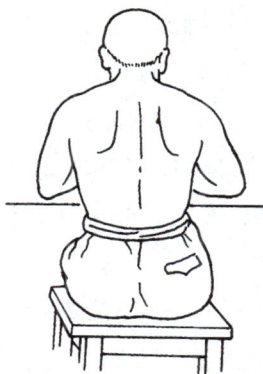

图 5-7 仰靠坐位   图 5-8 俯伏坐位   图 5-9 侧伏坐位

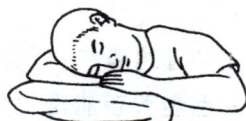

（二）针具的选择

选择毫针，针尖其状圆而不钝，利而不锐，如松针形者为佳，不可有卷毛或钩曲；针身要光滑挺直，圆正均匀，坚韧而富有弹性；针根要牢固，无剥蚀、伤痕；针柄以金属丝缠绕紧密均匀为佳，不能有松动现象；针柄的长短、粗细要适中，便于持针、运针。

在选择针具时，应根据患者的性别、年龄、形体的肥瘦、体质的强弱、病情的虚实、病变部位的表里深浅和腧穴所在的部位，选择长短、粗细适宜的针具。《灵枢·官针》曰："九针之宜，各有所为，长短大小，各有所施也。"如男性体壮、形肥、病变部位较深者，可选粗且略长的毫针；反之，若女性、体弱、形瘦，且病变部位较浅者，就应选用较短、较细的针具。至于根据腧穴所在的具体部位进行选针时，一般是皮薄肉少之处和针刺较浅的腧穴，选针宜短而针身宜细；皮厚肉多而针刺宜深的腧穴，宜选用针身稍长、稍粗的毫针。临床上选针常以将针刺入腧穴应至之深度，而针身还应露在皮肤外稍许为宜。如应刺入 0.5 寸，可选用 1 寸的毫针，应刺入 1 寸时，可选用 1.5～2 寸的毫针。总之，选择针具应适宜，否则，难以取得针感和达到治疗效果。

（三）消毒

使用毫针，除一次性使用的无菌针外，普通毫针若不消毒或消毒不严，容易引起交叉感染。因此，针刺治病要有严格的无菌观念，切实做好消毒工作。针刺前的消毒范围应包括：针具器械、医者的双手、患者的针刺部位、治疗室用具等。

1. 针具器械消毒   针具、器械的消毒方法很多，以高压蒸汽灭菌法为佳。

（1）高压蒸汽灭菌法   将毫针等针具用布包好，放在密闭的高压蒸汽锅内灭菌。一般在 102.97～137.30kPa 的压强、121℃～126℃的高温下，保持 15～30 分钟，可达到灭菌的要求。

（2）药液浸泡消毒法   将针具放入 75% 酒精内浸泡 30～60 分钟，取出用消毒巾或消毒棉球擦干后装盘待用。也可置于器械消毒液内浸泡，如"84"消毒液，可按规定浓度和时间进行浸泡消毒。直接和毫针接触的针盘、针管、针盒、镊子等，可用戊二醛溶液（保尔康）浸泡10～20分钟，达到消毒目的时才能使用。经过消毒的毫针，必须放在消过毒的针盘内，并用消毒布或消毒纱布遮盖好。

（3）煮沸消毒法　将毫针等器具用纱布包扎后，放在盛有清水的消毒煮锅内进行煮沸。一般在水沸后再煮15～20分钟，亦可达到消毒目的。但煮沸消毒法易使针尖变钝。

已消毒的毫针，应用时只能一针一穴，不能重复使用。

2. 医者双手消毒　在针刺前，医者应先用肥皂水将手洗刷干净，待干再用75%酒精棉球擦拭后，或使用免洗洗手液经过七步洗手法洗手后，方可持针操作。持针施术时，医者要避免手指直接接触针身，如某些刺激需要触及针身时，必须用消毒干棉球作隔物，以确保针身无菌。

3. 针刺部位消毒　在患者需要针刺的穴位皮肤上用75%酒精棉球、0.5%碘伏棉球擦拭消毒。擦拭时应从腧穴部位的中心点向外绕圈消毒。当穴位皮肤消毒后，切忌接触污物，保持洁净，防止重新污染。

4. 治疗室用具消毒　针灸治疗室用具，包括治疗台上的床垫、枕巾、毛毯、垫席等物品，要按时换洗晾晒，如采用一人一用的消毒垫布、垫纸、枕巾则更好。治疗室也应定期消毒净化，保持空气流通，环境卫生洁净。

四、进针法

（一）刺手和押手

在进行针刺操作时，一般应双手协同操作，紧密配合。临床上将持针手称为"刺手"；辅助进针及固定针身的手称为"押手"。

刺手的作用，是掌握针具，施行手法。进针时，运指力于针尖，快速刺入皮肤；行针时，便于左右捻转、上下提插和弹震刮搓以及出针时手法操作等。押手的作用，是固定穴位皮肤，使毫针能准确地刺入腧穴。爪切时可以减少进针时的疼痛；使用长针时，使针身有所依靠，不致摇晃和弯曲。故《难经·七十八难》说："知为针者信其左，不知为针信其右。"《标幽赋》更进一步阐述其义："左手重而多按，欲令气散；右手轻而徐入，不痛之因。"

（二）常用进针法

具体的进针方法，临床常用的有以下几种：

1. 单手进针法　多用于较短的毫针。用刺手拇、食指持针，中指端抵住穴位，指腹抵住针体中部，当拇、食指向下用力时，中指也随之屈曲，将针刺入，直至所需的深度（图5-10）。

2. 双手进针法

（1）指切进针法　又称爪切进针法，临床最为常用。用押手拇指或食指端切按在腧穴位置的旁边，刺手持针，紧靠押手指甲面将针刺入腧穴（图5-11）。此法适用于短针的进针。

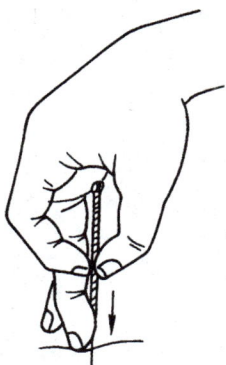

图5-10　单手进针法

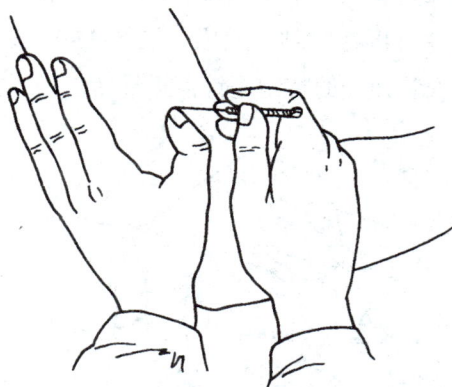

图5-11　指切进针法

（2）夹持进针法　即用押手拇、食二指持捏消毒干棉球，夹住针身下端，将针尖固定在所刺腧穴的皮肤表面位置，双手协同用力，将针刺入腧穴。此法适用于3寸以上长针的进针（图5-12）。

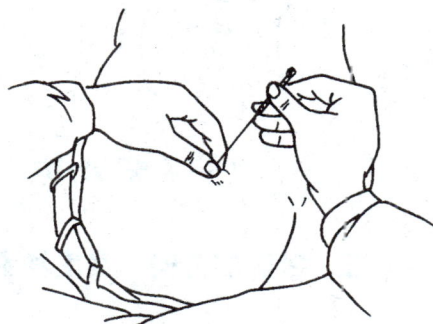

（3）舒张进针法　用押手拇、食二指将针刺入腧穴部位的皮肤向两侧撑开，使皮肤绷紧，刺手持针，使针从押手拇、食二指的中间刺入。此法主要用于皮肤松弛部位腧穴的进针（图5-13）。

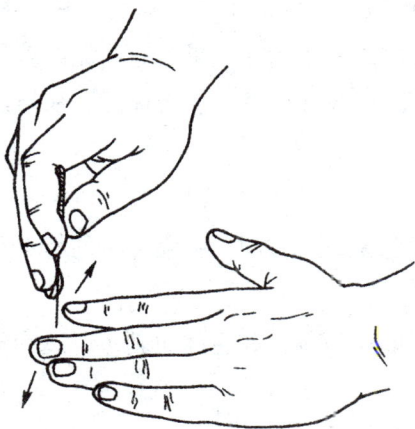

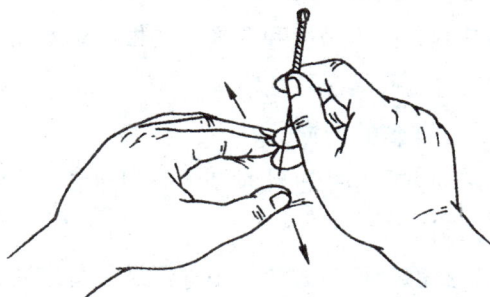

图5-12　夹持进针法

图5-13　舒张进针法

（4）提捏进针法　用押手拇、食二指将针刺入腧穴部位的皮肤提起，刺手持针从捏起的皮肤上端将针刺入。此法主要用于皮肉浅薄部位腧穴的进针，如印堂穴（图 5-14）。

3. 针管进针法　将针先插入用玻璃、塑料或金属制成的比针短 3 分左右的小针管内，放在穴位皮肤上，押手压紧针管，刺手食指对准针柄一击，使针尖迅速刺入皮肤，然后将针管去掉，再将针刺入穴内（图 5-15）。此法进针时疼痛不明显，多用于儿童和惧针者。也有用安装弹簧的特制进针器进针者。

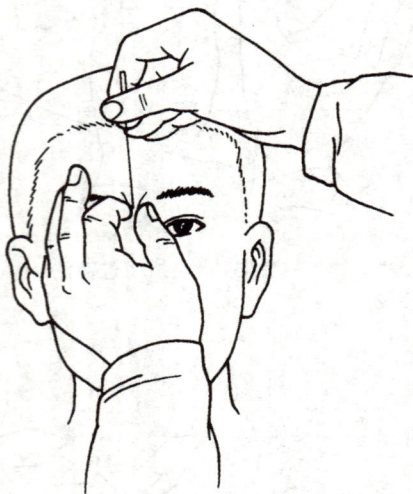

图 5-14　提捏进针法　　　　　　　　　　　　图 5-15　针管进针法

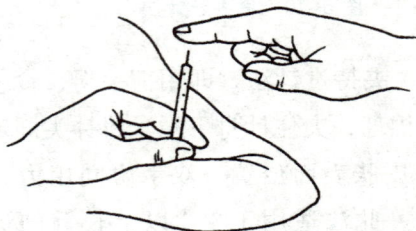

五、针刺的方向、角度和深度

在针刺操作过程中，掌握正确的针刺方向、角度和深度，是增强针感、提高疗效、防止意外的关键。腧穴定位的正确，不仅限于体表的位置，还必须与正确的进针角度、方向、深度等有机结合起来，才能充分发挥其应有的效应。临床上同一腧穴，由于针刺方向、角度、深度的不同，所产生针感的强弱、感传的方向和治疗效果常有明显的差异。正确掌握针刺方向、角度和深度，要根据施术腧穴所在的具体位置、患者体质、病情需要和针刺手法等实际情况灵活掌握。

（一）针刺的方向

针刺的方向是指进针时针尖的朝向，一般依经脉循行的方向、腧穴部位的特点和治疗的需要而确定。

1. 依经脉循行定方向　根据经脉循行走向，或顺经而刺，或逆经而刺，以达到疏通经气、提高疗效的目的。

2. 依腧穴部位特点定方向　根据腧穴部位的特点，针刺某些腧穴时必须朝向某一特定方向，方能保证治疗效果和针刺安全。如针刺哑门时，针尖应朝向下颌方向；针刺某些背部腧穴时，针尖应朝向脊柱方向。

3. 依治疗需要定方向 根据治疗需要，针刺时针尖朝向病所，促使针刺感应达到病变部位，通过气至病所以提高治疗效果。

（二）针刺的角度

针刺的角度，是指进针时针身与皮肤表面所形成的夹角。角度的确定要根据腧穴所在的位置和医者针刺时所要达到的目的综合考虑，一般分为以下三种角度（图5-16）：

1. 直刺 即针身与皮肤表面呈90°角左右。此法适用于人体大部分腧穴。

2. 斜刺 即针身与皮肤表面呈45°角左右。此法适用于肌肉浅薄处或内有重要脏器，或不宜直刺、深刺的腧穴，如需避开血管、肌腱时也可用此法。

3. 平刺 即横刺、沿皮刺。是针身与皮肤表面呈15°角左右。此法适用于皮薄肉少部位的腧穴，如头部的腧穴等。

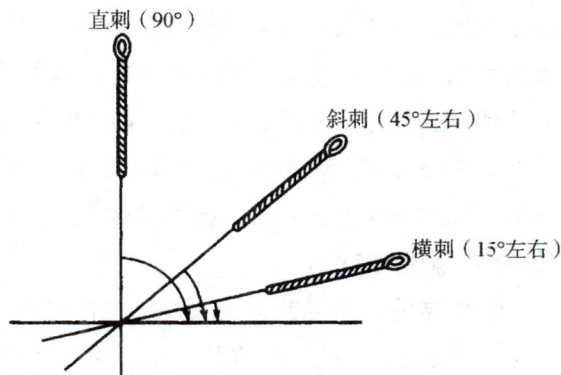

图 5-16 针刺角度

（三）针刺的深度

针刺的深度是指针身刺入人体内的深浅度，以既有针感又不伤及组织器官为度。针刺深度要根据腧穴部位特点和病情需要而确定，并结合患者年龄、体质、病情等因素综合考虑。

1. 年龄 年老体弱，气血衰退，小儿娇嫩，稚阴稚阳，均不宜深刺。年轻身强体壮者，可适当深刺。

2. 体质 对形瘦体弱者，宜相应浅刺；形盛体强者，宜深刺。

3. 病情 阳证、新病宜浅刺；阴证、久病宜深刺。

4. 部位 头面、胸腹及皮薄肉少处的腧穴宜浅刺；四肢、臀及肌肉丰满处的腧穴宜深刺。即"穴浅则浅刺，穴深则深刺"。

针刺的角度和深度关系极为密切，一般来说，深刺多用直刺，浅刺多用斜刺、平刺。对天突、风府、哑门等穴以及眼区、胸背和重要脏器部位的腧穴，尤其应注意掌握好针刺角度和深度。至于不同季节，对针刺深浅也有影响，也应予以重视，一般秋冬深刺，春夏浅刺。

六、行针

进针后，为了取得针感，或进一步调节针感，以及使针感向某一方向扩散、传导而采取的操作方法，称为"行针"，亦称"运针"，行针手法包括基本手法和辅助手法两类。

（一）基本手法

行针的基本手法包括提插法和捻转法两种。两种基本手法临床施术时既可单独应用，又可配合应用。

1. 提插法 即将针刺入腧穴一定深度后，使针由浅层向下刺入深层，再由深层向上引退至浅层，如此反复地上下呈纵向运动的行针手法，即为提插法（图 5-17）。对于提插幅度的大小、层次的变化、频率的快慢和操作时间的长短，应根据患者的体质、病情、腧穴部位和针刺目的等灵活掌握。使用提插法时的指力一定要均匀一致，幅度不宜过大，一般以 3～5 分为宜，频率以每分钟 60～90 次为宜。提插过程中保持针身垂直，不改变针刺角度、方向和深度。一般，提插的幅度大，频率快，刺激量就大；反之，提插的幅度小，频率慢，刺激量就小。

2. 捻转法 即将针刺入腧穴一定深度后，施以向前向后，左右交替捻转动作的操作手法（图 5-18）。捻转角度的大小、频率的快慢、时间的长短等，需根据患者的体质、病情、腧穴的部位、针刺目的等具体情况而定。使用捻转法时，指力要均匀，角度要适当，一般应掌握在 180°～360°，不能单向捻针，否则针身易被肌纤维等缠绕，引起局部疼痛和导致滞针而使出针困难。一般认为捻转角度大，频率快，其刺激量就大；捻转角度小，频率慢，其刺激量则小。

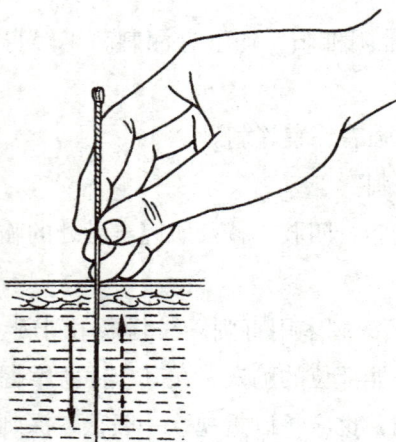

图 5-17 提插法

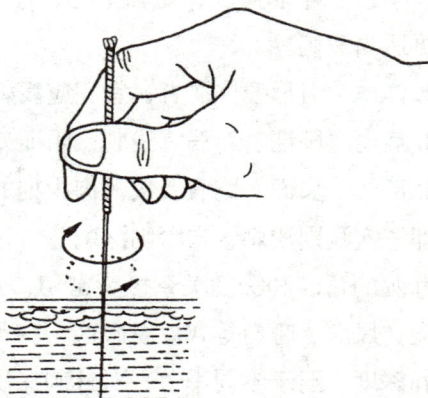

图 5-18 捻转法

（二）辅助手法

行针的辅助手法，是对行针基本手法的补充，是促使得气和加强针刺感应的操作手法。临床常用的行针辅助手法有以下几种：

1. 循法 是进针前后，医者用手指顺着经脉的循行径路，在腧穴的上下部轻柔地循按，以激发经气，促使气血往来的方法。针刺不得气时，可以用循法催气。《针灸大成》指出："凡下针，若气不至，用指于所属部分经络之路，上下左右循之，使气血往来，上下均匀，针下自然气至沉紧。"说明此法能推动气血，激发经气，促使针后得气。

2. 弹法 在留针过程中，以手指轻弹针尾或针柄，使针体微微振动，以加强针感，助气运行（图5-19）。《针灸问对》云："如气不行，将针轻弹之，使气速行。"本法有催气、行气的作用。

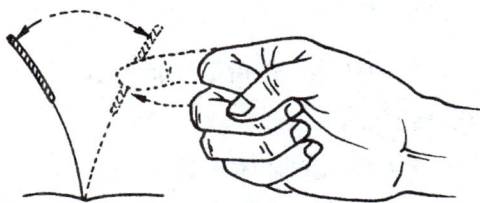

图 5-19 弹法

3. 刮法 毫针刺入一定深度后，经气未至，以拇指或食指的指腹抵住针尾，用拇指、食指或中指指甲，由上而下或由下而上频频刮动针柄，促使得气（图5-20）。本法在针刺不得气时用之可激发经气，如已得气，则可以加强针刺感应的传导和扩散。

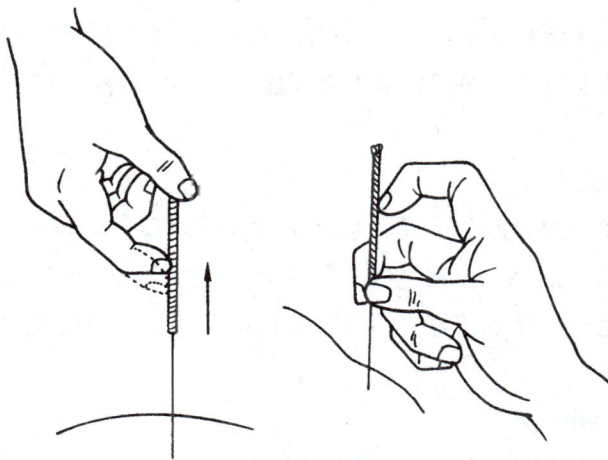

图 5-20 刮法

4. 摇法 毫针刺入一定深度后，手持针柄，轻轻摇动针身，促进经气运行。《针灸问对》有"摇以行气"的记载。其法有二：一是直立针身而摇，以加强得气的感应；二是卧倒针身而摇，使经气向一定方向传导。

5. 飞法 针后不得气者，用刺手拇、食指执持针柄，细捻数次，然后张开两指，一搓一放，反复数次，状如飞鸟展翅，故称"飞法"。《医学入门》载："以大指次指捻针，连搓三下，如手颤之状，谓之飞。"本法的作用在于催气、行气，并使针刺感应增强。

6. 震颤法 针刺入一定深度后，刺手持针柄，用小幅度、快频率的提插、捻转手法，使针身轻微震颤。本法可促使针下得气，增强针刺感应。

毫针行针手法以提插、捻转为基本操作方法。刮法、弹法，可用于一些不宜施行大角度捻转的腧穴；飞法可用于某些肌肉丰厚部位的腧穴；摇法、震颤法可用于较为浅表部位的腧穴。通过行针基本手法和辅助手法的施用，可促使针后气至或加强针刺感应，以疏通经络、调和气血，达到防治疾病的目的。

七、得气

得气即针感，是指毫针刺入腧穴一定深度后，施以提插或捻转等行针手法，使针刺部位获得经气感应。

（一）得气的临床表现

针下是否得气，可以从临床两个方面分析判断。一是患者对针刺的感觉和反应，另一是医者对刺手指下的感觉。当针刺腧穴得气时，患者的针刺部位有酸胀、麻重等自觉反应，有时出现热、凉、痒、痛、抽搐、蚁行等感觉，或呈现沿着一定的方向和部位传导和扩散现象。当患者有自觉反应的同时，医者的刺手亦能体会到针下沉紧、涩滞或针体颤动等反应。若针刺后未得气，患者则无任何特殊感觉或反应，医者刺手亦感觉到针下空松、虚滑。正如窦默《标幽赋》所说："轻滑慢而未来，沉涩紧而已至……气之至也，如鱼吞钩饵之浮沉；气未至也，如闲处幽堂之深邃。"这可以说是对得气与否所做的最形象的描述。

（二）得气的意义

得气与否以及气至的迟速，不仅关系针刺的治疗效果，而且可以借此窥测疾病的预后。《灵枢·九针十二原》说："刺之要，气至而有效。"充分说明得气的重要意义。临床上一般是得气迅速时，疗效较好，得气较慢时效果就差，若不得气时，就可能无治疗效果。

（三）影响得气的因素

影响针刺得气的因素有很多，主要有下述几个方面：

1. 患者情况 针刺得气与患者的精神状态、体质强弱及机体阴阳盛衰等情况密切相关。一般情况下，新病、体质强壮者，针感较快、较强；久病体虚者，针感较慢、较弱。阳气偏盛者，容易得气，并可出现循经感传；阴气偏盛者，不易得气，多需施行一定的行针手法方有感应。

2. 医者状态 在针刺过程中，医者取穴是否准确、手法是否熟练、深浅是否得宜、是否专一其神等都会影响得气及针刺疗效。

3. 环境影响 环境对针刺得气可产生直接或间接的影响，就气候而言，在晴天、气候较暖的情况下，针刺易得气；反之，在阴天、寒冷的情况下，针刺得气较慢或难以得气。除气候的阴晴、冷热外，空气、光线、温度、电磁、气味、卫生等，都会对针刺得气产生影响。

（四）促使得气的方法

为促使针下得气，常用的方法有候气法、催气法、守气法。

1. 候气 《针灸大成》说："用针之法，以候气为先。"当针下不得气时，需采用留针候气的方法，或间歇运针，施以提插、捻转等手法，以待气至。

2. 催气 催气是通过各种手法，催促经气速至的方法。如刮动针柄、弹摇针身、沿经循摄等法，都有催气的作用。

3. 守气 守气是指在使用候气、催气之法针下得气后，患者有舒适感觉时，医者需守住针下经气，以保持针感持久。

八、针刺补泻

针刺获得或补或泻的效应，与以下因素有关。

（一）机体的机能状态

人体的病理状态不同，针刺产生的调整作用也不同，从而产生补和泻的不同效果。当机体正气虚弱时，针刺可达到扶正补虚的作用。当机体邪气亢盛而呈实证时，针刺又可起到泻实的作用。这种针刺的调节作用，是与机体的反应状态紧密相关的。

（二）腧穴特性

很多腧穴的主治作用具有一定的相对特异性，有的能够补虚，有的可以泻实。如关元、气海、足三里、膏肓和相关脏腑经脉的背俞穴、原穴等具有强壮作用，多用于补虚，扶助正气；大椎、水沟、十宣、十二井、太冲等穴具有泻实作用，多用于疏泄病邪。故临床应在掌握腧穴共性和特性的基础上，综合患者的体质、病情、部位等进行辨证，选取与疾病相适应的穴位，运用适当的针刺手法，才能取得良好的针刺补泻效果。

（三）针刺手法

针刺手法是产生补泻作用，促使机体内在因素转化的主要手段。临床常用的补泻手法有单式补泻手法、复式补泻手法。

1. 单式补泻手法

（1）基本补泻

①捻转补泻：针下得气后，拇指向前时加重指力，然后轻轻向后回转为补法，拇指向

后时加重指力，然后轻轻向前捻为泻法。

②提插补泻：针下得气后，重插轻提为补法，重提轻插为泻法。

（2）其他补泻

①徐疾补泻：针下得气后，徐进时加重指力，疾出时减轻指力为补法；疾进时减轻指力，徐出时加重指力为泻法。

②迎随补泻：进针时针尖随着经脉循行去的方向刺入为补法，针尖迎着经脉循行来的方向刺入为泻法。

③呼吸补泻：患者呼气时进针、吸气时出针为补法，吸气时进针、呼气时出针为泻法。

④开阖补泻：出针后迅速揉按针孔为补法，出针时摇大针孔而不立即揉按为泻法。

⑤平补平泻：进针得气后均匀地提插、捻转，即为平补平泻法。

2. 复式补泻手法

（1）烧山火　将针刺入腧穴后应先刺探穴位深度，找到针感后将针感带至穴位的上 1/3（天部），行提插捻转补法 9 数，再将针感带到穴位中 1/3（人部），行提插捻转补法 9 数，然后将针感带到穴位下 1/3（地部），行提插捻转补法 9 数，再将针感慢慢地提到上 1/3，如此反复操作 3 次，最后将针留在地部留针守气。在操作过程中，可配合呼吸补泻法中的补法。多用于治疗冷痹顽麻、虚寒性疾病等。

（2）透天凉　将针刺入腧穴后应先刺探穴位深度，找到针感后将针感带至穴位的下 1/3（地部），行提插捻转泻法 6 数，再将针感带到穴位中 1/3（人部），行提插捻转泻法 6 数，然后将针感带到穴位上 1/3（天部），行提插捻转泻法 6 数，再将针感慢慢地按至下 1/3。如此反复操作 3 次，将针紧提至上 1/3 即可出针，不按压针孔。在操作过程中，可配合呼吸补泻法中的泻法。多用于治疗热痹、急性痈肿等实热性疾病。

九、留针法

将针刺入腧穴施术后，使针留置穴内称为留针。临床可分为静留针法和动留针法两种。留针的目的是加强针刺的作用和便于继续行针施术。一般病证只要针下得气而施以适当的补泻手法后，即可出针或留针 10～20 分钟。但对一些特殊病证，如寒性、顽固性疼痛或痉挛性病证，可适当延长留针时间，有时留针可达数小时，以便在留针过程中做间歇性行针，以增强、巩固疗效。

十、出针法

在施行针刺手法或留针，达到预定针刺目的和治疗要求后，即可出针。出针是整个毫针刺法过程中的最后一个操作程序，表示针刺结束。

出针的方法，一般是以押手拇、食两指持消毒干棉球轻轻按压于针刺部位，刺手持针做轻微的小幅度捻转，并随势将针缓慢提至皮下（不可单手用力过猛），静留片刻，然后出针。

出针后，除特殊需要外，都要用消毒干棉球轻压针孔片刻，以防出血或针孔疼痛。当针退出后，应仔细查看针孔是否出血，询问针刺部位有无不适感，检查核对针数有否遗漏。

十一、针刺异常情况的处理与预防

针刺是一种安全有效的治疗方法，但若操作不慎，疏忽大意，或针刺手法不当，或对人体解剖部位缺乏全面了解，有时也会出现一些异常情况。

（一）晕针

晕针是指在针刺过程中患者突然发生晕厥现象。

原因 ①精神过度紧张；②体虚、过劳、饥饿、大汗、大泻、大吐、大失血后；③体位不适；④医生手法过重。

现象 患者突然出现面色苍白，恶心欲吐，心慌，汗出，精神疲倦，头晕目眩，四肢发冷，血压下降；严重者神志丧失，四肢厥冷，二便失禁，脉微细欲绝。

处理 立即停止针刺，将针全部起出。使患者平卧，注意保暖，轻者仰卧片刻，给饮温开水或糖水后，即可恢复正常。不能缓解者，可刺人中、素髎、内关、足三里，灸百会、关元、气海等穴催醒患者。重者必要时采用急救措施。

预防 ①针对病因预防；②针刺过程中，随时观察患者神态，询问患者的感觉，及时发现晕针先兆并处理。

（二）滞针

滞针是指在行针时或留针后医者感觉针下涩滞，捻转、提插、出针均感困难，同时患者则感觉疼痛剧烈。

原因 ①精神紧张或疼痛致肌肉痉挛；②行针时捻转角度过大或持续单向捻转，导致肌纤维缠绕针身。

现象 针在体内，捻转不动，提插、出针均感困难，若勉强捻转、提插时，则患者痛不可忍。

处理 ①缓解肌肉紧张，可在滞针腧穴旁针刺；②因单向捻转而致者，向相反方向进行捻针。

预防 对精神紧张者，应先做好解释工作，消除患者不必要的顾虑。注意行针的操作手法，避免单向捻转，若用捻法时，应注意与提插法的配合，则可避免肌纤维缠绕针身而防止滞针的发生。

（三）弯针

弯针是指进针时或将针刺入腧穴后，针身在体内形成弯曲。

原因　①进针手法不熟练，用力过猛；②针下碰到坚硬组织；③患者变动体位；④针柄受到外力碰压；⑤滞针处理不当。

现象　针柄改变了进针或刺入留针时的方向和角度，提插、捻转及出针均感困难，而患者感到疼痛。

处理　①针身轻度弯曲：将针缓慢退出；②弯曲角度较大：顺着弯曲方向将针退出；③体位移动所致：恢复原来体位，局部肌肉放松后，将针缓缓起出。

预防　①医者进针手法要熟练，指力要适当，并要避免进针过速、过猛；②选择适当体位，在留针过程中，嘱患者不要随意变动体位；③避免针柄受外物硬碰和压迫。

（四）断针

断针是指针体折断在人体内。

原因　①针具质量差，有损坏剥蚀，术前未检查；②行针时强力提插、捻转，肌肉猛力收缩；③针身完全刺入腧穴内；④移动体位或外力碰撞针柄；⑤弯针、滞针未及时正确处理。

现象　行针时或出针后发现针身折断，其断端部分针身尚露于皮肤外或全部没入皮肤之下。

处理　医者态度必须从容镇静，患者保持原体位。①若残端外露，直接用镊子取出；②残端与皮肤相平，轻压针孔两旁，使残端露出皮肤，用镊子取出；③断端完全内陷，立即进行 X 线检查、定位，进行手术，将其取出。

预防　①为了防止折针，应仔细地检查针具，对不符合质量要求的针具，应弃之不用；②避免过猛、过强的行针，在行针或留针时，应嘱患者不要随意更换体位；③针刺时不可将针身全部刺入腧穴，应留部分针身在体外；④在进针行针过程中，如发现弯针时，应立即出针，切不可强行刺入、行针；⑤对于滞针等亦应及时正确地处理，不可强行硬拔。

（五）血肿

血肿是指针刺部位出现的皮下出血而引起的肿痛。

原因　针尖弯曲带钩，使皮肉受损，或刺伤血管所致，有的则为凝血机能障碍。

现象　出针后，针刺部位肿胀疼痛，继则皮肤出现有紫色。

处理　若微量的皮下出血而局部小块青紫时，一般不必处理，可以自行消退。若局部肿胀疼痛较剧，青紫面积大而且影响到活动功能时，可先做冷敷止血，24 小时后再做热敷或在局部轻轻揉按，以促使局部瘀血消散吸收。

预防 仔细检查针具，熟悉人体解剖部位，避开血管针刺，出针时立即用消毒干棉球按压针孔，头面部腧穴针刺时更应注意。针刺前要询问患者有无血液病史。

（六）刺伤重要器官

1. 创伤性气胸 是指针刺时刺伤肺脏，使空气进入胸膜腔而导致的气胸。

原因 针刺胸部、背部、锁骨上窝及胸骨切迹上缘等处的腧穴过深，或方向不当，因而刺伤肺脏，空气进入胸膜腔所致。

现象 轻者出现胸痛、胸闷、心慌、呼吸不畅，甚则呼吸困难、唇甲发绀、出汗、血压下降等症。体检时，可见患侧胸部肋间隙变宽，叩诊呈过清音，气管向健侧移位，听诊时呼吸音明显减弱或消失。X 线胸透视，可见气体多少、肺组织压迫情况等，据此便可确诊。

处理 发现气胸后，应立即起针，并让患者采取半卧位休息。轻者可自然吸收，医者密切观察，给予镇咳、镇痛、抗感染等对症处理。严重者需及时抢救。

预防 医者在进行针刺过程中精神必须高度集中，令患者选择适当的体位，严格掌握进针的深度、角度。

2. 刺伤脑脊髓

原因 风府、哑门、大椎、风池以及背部正中线第 1 腰椎以上棘突间腧穴，针刺过深，或针刺方向、角度不当。

现象 如误伤延脑时，可出现头痛、恶心、呕吐、呼吸困难、休克和神志昏迷等。如刺伤脊髓，可出现触电样感觉向肢端放射，甚至引起暂时性肢体瘫痪，有时可危及生命。

处理 发现刺伤脑脊髓后，应立即出针。轻者需安静休息，经过一段时间后，可自行恢复。重者应及时抢救或结合有关科室如神经外科等，进行综合治疗。

预防 凡针刺第 1 腰椎以上督脉腧穴及华佗夹脊穴，都要认真掌握针刺深度、方向和角度。如针刺风府、哑门穴，针尖方向不可上斜，不可过深；悬枢穴以上的督脉腧穴及华佗夹脊穴，均不可深刺。上述腧穴在行针时只宜捻转手法，避免提插手法，禁用捣刺手法。

3. 刺伤内脏

原因 在相应内脏部位腧穴针刺过深，或提插幅度过大。

现象 ①刺伤肝、脾：出血、疼痛，甚者出现急腹症症状。②刺伤肾脏：疼痛及叩击痛、血尿。肝、脾、肾三脏出血过多时，可出现血压下降等休克症状。③刺伤心脏：轻者强烈刺痛，重者剧烈撕裂样痛，引起心外射血，即刻导致休克等危重情况。④刺伤胆囊、膀胱、胃、肠：疼痛、急腹症症状。

处理 轻者卧床休息，一般能自愈；重者应注意观察血压，加用止血药；出现急腹症及休克时，采取相应急救方法处理。

预防　针刺胸腹、腰背部的腧穴时，应掌握好针刺的深度，行针幅度不宜过大。特别是对心脏扩大，或肝、脾大的患者尤其应该注意。

4. 刺伤神经根和神经干

原因　深刺或捣刺位于神经根和神经干上的腧穴。

现象　沿神经分布路线灼痛、麻木和运动障碍等末梢神经炎症状。

处理　轻者，按摩可恢复；重者，加用理疗、药物等进行治疗。

预防　在神经根和神经干部位的腧穴针刺时，不可深刺、捣刺。

十二、针刺注意事项

（一）颈项、眼区、胸胁腹背等部位

1. 针刺眼区和项部的风府、哑门等穴以及脊椎部的腧穴，要注意掌握一定的角度，不宜大幅度的提插、捻转和长时间的留针，以免伤及重要组织器官，产生严重的不良后果。

2. 对尿潴留等患者在针刺小腹部的腧穴时，也应掌握适当的针刺方向、角度、深度等，以免误伤膀胱等器官。

3. 在眼区、胸背、肾区、项部，胃溃疡、肠粘连、肠梗阻患者的腹部，尿潴留患者的耻骨联合区针刺时，应掌握深度和角度，禁用直刺，防止误伤重要脏器。对胸、胁、腰、背脏腑所居之处的腧穴，不宜直刺、深刺，肝脾大、肺气肿患者更应注意。如刺胸、背、腋、胁、缺盆等部位的腧穴，若直刺过深，都有伤及肺脏的可能，使空气进入胸腔，导致创伤性气胸。

（二）妊娠妇女和小儿

1. 妇女怀孕三个月以内者，不宜针刺小腹部的腧穴。若怀孕三个月以上者，腹部、腰骶部腧穴也不宜针刺。至于三阴交、合谷、昆仑、至阴等一些通经活血的腧穴，在怀孕期亦应予禁刺。妇女行经时，若非为了调经，亦慎用针刺。

2. 小儿囟门未合时，头项部的腧穴不宜针刺。

（三）特殊生理状态

患者在过于饥饿、疲劳，精神过度紧张时，不宜立即进行针刺。对身体瘦弱，气虚血亏的患者，进行针刺时手法不宜过强，并应尽量选用卧位。

（四）不宜针刺的疾病

1. 皮肤感染、溃疡、瘢痕和肿瘤部位不予针刺。

2. 常有自发性出血或损伤后出血不止的患者，不宜针刺。

项目二　三棱针法

三棱针法是用三棱针刺破人体的一定部位，放出少量血液，从而达到治疗疾病目的的方法。古人称之为"刺血络"或"刺络法"，现代称为"放血疗法"。

三棱针古称"锋针"。《灵枢·九针论》谈到九针中的锋针主要是用于"泻热出血"；《灵枢·九针十二原》提出了"菀陈则除之，去血脉也"的治疗原则；《灵枢·官针》中更有"络刺""赞刺""豹纹刺"等刺法的记载。

一、针具

三棱针一般用不锈钢制成，针长约 6cm，针柄稍粗呈圆柱形，针身呈三棱锥状，尖端三面有刃，针尖锋利（图 5-21）。

针具在使用前应进行灭菌或消毒，可采用高温灭菌，或用 75% 乙醇浸泡 30min 消毒。

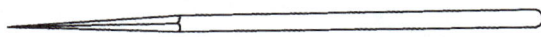

图 5-21　三棱针

二、操作方法

（一）点刺法

点刺法是浅刺穴位放出少量血液或液体的方法。针刺前，在预定部位上下用押手拇、食指向针刺处推按，使血液积聚于针刺部位。常规消毒后，押手拇、食、中指捏紧针刺部位，刺手持针，用拇、食两指捏住针柄，中指指腹紧靠针身下端，针尖露出 3～5mm，对准消毒部位，刺入 3～5mm 深，随即将针迅速退出，轻轻挤压针孔周围，使出血少许，然后用消毒干棉球按压针孔（图 5-22）。点刺法多用于指、趾末端的十宣、十二井穴和耳尖及头面部的攒竹、上星、太阳等穴。

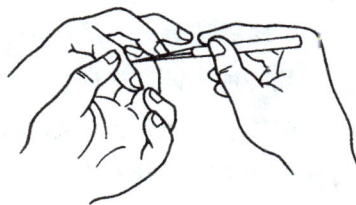

图 5-22　点刺法

（二）散刺法

散刺法是对病变局部周围进行点刺出血的方法。操作时，根据病变部位大小的不同，可刺 10～20 针，从病变外缘环形向中心点刺（图 5-23）。散刺法促使瘀血或水肿得以排除，达到祛瘀生新、通经活络的目的，多用于治疗局部瘀血、血肿或水肿、顽癣等。

（三）刺络法

刺络法是刺入浅表血络或静脉放出适量血液的方法，又称泻血法。操作前，先用止血带结扎在针刺部位上端，进行常规消毒。针刺时押手拇指压在被针刺部位下端（近心端），刺手持三棱针对准针刺部位的静脉，迅速刺入脉中 2 ～ 3mm（图 5-24），立即将针退出，使其流出少量血液，用消毒干棉球擦拭血液，刺络结束后，按压针孔。出血时，可轻按静脉上端，以助瘀血外出，毒邪得泻。此法多用于肘窝、腘窝部的静脉，如曲泽、委中等穴，治疗急性吐泻、中暑、发热等。

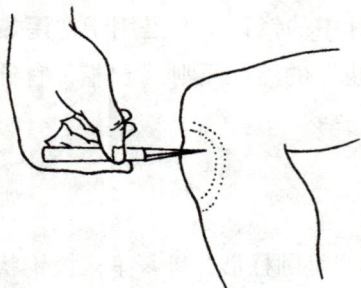
图 5-23　散刺法

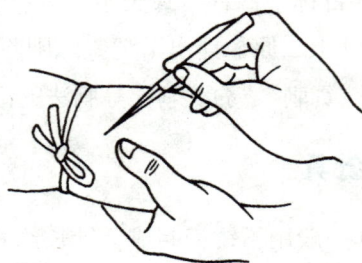
图 5-24　刺络法

（四）挑刺法

挑刺法是刺入穴位内挑断皮下纤维组织的方法。操作时，用押手按压施术部位两侧，或捏起皮肤，使皮肤固定，常规消毒后刺手持针迅速刺入皮肤 1 ～ 2mm，随即将针身倾斜挑破皮肤，使之出少量血液或少量黏液。也可再刺入 5mm 深，将针身倾斜并使针尖轻轻挑起，挑断皮下部分纤维组织，然后出针，覆盖无菌敷料保护创口。挑刺法常用于治疗肩周炎、胃痛、颈椎病、失眠、支气管哮喘、血管神经性头痛等。

三、作用和适应范围

三棱针法具有通经活络、开窍泻热、消肿止痛、调和气血等作用。其适应范围较为广泛，凡各种实证、热证、瘀血、疼痛等均可应用。常用于某些急症和慢性病，如昏厥、高热、中暑、中风闭证、咽喉肿痛、顽癣、痈疖初起、扭挫伤、疳证、痔疮、顽痹、头痛、丹毒、指（趾）麻木等。

四、注意事项

1. 对患者要做好必要的解释工作，以消除思想顾虑。

2. 严格消毒，防止感染。

3. 点刺时手法宜轻、稳、准、快，不可用力过猛，防止刺入过深，创伤过大，损伤其他组织。一般出血不宜过多，切勿伤及动脉。

4. 体质虚弱、贫血、低血压、孕妇、产后及有出血倾向和血管瘤者，均不宜使用本法。

5. 三棱针法刺激较强，注意患者体位要舒适，谨防晕针。

6.每日或隔日治疗 1 次,1～3 次为一疗程,一般每次出血量以数滴至 3～5mL 为宜。

项目三　皮肤针法

皮肤针刺法是运用皮肤针叩刺人体一定部位或穴位,激发经络功能,调整脏腑气血,以达到防治疾病目的的一种临床常用方法。

一、针具

皮肤针形似小锤,针柄有硬柄和软柄两种,软柄有弹性,多用牛角做成,长15～19cm,一端附有莲蓬状的针盘,针盘上均匀散嵌着不锈钢短针(图 5-25)。根据针数多少、样式不同,皮肤针又有"梅花针""七星针""罗汉针"之分。现代又创造了一种滚刺筒,是用金属制成的筒状皮肤针,具有刺激面广、刺激量均匀、使用方便等优点。

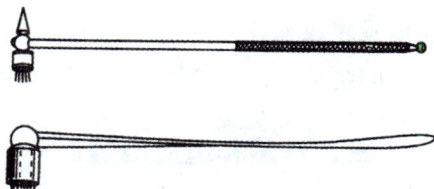

图 5-25　皮肤针

二、操作方法

(一)叩刺部位

1.循经叩刺　指沿着经脉循行路线进行叩刺的一种方法。常用于项背腰骶部的督脉和足太阳膀胱经;其次是四肢肘膝以下经络,因其分布着各经原穴、络穴、郄穴等,可治疗各相应脏腑经络的疾病。

2.穴位叩刺　指选取与疾病相关的穴位进行叩刺的一种方法。临床常根据病情选取各种特定穴、华佗夹脊穴、阿是穴等。

3.局部叩刺　指在患部进行叩刺的一种方法,如扭伤后局部的瘀肿疼痛及顽癣等。可在局部进行围刺或散刺。

(二)操作

1.叩刺　针具和叩刺部位用75%酒精消毒后,以刺手拇指、中指、无名指握住针柄,食指伸直按住针柄中段,针头对准皮肤叩击,运用腕部的弹力,使针尖叩刺皮肤后,立即弹起,如此反复叩击(图 5-26)。叩击时针尖与皮肤必须垂直,弹刺要准确,强度要均匀,可根据病情选择不同的刺激部位或刺激强度。

2.滚刺　滚刺筒及施术部位常规消毒

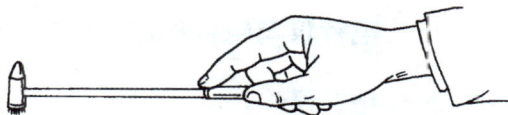

图 5-26　叩刺

后，医生手持筒柄，将针筒在施术部位上来回滚动。使刺激范围成为一狭长的面，或扩展成一片广泛的区域。

（三）刺激强度与疗程

刺激的强度，是根据刺激的部位、患者的体质和病情的不同而决定的，一般分为轻、中、重三种。

1. 轻刺 用力稍小，以皮肤出现潮红、充血为度。适用于头面部、年老体弱、妇女、儿童以及病属虚证、久病者。

2. 重刺 用力较大，以皮肤有明显潮红，并有微出血为度。适用于压痛点、背部、臀部、年轻体壮以及病属实证、新病者。

3. 中刺 介于轻刺与重刺之间，以局部有较明显潮红，但不出血为度，适用于一般部位以及多数患者。

叩刺治疗，一般每日或隔日1次，10次为一疗程，疗程间可间隔3～5日。

三、作用和适应范围

皮肤针法具有激发经络功能、调整脏腑气血等作用。适用于临床多种病证，如近视、视神经萎缩、急性扁桃体炎、感冒、咳嗽、慢性肠胃病、便秘、头痛、失眠、腰痛、皮神经炎、斑秃、痛经等。

四、注意事项

1. 针具要经常检查，注意针尖有无倒钩、弯曲，针面是否平齐，滚刺筒转动是否灵活。
2. 叩刺时动作要轻捷，运用灵活的腕力垂直叩刺，以免增加患者痛苦。
3. 局部如果有溃疡或者损伤者不宜使用本法，急性传染病和急腹症也不宜使用本法。
4. 叩刺局部、穴位及针具应进行严格消毒，注意防止感染。
5. 滚刺筒不可在骨骼突出部位处滚动，以免产生疼痛和出血。

项目四　电针法

电针法是在毫针上连接电极，通过电针仪输入微量电流，从而达到治疗疾病目的的一种方法。因电针法是将毫针和电生理刺激相结合，具有特殊的疗效。

一、电针仪与电针参数

（一）电针仪

电针仪的种类很多，以脉冲电为佳。脉冲电有规律脉冲、调制脉冲（调频脉冲、调脉冲）和不规则脉冲（声电针），临床上大多使用调制脉冲。目前最常用的电针仪主要有 G-6805 型电针治疗仪、WQ-1002 韩氏多功能电针治疗仪、SDZ-Ⅱ型华佗牌电针治疗仪。

（二）电针参数

1. 波形　常见波形有尖峰波、方波、正弦波、锯齿波。

（1）尖峰波　特点是容易通过皮肤进入深层组织，具有改善循环、促进代谢，改善组织营养、促进神经再生的作用。临床主要用于外周神经损伤、面瘫、小儿麻痹后遗症、肌肉萎缩等病证。

（2）方波　有消炎、止痛、镇静、催眠、解痉、止痒、降压等作用。临床主要用于急性软组织损伤、头痛、失眠、卒中后遗症、关节炎、高血压、胃痉挛、末梢神经炎等病证。

（3）正弦波　能调节神经肌肉的张力。

（4）锯齿波　每分钟 20～25 次，其频率接近人体呼吸频率。可刺激膈神经，做人工电动呼吸，用于配合抢救呼吸衰竭。

2. 波幅　是电压或电流最大值与最小值之差，一般小于 20V 或小于 2mA。适宜强度宜控制在感觉阈和痛阈之间。

3. 波宽　是脉冲的持续时间。

4. 频率　即每秒钟脉冲的个数。

（1）密波　高于 30Hz（50～100 次/秒），能抑制神经兴奋性，用于镇静、止痛、针麻等。

（2）疏波　低于 30Hz（2～5 次/秒），能提高肌张力，可用于治疗痿证。

（3）疏密波　疏波和密波的结合，能促进代谢，用于治疗出血、扭挫伤、关节局围炎、气血运行障碍、坐骨神经痛、面瘫、肌无力、局部冻伤等。

（4）断续波　是呈节律性时断时续的波，可提高横纹肌兴奋性，用于治疗面瘫、瘫痪、痿证等。

二、操作方法

（一）选穴

选穴一般以同侧肢体 1～3 对穴为宜。

（二）电针方法

将电针仪输出电位器调至"0"位，毫针刺入穴位并得气，将负极接主穴，正极接配穴，也有不分正负极，将两根导线任意接在两个针柄上。然后打开电源开关，选好参数，慢慢调高输出电流量，控制在感觉阈和痛阈之间。通电时间一般在 15～20 分钟，用于镇痛则一般在 15 ～ 30 分钟。如感觉弱时，可适当加大输出电流量，或暂时断电 1 ～ 2 分钟后再行通电。当达到预定时间后，先将输出电位器退至"0"位，然后关闭电源开关，取下导线，最后起针。

（三）电流的刺激强度

当电流开到一定强度时，患者有麻、刺感，这时的电流强度称为"感觉阈"。如电流强度再稍增加，患者会突然产生刺痛感，能引起疼痛感觉的电流强度称为电流的"痛阈"。感觉阈和痛阈因人而异，在各种病理状态下其差异也较大。一般情况下在感觉阈和痛阈之间的电流强度，是治疗最适宜的刺激强度。但此间范围较小，需仔细调节。超过痛阈的电流强度，患者不易接受，应以患者能耐受的强度为宜。根据患者对电流刺激量的耐受度，可在治疗过程中再做调整。

三、作用和适应范围

电针可调整人体生理功能，有止痛、镇静、促进气血循环、调整肌张力等作用。电针的适应范围和毫针刺法基本相同，可广泛应用于内、外、妇、儿、五官等科疾病，故其治疗范围较广。临床常用于各种痛证、痹证和心、胃、肠、膀胱、子宫等器官的功能失调，以及癫狂和肌肉、韧带、关节的损伤性疾病等，并可用于针刺麻醉。

四、注意事项

1. 电针器使用前必须检查其性能是否良好。

2. 调节电流量应缓慢且逐渐从小到大，切勿突然增大，以免发生意外。

3. 患有严重心脏病者，应用电针时要注意，避免电流回路经过心脏，靠近延脑、脊髓等部位使用电针时，电流量宜小，不可过强刺激。

4. 作为温针使用过的毫针，针柄表面往往氧化而不导电，应用时可将输出线夹在毫针的针体上。

5. 孕妇慎用电针；年老、体弱、醉酒、饥饿、过饱、过劳者，不宜使用电针。

项目五　穴位注射法

穴位注射法是将所需注射液注入穴位以防治疾病的一种治疗方法，又称"水针法"。它可将针刺刺激和药物的性能及相关的渗透作用相结合，发挥其综合效应，故对某些疾病有特殊的疗效。

一、针具与常用药物

（一）针具

根据使用药物的剂量大小及针刺的深浅，选用不同规格的注射器和针头。一般使用 1mL、2mL、5mL 注射器，肌肉丰厚部位可选用 10mL 注射器。针头可选用 5 ~ 7 号普通注射针头，或封闭用长针头。

（二）常用药物

凡是可供肌肉注射用的药物，多可供穴位注射用。常用的中药注射液有：当归、丹参、红花、板蓝根、柴胡、鱼腥草、川芎注射液等；西药有：25％硫酸镁，维生素 B_1、B_{12}，维生素 C、K，0.25％ ~ 2％盐酸普鲁卡因，阿托品，利血平，安络血，麻黄素，抗生素，胎盘组织液，生理盐水，风湿宁，骨宁注射液等。

二、操作方法

（一）穴位选择

选穴原则同针刺法，但根据本法的特点，常结合经络、穴位按诊法以选取阳性反应点。如在背部、胸腹部或四肢的特定穴部位出现的条索、结节、压痛，以及皮肤的凹陷、隆起、色泽变异等，软组织损伤可选取最明显的压痛点。选穴易少而精，一般每次 2 ~ 4 穴。

（二）注射剂量

1. 应根据药物说明书规定的剂量。不能过量，一次注射的总量，不可超过说明书的规定量。

2. 耳部每穴可注射 0.1mL，头面部每穴可注射 0.3 ~ 0.5mL，四肢部每穴可注射 1 ~ 2mL，胸背部每穴可注射 0.5 ~ 1mL，腰臀部每穴可注射 2 ~ 5mL。

3. 5％ ~ 10％葡萄糖注射液每次可注射 10 ~ 20mL。

4. 刺激性强的药物和特异性药物，每次只可用常规量的 1/10 ~ 1/3。

5. 中草药制剂的常规剂量为 1 ~ 4mL。

（三）操作

首先使患者取舒适体位，选择适宜的消毒注射器和针头，抽取适量的药液，在穴位局部消毒后，刺手持注射器对准穴位或阳性反应点，快速刺入皮下，然后将针缓慢推进，待针下有得气感，回抽无血后，便可将药液注入（图 5-27）。凡急性病、体强者可用较强刺激，推液可快；慢性病、体弱者，宜用较轻刺激，推液可慢；一般疾病，则用中等刺激，推液也宜中等速度。如所用药液较多时，可由深至浅，边推药液边退针，或将注射针变换不同方向注射药液。

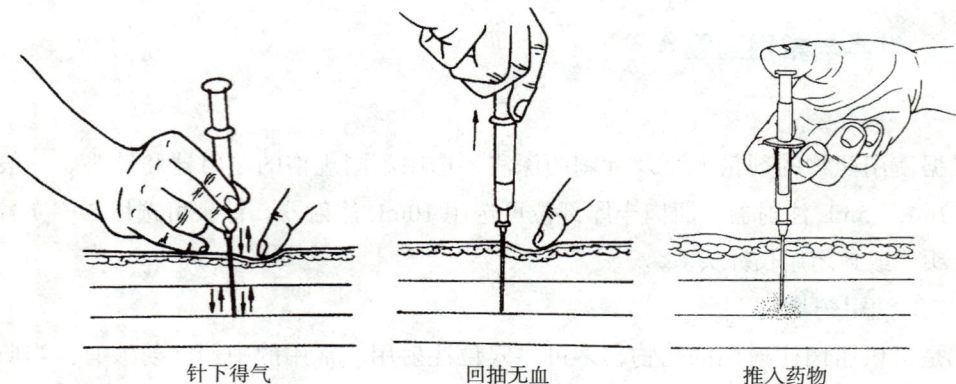

针下得气   回抽无血   推入药物

图 5-27 穴位注射操作

（四）疗程

急症患者每日 1 次，慢性病一般每日或隔日 1 次，6 ～ 10 次为 1 疗程。反应强烈者，可隔 2 ～ 3 日 1 次，穴位可左右交替使用。每个疗程间可休息 3 ～ 5 日。

三、作用和适应范围

穴位注射法是将针刺与药物对穴位的双重刺激作用结合起来，发挥其综合效能，提高治疗效果。其适应范围很广，凡是针灸治疗的适应证大部分均可采用本法，如痹证、腰腿痛等。

四、注意事项

1. 注意药物的性能、药理作用、剂量、禁忌及毒副作用。凡能引起过敏的药物，必须先做皮试。

2. 不能将药液注入关节腔、脊髓腔和血管内。

3. 穴位注射时，必须避开神经干。

4. 颈项、胸背部腧穴注射时，不能过深，以防误伤重要脏器；孕妇的下腹部、腰骶部及合谷、三阴交等穴不宜做穴位注射，以免引起流产。

5. 年老体弱及初次接受治疗者，最好取卧位，注射部位不宜过多，药量也可酌情减少，以免晕针。

复习思考

1. 得气与针后异常感都可以出现酸、麻、胀、重的感觉，二者临床意义有何不同？

2. 目前临床上三伏贴得到了广泛的认可，如何理解三伏贴治疗疾病的机理？

扫一扫，知答案

模 块 六

灸法、拔罐法、刮痧法及穴位贴敷

[学习目标]

　　1.掌握灸法的定义、特点，艾炷灸、艾条灸、温针灸等常用灸法的操作和临床应用，拔罐法的基本操作方法，刮痧法、穴位敷贴的基本操作方法。

　　2.熟悉灸法的分类、作用、操作注意事项，拔罐法、刮痧法、穴位敷贴的作用、适应证和应用注意事项。

　　3.了解温灸器灸和非艾条灸类的操作及临床应用，罐的种类，刮痧的器具和刮痧时的介质，穴位敷贴常用药物。

项目一　灸　法

　　灸法，是指用艾绒或以艾绒为主要成分制成的灸材，点燃后置于穴位或体表一定部位进行烧灼、温熨，借灸火的热力以及药物的作用，刺激经络腧穴，以防治疾病的方法。《灵枢·官能》说"针所不为，灸之所宜"，《灵枢·经脉》指出"陷下则灸之"，《医学入门》也讲"药之不及，针之不到，必须灸之"。说明灸法有其独到的疗效。

一、灸用材料和灸法的作用

（一）灸用材料

　　1.艾叶与艾绒　施灸材料，最初是采用一般的树枝柴草取火来烧灼、烫、熨人体某些部位，以消除病痛。自春秋战国以来，普遍采用艾叶作为主要灸料。《孟子》一书或"七年之病求三年之艾"，可见2000多年前我们的祖先不仅懂得使用艾，并且已经讲究使用存放多年的"陈艾"了。

　　艾属菊科多年生草本植物，我国各地均有生长，以湖北蕲州产者为佳，故有"蕲艾"

137

之称。《本草纲目》记载："凡用艾叶，需用陈久者，治令细软，谓之熟艾，若艾生，灸火则易伤人肌脉。"新制的艾绒，燃烧时挥发油过多，火力过强，常导致患者不易耐受，故医家多用存放一定时间的艾绒，称为"陈艾"。艾叶的采集一般在农历4～5月间，叶盛花未开之时，采收新鲜肥厚的艾叶，晒干备用。将干燥的艾叶，捣制后除去杂质，即成淡黄色纯净细软的艾绒。艾绒易于燃烧，火力温和，具有穿透性，故为施灸佳料。临床使用时，一般制作成艾炷或艾条。

（1）艾炷　用手或器具将艾绒制作成圆锥形，称为艾炷（图6-1）。每点燃一个艾炷，称为一壮。

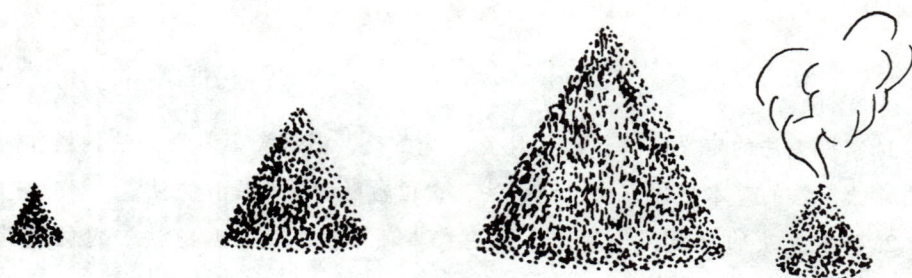

图6-1　艾炷

1）艾炷的规格

小艾炷：如麦粒大，用于直接灸。

中艾炷：如半截枣核大，用于直接灸和间接灸。

大艾炷：如半截橄榄大，用于间接灸。

临床上对中艾炷提出了量化要求：炷高为1cm，底径约0.8cm，柱重约1g，可燃烧3～5分钟。

2）艾炷的制作　有手工制作和艾炷器制作两种。①手工制作法：小炷可将一小团艾绒，平置于平板上，用拇指指面与食指远节桡侧缘单方向搓捻即成。中、大炷，须将艾绒一团放在左手掌心，右手相合对搓，再用右手鱼际与左掌心对合用力而搓，可将艾绒搓成纺锤状，一分为二，置于平板上，再用拇、食、中三指边捏边旋转，形成上尖下圆的圆锥体。②艾炷器制作法：艾炷器表面有多个锥形空洞，洞下留一小孔。将艾绒倒入空洞中，用圆棒压紧，倒出备用。艾炷器制作的艾炷比较紧密，大小一致，更便于操作和应用。

（2）艾条　是将艾绒用桑皮纸包裹，卷成的圆柱形长条，又名艾卷。一般长20cm，直径1.5cm。艾条可分为纯艾条、药艾条和无烟艾条。一支艾条的燃烧时间约2小时。

1）纯艾条　又叫清艾条。将艾绒24g平铺在长26cm，宽24cm，质地柔软疏松又坚韧的桑皮纸上，卷成直径1.5cm的圆柱形长条，越紧越好，卷紧后用胶水封口。

2）药艾条　是在纯艾条中加入药物制成的，由于添加药物不同，可分为普通药艾条、太乙针、雷火针三种。①普通药艾条：即在艾绒里加入温通走窜之药物粉末，制法同纯艾条，每支艾条加药末 6g。药物有：肉桂、干姜、独活、细辛、白芷、苍术、乳香、没药、木香等各等份。②太乙针：用艾绒 2000g，人参 125g，山羊血 60g，千年健 500g，钻地风 500g，肉桂 500g，川椒 500g，乳香 500g，没药 500g，小茴香 500g，苍术 500g，甘草 1000g，防风 2000g，麝香少许，共研为细末。取 40cm 见方的棉皮纸一层，高方纸两层，加置药末 25g 于其中，紧卷成爆竹状，外糊桑皮纸 6~7 层，阴干后备用。③雷火针：用艾绒 95g，沉香、木香、乳香、茵陈、羌活、干姜、穿山甲各 9g，麝香少许，共研为细末。取棉皮纸二方，一方平置于桌上，一方双折覆于上。将洁净艾绒平铺于其上，拿木尺等物轻轻叩打，使之均匀成平方形，然后将药末铺于艾绒上，紧卷成爆竹状，外涂鸡蛋清，糊桑皮纸 6~7 层，阴干。

太乙针和雷火针药物处方较多，在药物的用量上也有差异，皆以辛香行气、活血化瘀、温阳散寒、通络止痛的药物为主。

3）无烟艾条　将艾叶炭、羌活、细辛、白芷、甘松、木香等成分，制成长约 12cm，直径约 1.3cm 的圆柱形条，表面显灰黄色有光泽或表面黑色，略具香气。避免了传统艾条燃时烟雾大、对咽喉有较强刺激性、温度不高、易掉灰等缺点。无烟艾条点燃后仅有极少量的烟，火头温度较高，耐燃。但无烟艾条含的是艾叶炭而不是艾绒，因此在疗效上和传统艾条相比会有一定差异。

2. 其他灸用材料　施灸的原料很多，除了艾，也有用灯心草、桑枝、桃枝、黄蜡、药锭、药捻、药笔等取火来烧、灼、烫、熨，还有用斑蝥、毛茛、大蒜、白芥子等对皮肤有刺激性的药物来发疱。这些材料成分不同，可施于不同病证。

（二）灸法的作用

1. 温经通络，祛湿散寒　临床上常用于治疗寒凝血滞、经络痹阻所引起的寒湿痹痛、痛经、经闭、胃脘痛、寒疝腹痛、泄泻、痢疾等。

2. 扶阳固脱，升阳举陷　临床上多用于治疗脱证和中气不足、阳气下陷而引起的遗尿、脱肛、阴挺、崩漏、带下、久泻、久痢、痰饮等。

3. 行气活血，消瘀散结　临床常用于治疗气血凝滞之疾，如乳痈初起、瘰疬、瘿瘤等。

4. 防病保健，延年益寿　常灸足三里、大椎等穴，可以激发人体的正气，增强抗病的能力，使人精力充沛、长寿不衰。

二、灸法的分类及操作

灸法种类很多，常用灸法如表 6-1。

表6-1　灸法的种类

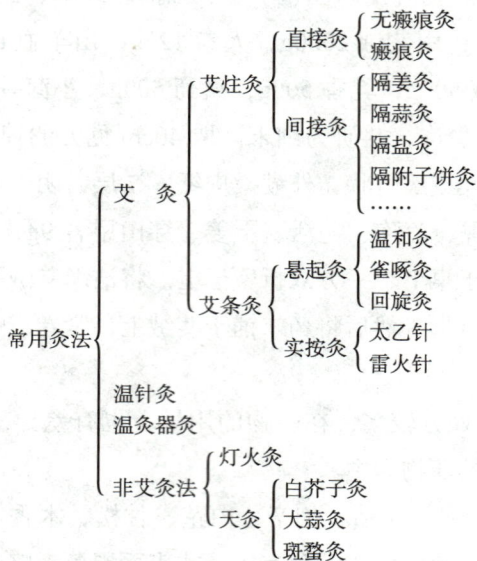

```
                              ┌ 直接灸 ┬ 无瘢痕灸
                              │        └ 瘢痕灸
                    ┌ 艾炷灸 ┤        ┌ 隔姜灸
                    │        │        │ 隔蒜灸
                    │        └ 间接灸 ┤ 隔盐灸
                    │                 │ 隔附子饼灸
          ┌ 艾 灸 ┤                 └ ……
          │        │        ┌ 悬起灸 ┬ 温和灸
          │        │        │        │ 雀啄灸
          │        └ 艾条灸 ┤        └ 回旋灸
          │                 │        ┌ 太乙针
常用灸法 ┤                 └ 实按灸 ┴ 雷火针
          │ 温针灸
          │ 温灸器灸
          │        ┌ 灯火灸
          └ 非艾灸法┤       ┌ 白芥子灸
                    └ 天灸 ┤ 大蒜灸
                            └ 斑蝥灸
```

（一）艾灸

1. 艾炷灸　是将艾炷置于施灸部位点燃而治病的方法。分为直接灸与间接灸两类。

（1）直接灸　是将大小适宜的艾炷，直接放在皮肤上施灸的方法（图6-2）。若施灸时需将皮肤烧伤化脓，愈后留有瘢痕者，称为瘢痕灸；若不使皮肤烧伤化脓，不留瘢痕者，称为无瘢痕灸。

1）瘢痕灸　又名化脓灸。施灸时先将所灸腧穴部位涂以少量的大蒜汁，以增加黏附和刺激作用，随即将小艾炷置

图6-2　直接灸

于腧穴上点燃施灸。每壮艾炷必须燃尽，除去灰烬后，易炷再灸，灸至起疱为度。施灸时由于艾火烧灼皮肤，因此可产生剧痛，可用手在施灸腧穴周围轻轻拍打，借以缓解疼痛。在正常情况下，灸后1周左右，施灸部位化脓形成灸疮，5～6周后，灸疮自行痊愈，结痂脱落而留下瘢痕。如果灸疮久不愈合，可用外科方法予以处理。因此，施灸前必须征求患者同意，方可使用本法。临床上常用于治疗哮喘、肺痨、瘰疬等慢性顽疾。

2）无瘢痕灸　施灸时先在所灸腧穴部位涂以少量的凡士林，以使艾炷便于黏附，然

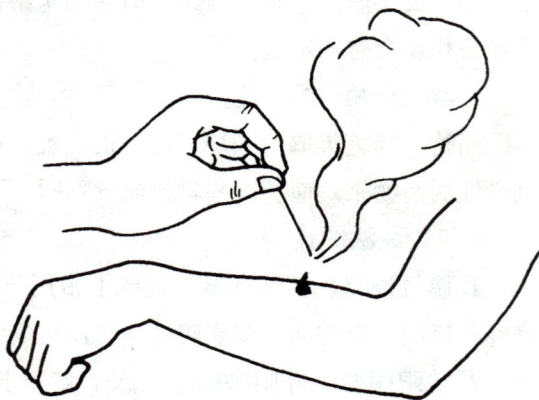

后将大小适宜的艾炷，置于腧穴上点燃施灸，当患者感到微有灼痛，易炷再灸，至局部皮肤出现红晕而不起疱为度。因其皮肤无灼伤，故灸后不化脓，不留瘢痕。一般虚寒性疾患，均可采用此法。

（2）间接灸　又称隔物灸。是指用药物或其他材料将艾炷与施灸腧穴部位的皮肤隔开进行施灸的方法（图 6-3）。根据间隔药物或材料的不同，临床上常用的有如下几种：

1）隔姜灸　将直径 2～3cm 鲜姜切成厚 0.2～0.3cm 的薄片，中间以针刺数孔，以利于火气渗透；将姜片放置在穴位上，再将艾炷放在姜片上点燃施灸。当患者感到灼痛时，可用镊子将姜片上提少许，使其离开皮肤片刻，旋即放下，如此反复至艾炷燃尽，易炷再灸，至皮肤红润而不起疱为度。本法具有温胃止呕、散寒止痛的作用。临床上多用于治疗感冒、咳嗽、风湿痹证、呕吐、腹痛、泄泻等症。

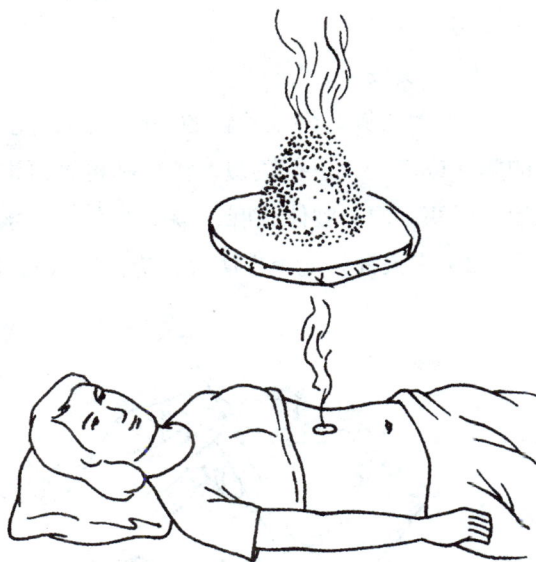

图 6-3　间接灸

2）隔蒜灸　将直径 2～3cm 独头大蒜切成厚 0.2～0.3cm 的薄片，中间针刺数孔，将蒜片放置在施灸部位后，再将艾炷放在蒜片上点燃施灸。待艾炷燃尽，易炷再灸，至皮肤红润而不起疱为度。本法具有清热解毒、杀虫等作用，临床上多用于治疗瘰疬、肺痨及初起的肿疡等症。

3）隔盐灸　又称神阙灸。用干燥的食盐（青盐为佳）填敷于脐部，或在盐上放一片薄姜片，将大艾炷放置在姜片上进行施灸。本法具有回阳、救逆、固脱的作用，临床上多用于治疗急性腹痛、吐泻、痢疾、四肢厥冷和虚脱等。治疗脱证时，可不拘壮数，连续施灸，直到脉象恢复，体温回升，证候改善。

4）隔附子饼灸　将附子研末，用酒调和做成直径约 3cm，厚约 0.5cm 的附子饼，中间以针刺数孔，放在腧穴或患处，上面再放艾炷施灸，直至灸完所规定壮数为止。本法具有温补肾阳等作用，临床上多用于治疗命门火衰而致的阳痿、早泄或疮疡久溃不敛等症。

2. 艾条灸　包括悬起灸、实按灸。

（1）悬起灸　分为温和灸、雀啄灸和回旋灸。

1）温和灸　将点燃的艾条端对准应灸的部位，距离皮肤 2～3cm 施灸（图 6-4），使局部有温热感而无灼痛为宜，一般每处灸 10～15 分钟，以皮肤出现红晕为度。对于小

141

儿、昏厥或局部知觉迟钝的患者，医者应将中、食二指分开，置于施灸部位的两侧，感知患者局部的受热程度，以便随时调节施灸的距离，防止烫伤。

2）雀啄灸　将点燃的艾条端对准应灸的部位，并进行上下移动，接近腧穴约 1.5cm 处，立即拿开，如此反复，犹如鸟雀啄食一般，称为雀啄灸（图 6-5）。

3）回旋灸　将点燃的艾条端对准应灸的部位，保持一定的距离，均匀地反复回旋施灸（图 6-6）。

（2）实按灸

1）太乙针　将太乙针的一端点燃，用粗布数层包裹其燃着的一端，立即紧按于应灸的腧穴或患处，进行灸熨，针冷则再燃再熨（图 6-7）。如此反复灸熨 7~10 次为度。此法治疗风寒湿痹、肢体顽麻、痿弱无力、半身不遂等均有效。

2）雷火针　施灸方法及适应证与太乙针相同。

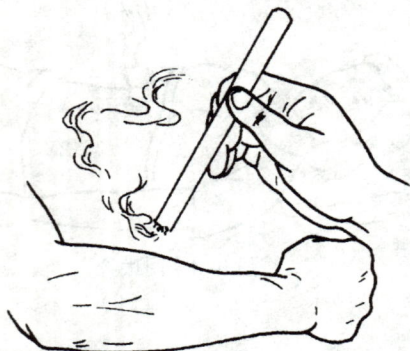

图 6-4　温和灸

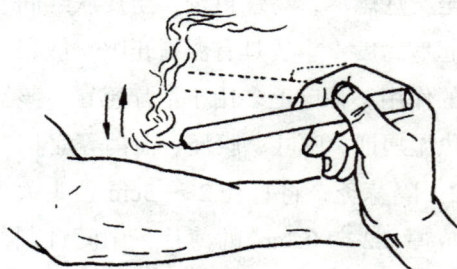

图 6-5　雀啄灸

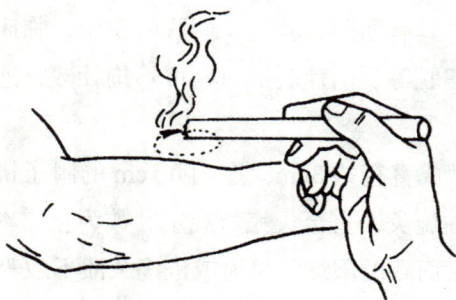

图 6-6　回旋灸

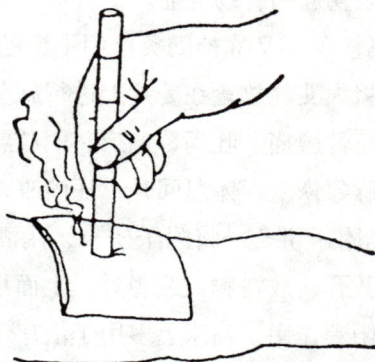

图 6-7　实按灸

（二）温针灸

温针灸是针刺与艾灸结合应用的一种方法，适用于既需要留针而又适宜用艾灸的病证，操作中，将针刺入腧穴得气后并给予适当补泻手法而留针时，将纯净细软的艾绒捏在针尾上，或将一段长约 2cm 的艾条，插在针柄上，点燃施灸（图 6-8）。待艾绒或艾条烧完后除去灰烬，将针起出。为防艾火脱落引起烫伤，应在施灸部位的下方垫一硬纸片。

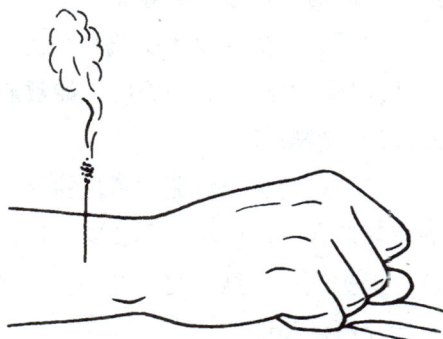

图 6-8　温针灸

（三）温灸器灸

温灸器灸是指运用专门施灸的器具，进行施灸的一种方法。临床常用的有温灸盒和温灸筒（图 6-9、图 6-10）。施灸时，将艾绒，或加掺药末，装入温灸器的小筒，点燃后，将温灸器的盖扣好，置于应灸部位，进行熨灸，直到所灸部位的皮肤发红为度。具有调和气血、温中散寒的作用。临床上多用于小儿、妇女及畏惧灸治者。

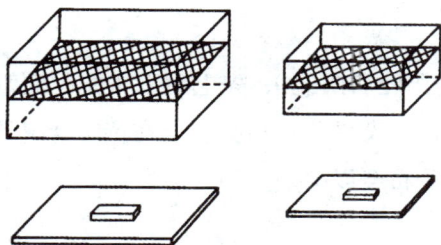

图 6-9　温灸盒

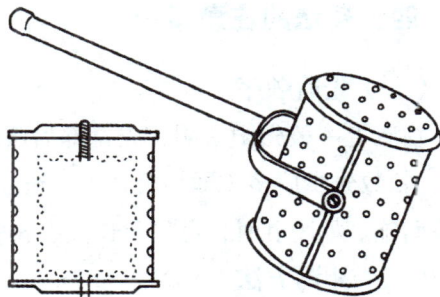

图 6-10　温灸筒

（四）非艾灸法

1. 灯火灸　又名灯草灸。是用灯心草蘸油（麻油等）少许点燃，在患者穴位二焠烫的方法。即取 10 ～ 15cm 长灯心草，在麻油中浸入 3 ～ 4cm，点燃，对准穴位快速点灸，当听到"叭"的一声爆响，迅速离开，如无此声，当即重复一次。此法具有疏风解表、行气化痰、清神止搐等作用，临床上多用于小儿惊风、痄腮、消化不良、疟疾、胃痛等症。

2. 天灸　又称药物灸、发疱灸。是用对皮肤有刺激性的药物，涂敷于施灸部位，使局部充血、起水疱，犹如灸疮，故名天灸。其常用的有以下几种：

（1）白芥子灸　将白芥子研成细末，用水调和，敷贴于腧穴或患处。利用其较强的刺激作用，敷贴后促使发疱，借以达到治疗目的。一般可用于治疗关节痹痛、口眼㖞斜，或配合其他药物治疗哮喘等症。

（2）大蒜灸　将大蒜捣烂如泥，取 3 ～ 5g 贴敷于穴位上，敷灸 1 ～ 3 小时，以局部皮肤发痒、发红、起疱为度。如敷涌泉穴治疗咯血、衄血，敷合谷穴治疗扁桃体炎，敷鱼际穴治疗喉痹等。

（3）斑蝥灸　将芫青科昆虫南方大斑蝥或黄黑小斑蝥的干燥全虫研末，用醋或甘油、酒精等调和。使用时先取胶皮一块，中间剪一小孔如黄豆大，贴在施灸穴位上，以暴露穴位并保护周围皮肤，将斑蝥粉少许置于孔中，上面再贴胶布固定即可，以局部起疱为度。可治疗癣痒等证。

三、灸法的适应范围

灸法在临床上的适应证很广，各科几乎都有它的主治病证。其适应证大多以虚证、寒证和阴证为主，适用于慢性久病、阳气不足之证。如阴挺、脱肛、内脏下垂因中气不足、气虚下陷所致者；风寒湿痹、痛经、腹痛等因寒凝血滞、经络痹阻所致者；呕吐、泄泻因中焦虚寒所致者。此外，临床上也有用灸法治疗热病者，如灯火灸治疗痄腮，但需慎重。

四、灸法的注意事项

（一）先后顺序

临床上一般先阳后阴（先背部后腹部或先阳经后阴经）；先上后下（先头面躯干后四肢），壮数先少后多（即初灸宜少，适应后增多），艾炷先小后大。但在特殊情况下，则要酌情而施。如脱肛时，可先灸长强以收肛，后灸百会以举陷。

（二）补泻方法

《灵枢·背俞》说："以火补者，毋吹其火，须自灭也。以火泻者，疾吹其火，传其艾，须其火灭也。"临床上可根据患者的具体情况，结合腧穴性能，灵活运用。

（三）灸量

施灸剂量，艾炷是以壮数计算，每燃烧一个艾炷，称为一壮。艾条是以时间计算。无论艾炷或艾条，都应灸至皮肤均匀潮红。

（四）忌宜

1. 一般情况下，热证不宜灸。

2. 对颜面、五官和有大血管的部位以及关节活动部位，不宜采用瘢痕灸。

3. 孕妇的腹部和腰骶部也不宜施灸。

（五）灸后调理

1. 施灸后 30 分钟内，不宜饮冷饮，不接触冷水。

2. 水疱的护理：如局部出现小水疱，注意不可擦破，任其自然吸收。如水疱较大，可用消毒的毫针刺破放水，或用注射针抽出水液，涂以龙胆紫，并用消毒干纱布保护。

3. 化脓灸的护理：在灸疮化脓期间，要注意适当休息，加强营养，保持局部清洁，并用消毒干纱布保护灸疮，防止感染，待其自然愈合。如护理不当，灸疮脓液呈黄绿色或有渗血，可按感染处理。

（六）施灸时的安全

1. 注意用火安全，艾火勿烧伤皮肤或衣物。

2. 用过的艾条放入灭灸器内，未燃尽的艾绒或其他材料应装入专门的容器内，并盖严以防复燃。

3. 灸疗过程中，要注意患者面部表情变化，一旦发生晕厥，要及时处理，处理方法与晕针相同。

4. 对于过饥、过饱、过劳、酒醉、情绪激动者，不宜立即施灸。

项目二　拔罐法

罐法，古称"角法"，是以罐为工具，利用燃烧、抽吸等方法排出罐内空气，使罐内气压低于外界大气压，形成负压，从而对罐吸着部位的皮肤产生良性刺激，造成局部皮肤充血，以达到防治疾病目的的一种方法。

一、罐的种类

罐的种类很多，目前常用的罐（图6-11）有以下四种：

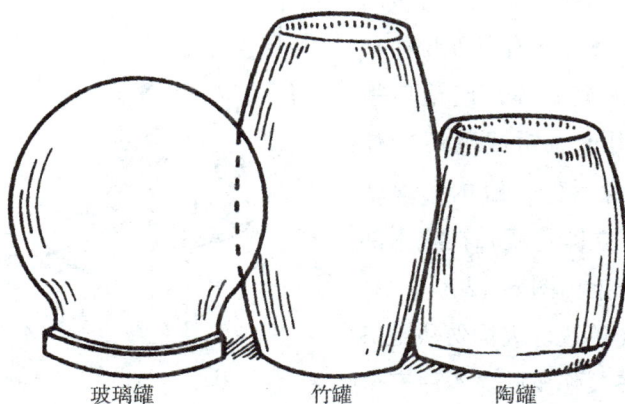

玻璃罐　　　竹罐　　　陶罐

图 6-11　常用罐

（一）玻璃罐

玻璃罐临床最为常见，是用耐热硬质玻璃烧制而成的。形似球状，肚大口小，罐口边缘略突向外。清晰透明，便于观察，罐口光滑，吸附力好，但容易摔碎。

（二）竹罐

竹罐常见于我国南方地区，取直径 3～5cm 坚实成熟的竹筒，制成 6～8cm 或 8～10cm 长的竹管，一头开口，一头留节作底，刮去青皮及内膜，制成形如腰鼓的圆筒。罐口用砂纸磨光，使之光滑平正。口径大的，用于面积较大的腰背及臀部；口径小的，用于四肢关节部位。竹罐取材较容易，制作简便，轻巧价廉，不易摔碎，多用于水罐法。但容易燥裂、漏气，吸附力不大。

（三）陶罐

陶罐常见于我国北方地区，有大、中、小和特小等几种规格。陶罐里外光滑，吸附力大，经济实用，但质地较重，不透明，易摔碎。

（四）抽气罐

用透明塑料制成，上面加置活塞，便于抽气。又分连体式和分体式，其规格大小不同。新型的抽气罐使用方便，吸附力可随意调节，且较安全，又不易破碎，是家庭应用较多的拔罐工具。缺点是只适宜留罐操作，且没有温热刺激，消毒不方便。

二、吸附方法

罐的吸附方法是指排空罐内的空气，使之产生负压而吸拔在皮肤的方法，常用的有火罐法、水罐法和抽气法。

（一）火罐法

火罐法指利用火在罐内燃烧时产生的热力排出罐内空气，形成负压，将罐吸附在皮肤上的方法。具体方法有以下几种：

1. 闪火法 一手握罐体，使罐口呈 45°倾斜，另一手用止血钳或平镊夹住 95%酒精棉球，点燃后伸入罐内中段绕 1～3 圈，再退出，立即将罐扣在施术部位，即可吸附在皮肤上（图 6-12）。

技术要领：动作迅速。火焰勿从罐口漫出，以免罐口过热烫伤皮肤。本法安全性好，是临床常用的拔罐方法。

2. 投火法 将折叠的易燃纸条点燃后投入罐内，趁火旺时迅速将罐扣于应拔部位，使罐吸附在皮肤上（图 6-13）。

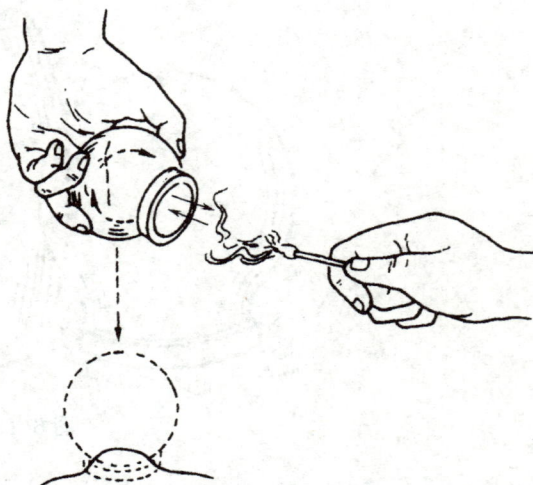

图 6-12 闪火法

技术要领：注意使纸条未燃的一端向下，侧面吸附，可避免烫伤皮肤。本法由于罐内有燃烧物质容易落下烫伤皮肤，故适宜于侧面横拔。

3. 贴棉法 将直径 1～2cm 的薄脱脂棉片蘸少量 95% 酒精，随即贴于罐底内侧壁中1/3 处，用火将酒精棉花点燃后，迅速扣在应拔的部位（图 6-14）。

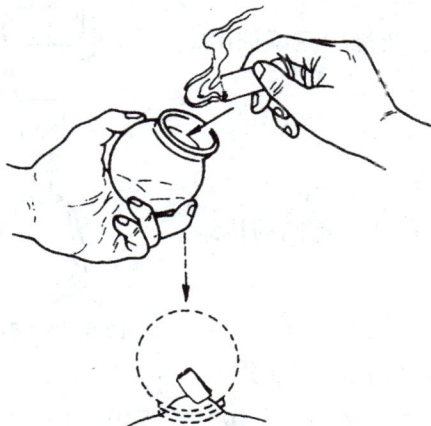

图 6-13 投火法

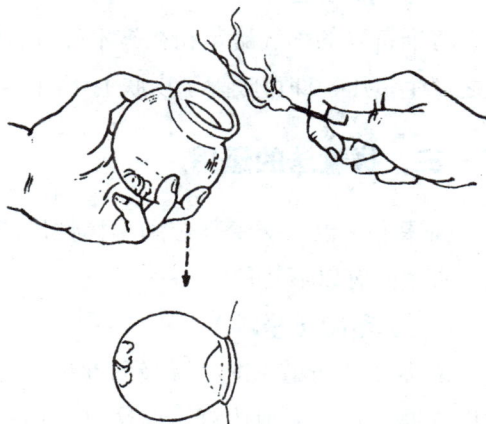

图 6-14 贴棉法

技术要领：操作时酒精宜适量，过多则易发生棉片坠落，且燃烧的酒精易流淌于罐口，引起皮肤烫伤；酒精过少，则吸附力不足，棉片坠落，伤及皮肤。

4. 架火法 用 2～3cm² 不易燃烧的块状物做支架，或在小塑料瓶盖、小酒盅（其直径要小于罐口）内置 95% 酒精棉球或酒精数滴，放置在施术部位上，点燃后迅速罩上罐。

技术要领：本法要求施术者注意力集中，动作熟练准确；不可将瓶盖碰翻，防止烫伤。

（二）水罐法

选用完好无损的竹罐，在锅内加水煮沸（以 2～3 分钟为宜，不宜超过 5 分钟），用镊子将竹罐罐口朝下夹出，甩去罐内沸水，迅速用凉毛巾紧扣罐口，立即将罐扣在应拔部位，使之吸附在皮肤上。

药罐是在水罐操作时根据病情加入适量的药物，如羌活、独活、当归、红花、麻黄、艾叶、川椒、木瓜、川乌、草乌等。

1. 煮药罐 将根据病情配制好的中药材装入布袋中，扎口，放入清水中煎煮，煎出药性后，将竹罐放入药液中煮 15 分钟后，用镊子将竹罐罐口朝下夹出，甩去罐内沸水，迅速用凉毛巾紧扣罐口，立即将罐扣在应拔部位，使之吸附在皮肤上。

2. 贮药罐

（1）根据病情将适量药液贮在抽气罐内，吸附在施术部位。

（2）根据病情在玻璃罐内贮适量相应药液，运用闪火法将罐体吸附在施术部位上。

本法是药物与罐法的结合，适用于风湿痹痛、腰腿痛、急慢性扭伤、哮喘、气管炎、慢性胃炎等。

技术要领：罐内沸水必须甩净，以免烫伤皮肤或吸附无力。

（三）抽气法

将准备好的抽气罐紧扣在施术部位，用抽气筒将罐内空气抽出，使之产生负压，即可吸附于皮肤上（图6-15）。

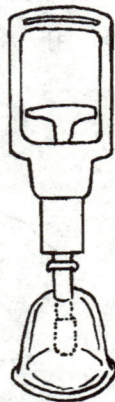

三、拔罐法的运用

临床上，根据病变部位和病情性质的不同，可选用不同的拔罐法，常用的有以下几种。

图6-15 抽气法

（一）留罐（坐罐）

留罐又名坐罐，即将罐吸附在体表后，使罐留置5～10分钟，或以皮肤充血、瘀血为度。此法是常用的一种方法，多用于急慢性软组织损伤、风湿痹痛等。

（二）走罐（推罐）

走罐又称推罐，拔罐前先在施术部位的皮肤上涂抹适量的润滑剂（如凡士林），将罐吸附后，术者双手握罐，在皮肤上平行地上下或左右或循经移动（图6-16），要求动作轻柔，用力均匀、平稳，直至施术部位的皮肤红润、充血，甚或瘀血。一般在面积较大，肌肉丰厚部位操作，如背腰部。此法多用于急性热病、风寒湿痹、瘫痪麻木、肌肉萎缩等。

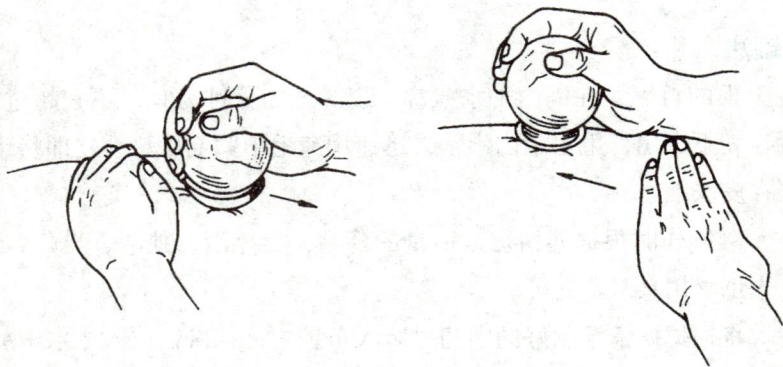

图6-16 走罐

（三）闪罐

闪罐是指当火罐吸附后，立刻起下，再拔再起，反复多次，直至皮肤潮红。本法适用于不宜留罐的患者，如小儿、年轻女性的面部，以及肌肉松弛、吸拔不紧的部位。多用于肩部皮肤麻木、疼痛或功能减退等虚证。

（四）刺血（刺络）拔罐

刺络拔罐即先将施术部位的皮肤消毒后，用三棱针点刺出血或用皮肤针叩刺后，再将火罐吸附于施术部位，使之出血，从而加强刺络放血的治疗效果。根据病情，可留置 5 ～ 10 分钟。本法多用于治疗软组织闪挫扭伤、疮疡、丹毒、神经性皮炎、痤疮等。

（五）针罐

针罐即先在腧穴上进行针刺操作，得气后，以针刺处为中心，将罐吸附在施术部位上（图 6-17），直至皮肤红润、充血或瘀血。根据病情，可留罐 5 ～ 10 分钟。此法能起到针罐配合的作用，常用于治疗风湿痹痛等。

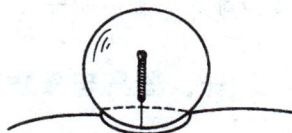

图 6-17 针罐

四、起罐

起罐时，可先用左手握住火罐，右手拇指或食指将罐口皮肤向下按压，使气体进入罐内，即可将罐取下（图 6-18）。若罐吸附过强时，切不可用力猛拔，以免擦伤皮肤。

五、适应范围

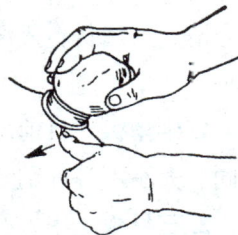

图 6-18 起罐

拔罐法具有通经活络、行气活血、消肿止痛、祛风散寒等作用，其适应范围较为广泛：

1. 风寒湿痹，如腰背肩臂腿痛、关节痛等。

2. 内外妇儿疾病，如伤风感冒、头痛、咳嗽、哮喘、胃脘痛、腹痛、痛经等。

3. 软组织闪挫扭伤、疮疡、丹毒、神经性皮炎、痤疮等。

4. 中风偏枯、瘀血痹阻等。

六、注意事项

1. 受术者体位应便于操作及留罐。

2. 施术部位应选择肌肉丰满处，避免骨骼凸凹不平、毛发较多或有皱纹的部位，以免火罐脱落。

3. 选择大小适宜的罐。

4. 防止灼伤或烫伤皮肤。起罐时动作轻巧，不可生拉硬拽，损伤皮肤。

5. 皮肤有过敏、溃疡、水肿及心脏、大血管分布部位，不宜拔罐。

6. 高热抽搐者、血液病患者不宜拔罐。

7. 孕妇的腹部、腰骶部不宜拔罐。

8.烫伤出现小水疱可不用特殊处理，待其自行吸收；若水疱较大或皮肤破损，可先用消毒针具刺破水疱，或将水液抽出，然后给予防感染处理。

项目三　刮痧法

刮痧法是在中医经络腧穴理论指导下，使用一定的工具和相应的介质刮拭皮肤，使皮肤出现充血和瘀血样的痧疹以防治疾病的方法。因此，刮痧属"刺络泻邪"的范畴。

一、器具与介质

（一）刮痧器具

刮痧器具种类较多，凡大小适中、边缘光滑的硬物均可作为刮痧的工具。随着时代的发展，刮痧器具也在不断地发生变化，其形状越来越适合刮拭部位，工艺也更精细，表面更光滑，所用材料逐渐向有药物治疗作用的砭石和水牛角发展。刮痧器具归纳起来有以下几种：

1.牛角板　目前多使用水牛角加工成边缘光滑圆润、无棱角的长方形、月牙形等形状不同、大小不等的刮痧板。

2.石材板　用玉石或砭石加工成表面及边缘光滑、无棱角的长方形、楔形板。

3.其他　用陶器、汤匙、瓷碗、瓷杯、磁盘、硬币、木器板、苎麻等作为刮痧器具。

（二）刮痧介质

刮痧介质有两方面的作用，一方面是减少刮痧阻力，增加润滑度，避免皮肤被刮伤，另一方面是刮痧介质的药物治疗作用。常用的刮痧介质有如下两大类：

1.液体　是最常用的一种刮痧介质，最简单的可用我们日常生活中的饮用水、食用油，如芝麻油、菜籽油、茶籽油、豆油、橄榄油等。目前应用较多的是选取具有清热解毒、活血化瘀、通络止痛、祛邪排毒作用的中草药，经炮制提炼而成各种外涂药液，刮痧时根据不同疾病，选用不同功效的药液，不但起局部润滑作用，还可通过皮肤吸收，从而提高刮痧的疗效。

2.膏体　可选用质地细腻膏状的凡士林、面霜等，也可根据不同病情选用不同药物配制成具有不同功效的药膏，如活血润肤膏、通络止痛膏、解毒膏等。

二、操作方法

（一）刮治部位

1.头部　由百会向四周刮至发际。

2.颈项部　先中间、后两侧自上而下刮拭。

3. 躯干 背部和胸腹部均可自上而下、由内向外刮拭。

4. 四肢 自上而下刮拭。

（二）操作步骤

1. 体位 坐位或卧位均可，先暴露患者的刮痧部位，用肥皂水或温水将刮痧部位擦洗干净。

2. 手法 施术者持刮痧板，蘸介质后，在确定的体表部位，刮痧板平面朝刮拭方向45°倾斜，轻轻向下或从内向外顺刮，反复刮拭，逐渐加重。刮时要沿同一方向刮，力量要均匀，采用腕力，一般刮10～20次，以出现紫红色斑点状痧且患者能耐受为度。

3. 顺序 刮拭顺序为先头颈、背部，再胸腹，后四肢。

4. 时间 每次治疗以出痧为度，两次治疗之间以痧斑消失为度。

三、作用和适应范围

刮痧是治疗痧证的中医外治方法之一，主要作用是出痧，同时具有解表祛邪、开窍醒神、清热解毒、疏经活络、行气止痛、化浊祛湿及改善血液循环、促进新陈代谢、增强机本免疫力等功能。治疗范围较为广泛，可用于内科、外科、妇产科、儿科、五官科等各科疾病的治疗，如感冒、呕吐、腹痛、颈椎病、肩周炎、腰腿痛、肘劳、扭伤、月经不调、痛经、小儿泄泻、小儿遗尿、近视等疾病。

四、注意事项

1. 进行刮痧治疗时，室内要安静、清洁、通风，室温要适中。

2. 有出血倾向的疾病、皮损、传染病、水肿等不宜用刮痧疗法。

3. 妇女经期及孕妇的下腹部、腰骶部、血海、三阴交、合谷穴等处禁刮。

4. 勿来回刮拭，刮治时，要时常询问患者有无疼痛，根据患者反应来调节手法的轻重，勿刮伤皮肤。

5. 大血管分布处、心尖搏动处禁刮。

6. 不可在过饥、过饱、过度紧张、过度疲劳或酒后刮治，以免发生晕刮。

7. 刮痧板应一人一板，以免交叉感染，刮痧板每次用完后要消毒，并妥善保管。

8. 刮痧出痧后30分钟内忌洗凉水澡。

项目四 穴位贴敷

穴位贴敷是指在某些穴位上贴敷药物，通过药物对腧穴的刺激作用达到治疗疾病的一种方法。如将某些刺激性的药物（如斑蝥、毛茛、白芥子、甘遂、细辛等）捣碎或研末，贴敷穴位，可引起局部发疱化脓如"灸疮"，故又称"天灸"。

一、穴位贴敷的材料

穴位贴敷的材料主要包括敷料及敷贴用药。敷料可选用医用纱布或专供穴位贴敷的特质敷料。凡是临床上有效的汤剂、丸剂，一般都可以熬膏或研末用于穴位贴敷。敷贴用药的选用一般有以下特点：

1. 通经走窜、开窍活络之品。如麝香、白芥子、细辛、葱、姜、蒜等。

2. 气味醇厚、生猛有毒之品。如生半夏、生川乌、生草乌、斑蝥、生南星等。

3. 选择适当的溶剂来调和药物。临床常用溶剂有水、白酒、黄酒、醋、凡士林等。

临床上，根据病情及药物性能的不同，可有多种不同剂型：

1. 散剂 将药物研成细末，填放脐部进行治疗。

2. 丸剂 将药物细末加适量水，或蜂蜜，或药汁等辅料，制成球形药丸。

3. 糊剂 将药物研成细末，酌情加水、醋、酒、鸡蛋清或姜汁等辅料调成糊状，贴敷腧穴上，外盖纱布，用胶布固定。

4. 饼剂 将药物细末加适量的水调拌均匀，制成大小不同的药饼，贴敷病变局部或腧穴，外用纱布覆盖，用胶布固定。

二、穴位贴敷的选穴

穴位贴敷以脏腑经络学说为基础，通过辨证选取贴敷的穴位。选穴时当遵循以下几个原则：

1. 选穴力求少而精，一般不超过 2～4 个。

2. 依据经络学说辨证选穴。

3. 病变局部选穴，或选取阿是穴。如贴敷犊鼻穴治疗膝关节炎、局部压痛点贴敷等。

4. 结合经验取穴，如吴茱萸贴敷涌泉穴治疗小儿流涎等。

三、穴位贴敷的时间

具体贴敷时间，临床上应根据患者的皮肤反应而定，以患者能够耐受为度。一般刺激性小的药物，每隔 1～3 天换药 1 次；不需要溶剂调和的药物，可适当延长到 5～7 天更换一次；刺激性大的药物，可贴敷数分钟至数小时不等。如需再次贴敷，应待局部皮肤基本恢复正常以后再贴敷，或改用其他有效穴位交替贴敷。

对于贴敷部位起水疱者，小者无需特殊处理，让其自然吸收，大者应使用消毒针具挑破其基底部，排尽液体，消毒，以防感染；破溃的水疱应在消毒后，用无菌纱布覆盖，以防感染。

四、穴位贴敷的适应证

本法的适应证比较广泛，既可治疗慢性病，也可治疗急性病证。临床常见的有：

1. 呼吸系统疾病　如感冒、急慢性支气管炎、支气管哮喘、各种慢性咳嗽、过敏性鼻炎等。

2. 消化系统疾病　如胃下垂、胃肠神经官能症、腹泻、慢性结肠炎等。

3. 神经系统疾病　如三叉神经痛、面神经麻痹、神经衰弱等。

4. 骨关节疾病　如风湿性关节炎、颈肩腰腿痛。

5. 妇科疾病　如月经不调、痛经、子宫脱垂等。

6. 儿科常见疾病　如腹泻、消化不良、厌食、遗尿、反复感冒等。

此外，本法还可用于预防保健。

五、穴位贴敷的注意事项

1. 疮疡面禁止贴敷，对药物或敷料过敏者禁止贴敷。

2. 凡用溶剂调敷药物，需随调配随贴敷，以防蒸发。

3. 若用膏药贴敷，在温化膏药时应掌控好温度，以免烫伤或贴不住。

4. 对胶布过敏者，可选用无纺布制品或用绷带固定贴敷药物。

5. 应用刺激性强、毒性大的药物时，贴敷穴位不宜过多，贴敷面积不宜过大，贴敷时间不宜过长，以免发疱过大或发生药物中毒。

6. 对久病、体弱、消瘦或有严重心脏病、肝病等患者，使用药量不宜过大，贴敷时间不宜过久，并在贴敷期间密切观察病情变化及有无不良反应。

7. 对于孕妇、幼儿，应避免贴敷刺激性强、毒性大的药物。

8. 对于残留在皮肤的药膏等，不可用汽油或肥皂等刺激性物品擦洗。

附：三伏贴

三伏贴是以"冬病夏治"为原理，在机体阳气最旺盛的三伏天（初伏、中伏、末伏）进行特定穴位贴敷，以治疗秋冬发作的疾病的一种方法。一般情况下，最好在每伏的第一天开穴的时间进行贴敷治疗，因此时阳气最旺，敷贴效果最佳。当然也不必过分拘泥于此。三伏贴时多使用辛温祛寒的药物，如生姜、白芥子、麝香、细辛、延胡索等，可防治某些虚性、寒性病证，最大限度地以阳克寒，达到标本兼治、预防保健的作用。

复习思考

1. 艾条灸有哪几种？如何操作？

2. 刮痧法如何操作？

扫一扫，知答案

模块七

针灸治疗总论

[学习目标]

1. 掌握针灸的治疗原则、针灸处方的基本内容。
2. 熟悉经络辨证的基本方法。
3. 了解针灸的治疗作用。

针灸治疗是对中医理论和经络腧穴、针灸方法等知识的综合应用，它是在整体观念和辨证论治的思想指导下，对各种针灸适应病证进行辨证施治的过程。

针灸诊治疾病和中医其他各科一样，包括辨证和论治两个阶段，但就其过程而言，有其自身特点。首先，辨证过程，在通过四诊获取病情资料时，突出经络诊察方法的具体应用；在对病情资料进行辨证综合分析时，重视经络辨证对针灸取穴施术的指导意义。其次，论治过程，是在遵循中医治疗大法的基础上，突出针灸治疗特点，根据特有的选穴原则、配穴方法选取腧穴，并选择适当的刺灸方法，确定适当的治疗时间，进行配伍组成针灸处方。针灸诊疗疾病，在辨证论治的基本诊疗过程中，不仅具备理、法、方、穴、术的基本内涵，又具有鲜明的针灸诊疗特色。

项目一　针灸治疗作用

扫一扫，看课件

针灸治病是通过针刺或艾灸及其他方法，刺激经络腧穴，以疏通经络气血，扶正祛邪，调节脏腑阴阳，达到治疗疾病的目的。

一、疏通经络

疏通经络是针灸治病最主要、最直接的作用。针灸通过刺激腧穴，使经络气血通畅，变"不通则痛"为"通则不痛"。因此，针灸具有良好的镇痛作用。同时，因气血瘀滞、运行不畅而引发的肿胀、麻木、萎软、拘挛等均得到改善。

二、扶正祛邪

在操作上，针刺补法和艾灸，其兴奋作用大于抑制作用，偏于扶正，适用于慢性久病或虚寒证。针刺泻法和刺血，其抑制作用大于兴奋作用，偏于祛邪，适用于新病、急证和实热证。

在穴性上，腧穴一般具有双向调节作用，既可扶正，又可祛邪。部分腧穴有偏补偏泻的性能。偏补的穴如气海、关元、命门、神阙、肾俞、膏肓，多用于虚证；偏泻的穴如曲泽、委中、水沟、十宣、十二井穴，多用于实证。

在特定穴中，背俞穴偏于扶正，适用于慢性虚弱性久病；郄穴、募穴、下合穴偏于祛邪，适用于急性发作性痛证；原穴则具扶正祛邪双重性能，急、慢、虚、实证均可选用。

三、调和阴阳

调和阴阳是针灸治病的最终目的，针灸调和阴阳的作用主要是通过腧穴配伍和针刺手法及艾灸等来实现的。《素问·阴阳应象大论》曰："善用针者，从阴引阳，从阳引阴。"这是从阴阳互根的角度，采取的阴证治阳、阳证治阴之法。例如，肝阳上亢之头目昏痛，取太溪、照海以益养肝肾；亡阳出现的肢体逆冷，灸任脉之气海、关元以阴中求阳。

根据脏腑的阴阳属性和胸背阴阳的划分，脏病取腰背（阳部）之背俞穴，如咳嗽、哮喘取肺俞，遗精、阳痿取肾俞；腑病取胸腹（阴部）之募穴，如胃痛、腹泻取中脘，遗尿、尿闭取中极。简而言之，即"以俞治脏，以募治腑"。

结合脏腑、经脉阴阳表里关系，阴经的病证取相表里的阳经腧穴治疗，如肝病取阳陵泉、脾病取足三里；阳经的病证取相表里的阴经腧穴治疗，如胆病取太冲、胃病取公孙。

项目二　针灸治疗原则

扫一扫，看课件

一、治神与守气

《素问·宝命全形论》曰："凡刺之真，必先治神……经气已至，慎守勿失。"旨在言明治神守气是针灸治病的基本原则。

所谓治神，一是患者的精神状态，要神志安定，意守感传；二是医者在针灸操作过程中，专一其神，意守神气。医患配合，才能达到最好的治疗效果。窦默《标幽赋》亦云："凡刺者，使本神朝而后入；既刺之，使本神定而气随；神不朝而勿刺，神已定而可施。"对情绪波动及大惊、大恐、大悲的患者，应暂时避免针刺，以防造成不良后果。

守气，主要指守经气。经气主要体现在得气、气行、气至病所等方面。患者的意守感传往往对诱发经气、加速气至、促进气行和气至病所起到良好的作用。医者在针灸施术的整个过程中，注意力必须高度集中。做到"神在秋毫，意属病者"，认真体验针下的感觉，仔细观察患者的神色，耐心询问患者的感觉。如气不至，可用切、扪、循、按等行气辅助手法，或巧妙配合语言暗示，以诱发经气的出现。一旦针下气至，就要"密意守气"，做到"经气已至，慎守勿失……如临深渊，手如握虎，神无营于众物"（《素问·宝命全形论》）。

二、把握寒热虚实

《灵枢·经脉》曰："盛则泻之，虚则补之，热则疾之，寒则留之，陷下则灸之，不盛不虚，以经取之。"《灵枢·九针十二原》曰："凡用针者，虚则实之，满则泄之，菀陈则除之，邪盛则虚之。"这是针对寒、热、虚、实病证的针灸治疗原则。

"盛则泻之"，指邪气盛的实证，针用泻法或点刺出血。

"虚则补之"，指正气虚的虚证，针用补法或加灸。

"热则疾之"，指热证针用疾刺法，浅刺疾出，或点刺出血。手法宜轻而快，少留针或不留针，针用泻法。当热邪入里时，就应该深刺留针，并可配合运用"透天凉"的复式手法。

"寒则留之"（温之），指寒证皆适宜用灸法。因为艾灸能温通经络、温阳散寒。针刺则应深刺久留，以候阳气。若寒邪在里，凝滞脏腑，可配合施行"烧山火"复式手法，或加用温针。

"陷下则灸之"，属"虚则补之"的原则。所谓"陷下"，有多种含义：①中气不足，失于固摄，而导致脏腑功能低下或器官下垂；②血络空虚；③脉象沉伏无力；④阳气暴脱、脉微欲绝之危象。对于因脏腑、经络之气虚弱，中气不足，内脏失其固摄能力而出现气陷病证，应用灸法。对于失血过多、大汗不止、四肢厥冷、阳气暴脱、血压下降、脉微欲绝的虚脱危象，应用重灸法，以升阳固脱、回阳救逆。

"不盛不虚，以经取之"，指脏腑、经络的虚实表现不甚明显或虚实兼而有之，应按本经循经取穴，以原穴和五输穴最为适宜。当针下得气后，再行均匀的提插捻转（即平补平泻）手法，使本经气血调和，脏腑功能恢复正常。

"菀陈则除之"，属"实则泻之"的原则。菀，同"瘀"，有瘀结、瘀滞之义。陈，即"陈旧"，引申为时间长久。"菀陈"泛指络脉瘀阻之类的病变。除，即"清除"，指清除瘀血的刺血疗法。瘀血闭阻或邪入营血郁结不解、久痛入络形成的血实证，应用刺血法活血化瘀，疏通经络。《素问·针解》曰："菀陈则除之，是出恶血也。"由络脉瘀阻而引起的病证，应以三棱针点刺出血。如病情较重者，可以施行点刺出血后加拔火罐，这样可以排出更多的恶血，促使病愈。其他如腱鞘囊肿、小儿疳证的点刺放液治疗也属此类。

三、治标与治本

标本是一个相对的概念，表示事物的现象与本质、原因与结果以及病变过程中正邪矛盾双方的主次关系。如从机体组织和部位而言，脏腑为本，头面、躯干为标；从机体和疾病而言，机体为本、疾病为标，正气为本、邪气为标；从疾病本身而言，病因为本、症状为标，旧病为本、新病为标，原发病为本、继发病为标，缓症为本、急症为标。针灸治病要分清标本主次、轻重缓急，也就是说要抓主要矛盾。《素问·至真要大论》说："病有盛衰，治有缓急。"对于任何一种病证，是先治标，还是先治本，或是标本同治，要根据病证的轻重缓急而定。一般情况下，本是主要矛盾，治病当先治本；若标急于本，当先治标。故《素问·标本病传论》说："知标本者，万举万当，不知标本，是谓妄行。"如能灵活运用标本的理论，就不会贻误病情。故标本理论在针灸临床上的应用有急则治其标、缓则治其本和标本兼治。

（一）急则治标

在紧急情况下，标病急于本病时，如不先治其标病，患者会有很大的痛苦，甚至危及生命，故当先治标病，后治本病。如因某些疾病引起大小便不通，则先取气海、中极、支沟等穴以通其大小便之标急，然后再治其本病。又如，无论什么原因引起的高热抽搐者，均应先以大椎、水沟、四关（指合谷、太冲）等穴退热止痉，然后再从本论治。治标是在紧急情况下的一种权宜之计，可以为治本创造有利的条件。治标以后一定要治其本病，它与"治病必求于本"并不矛盾。

（二）缓则治本

在一般病势不急的情况下，病在内者治其内，病在外者治其外，正气虚者固其本，邪气盛者祛其邪。治其病因，症状可解；治其先病，后病可除。这就是"伏其所主，先其所因"，即《素问·阴阳应象大论》"治病必求于本"的理论。也是治疗疾病的一条根本原则。例如，外感风寒引起的咳嗽，病因风寒为本，症状咳嗽为标，可针大椎、风池、列缺、合谷以疏风散寒，风寒去而咳嗽自愈。又如女性脾胃虚弱者，伴月经量少、色淡（但月经周期正常），这种情况属于脾胃虚弱为本，月经症状为标，应取中脘、足三里、脾俞、胃俞、公孙补益脾胃，当脾胃功能恢复，气血生化之源旺盛，月经症状可不治而愈。再如，痫证发作时，则急则治标以开窍醒神；不发作时，则应缓则治本，健脾益气、清除宿痰。

（三）标本同治

当标病与本病俱急或俱缓时，单治本病而不顾其标病，或单治标病而不顾其本病，都是不适宜的，此时均宜标本同治。标本俱急如本虚标实的鼓胀病，单纯扶正或一味祛邪都于病情不利，当取阴陵泉、水道、水分以利水消肿，又取脾俞、肾俞、三阴交、足三里以健脾补肾，如此标本同治，攻补兼施，才是理想之策。标本俱缓如肝病引起的脾胃不和，可以在疏肝理气的同时，调理脾胃，取阳陵泉、中脘、章门、期门、太冲、足三里等穴，以达标本同治之目的。还有气虚外感证，脾肺气虚为本，反复外感为标，治疗时当益气固表，标本兼治往往获得很好疗效。

四、三因制宜

"三因制宜"指因人、因时、因地制宜，即根据治疗对象、季节（包括时辰）和地理环境的不同情况，而采用适宜的治疗方法。

（一）因人制宜

因人制宜，就是要根据患者体质、年龄、性别、形体等不同的特点来采用适宜的针灸治疗方法。人体禀赋不同，个体存在差异，且年龄有长幼、性别有男女、体质有强弱、形体有肥瘦，尤其是妇女有经、带、胎、产、乳等特殊生理情况，治疗时均应全面考虑。如"得气"感应与体质有密切关系，有的针感强而持久，有的针感弱而持续时间短暂，甚至不易得气。对得气不足者就应采用留针候气、催气、循按等方法以激发经气，促其得气。另外，针刺之后也可能出现各种不同的感应情况。临床治疗时，医者要根据具体情况选穴处方，并施行不同的手法，一般来说，形体肥胖者深刺，消瘦者浅刺；小儿进针宜快，手法宜轻，宜浅刺，不能配合者不宜留针；老人气血衰弱，不宜强刺；孕妇手法要轻，且下腹部穴位禁刺；阳盛者慎用灸法。

（二）因地制宜

因地制宜，就是要根据不同的地理环境特点来采用适宜的治疗方法。由于地理环境不同，各地的气候条件和人们的生活习惯也就不同，人体的生理活动和病理特点也有区别，治疗方法随之就有了差异。例如：我国北方气候寒冷，其病多寒，治宜多灸，南方气候炎热，其病多温，治宜少灸。因此说治疗方法的选择与地理环境、生活习惯和疾病性质等有着密切关系。

（三）因时制宜

因时制宜，就是要根据不同季节和时辰特点，选用适宜的针灸治疗方法。四季气候的变化，对人体的生理功能、病理变化均可产生一定的影响。春夏之季，气候由温转热，阳气升发，人体气血趋向体表，病邪伤人亦多在浅表，针刺宜浅，并少用灸法；秋冬之季，气候由凉变寒，阴气渐盛，人体气血潜藏于内，病邪伤人亦多在深部，因而在治疗上宜深刺，并多用灸法。一日之内，人体气血流注呈现出与时辰变化相应的规律，因此，针灸治疗注重取穴与时辰的关系，要求在不同的时辰应选取不同的腧穴进行治疗，强调择时选穴。子午流注针法、灵龟八法、飞腾八法均是按时选穴治疗疾病的方法，也是"因时制宜"治疗原则的具体运用。此外，对有些周期性发作的病证，如能把握好治疗的有效时机，可收到事半功倍之效。如精神疾病多在春季发作，故应春季之前进行治疗，痛经一般在行经期间或在行经前后发作，因而宜在月经来潮前开始针治等。

项目三　经络辨证

经络辨证是以经络学说为指导，根据经络的循行分布规律及其与脏腑器官的联系、病候特点等，确定病变的部位、性质和正邪盛衰，形成最具针灸特色的辨证方法。其重要性正如《扁鹊心书》所言，"学医不明经络，开口动手便错"。又如《灵枢·卫气》所说，"能别阴阳十二经者，知病之所生，候虚实之所在者，能得病之高下"。经络辨证主要包括辨证归经、辨位归经和经络穴位诊察法等内容。

一、辨证归经

辨证归经是根据脏腑和器官的病候特征，判定疾病属何经的病证。经络病候的特征性表现，在古文献中主要包括：《灵枢·经脉》中记载的经脉"是动病""所生病"，以及络脉病候；《灵枢·经筋》中记载的经筋病候；《难经》中记载的奇经八脉病候。《灵枢·经脉》将不同的病候按十二经脉系统进行分类，成为历代针灸临床辨证归经的依据。如《灵枢·经脉》论述手太阴肺经病候为"是动则病，肺胀满，膨膨而喘咳，缺盆中痛，甚则交两手而瞀，此为臂厥。是主肺所生病者，咳，上气，喘渴，烦心，胸满，臑臂内前廉痛厥，掌中热。气盛有余，则肩背痛，风寒，汗出中风，小便数而欠。气虚则肩背痛寒，少气不足以息，溺色变"。当患者出现上述证候时可辨为手太阴肺经病。

二、辨位归经

辨位归经是根据经络的循行部位和分布范围，结合患者所述的病变部位，以此判定疾病属何经的病证。如头痛，痛在前额者属阳明经，痛在两侧者属少阳经，痛在后项者属太阳经，痛在颠顶者属督脉或足厥阴经。当某一部位有数经分布时，还需结合兼证来判断。如舌病，舌与足太阴经及手、足少阴经都有关。舌本强痛兼腹胀、纳差与足太阴脾经有关；口舌生疮兼尿赤、尿道灼热而痛者与手少阴心经有关；舌干兼腰膝酸软、耳鸣者与足少阴肾经有关。当某经有数个部位产生病痛时，可根据经脉的分布范围来判断，如《灵枢·经脉》所载胃经的病候"循膺、乳、气街、股、伏兔、骭外廉、足跗上皆痛，中指不用"。辨位归经还要结合奇经八脉、络脉、经筋、皮部等理论，才能做出更准确的辨证。

三、经络穴位诊察法

经络穴位诊察法包括经络望诊、经络切诊、经穴电测定、知热感度测定、经穴温度测定。经络穴位诊察通常要进行各经之间对比和左右对比。正如《灵枢·官能》所说："察其所痛，左右上下，知其寒温，何经所在。"

（一）经络望诊

经络望诊是对经络的体表路线及其腧穴进行直接观察，以发现其色泽和形态的异常变化，进行归经判断。脏腑的病变通过经络反映到体表相应部位，而出现"可见的经络现象"，如沿经络出现红线、白线、色素沉着等，在腧穴部位出现皮疹、水疱、疮疖、隆起、凹陷等阳性变化。

（二）经络切诊

经络切诊是对经络、腧穴进行按压触摸，以查找异常反应，进行归经判断。如经络出现循经疼痛、压痛、麻木、结节、条索状物等，腧穴出现压痛、结节、条索状物、松弛、凹陷等阳性变化。

（三）经穴电测定

是用穴位探测仪测量经穴的皮肤导电量（或电阻值）的变化，判断经络失衡的状况。一般首选各经原穴或井穴。正常情况下，十二经穴之间或各经左右两侧的电阻值是接近平衡的（约在 5 万～10 万欧姆之间）。测定时若大于或小于他经 2 万以上，或本经左右相差 2 万以上即是病态。如果某些经穴的导电量高于其他经穴导电量平均值的 1/3 时，称为"高数"，其中的最高数常提示实性病变；如果某些经穴的导电量低于其他经穴导电量平均值的 1/3 时，称为"低数"，其中的最低数常提示虚性病变；如果左右两侧同名经穴的导电量或电阻值相差在 1 倍以上者，即表示该经脉存在左右失衡的病变。

（四）知热感度测定

是用线香或其他热源测量经穴对热感觉的敏感度，来判断经络失衡的状况。常测量井穴、背俞穴或其他经穴，进行各经之间对比或左右对比。

（五）经穴温度测定

是用穴位测温仪测量经穴的温差，来判断经络失衡的状况。常测量井穴、背俞穴，进行各经之间对比或左右对比。

项目四　针灸处方

扫一扫，看课件

针灸处方是根据病情的需要，在辨证立法的基础上，结合经络、腧穴和针法灸法等知识内容，选取适当腧穴和刺灸方法，进行加减配伍而形成的治疗方案。针灸处方包括两个方面的要素，一是穴位，二是刺灸方法。

一、选穴原则

选穴原则是临证选穴应该遵循的基本法则，包括近部选穴、远部选穴、辨证选穴和对症选穴。

（一）近部选穴

近部选穴是指选取病变局部或邻近部位的腧穴，依据是腧穴具有近治作用的特点，即"穴位所在，主治所在"的治疗规律。如眼病取睛明，耳病取耳门，鼻病取迎香，胃痛取中脘，膝痛取膝眼等。当病变局部出现痛点、压痛点或其他阳性表现时，可局部选阿是穴。

（二）远部选穴

远部选穴是指选取距离病变部位较远的相关经脉的腧穴，依据十四经腧穴具有远治作用的特点，"经脉所过，主治所及"的治疗规律。远部选穴在针灸临床上应用十分广泛，尤其是运用肘膝关节以下的穴位治疗头面、五官、躯干、脏腑病最为常用，如胃痛选足阳明胃经的足三里、腰背痛选足太阳膀胱经的委中、面瘫选手阳明大肠经的合谷等。《四总穴歌》有"肚腹三里留，腰背委中求，头项寻列缺，面口合谷收"的记载，正是经典远部选穴原则的具体应用。

近部选穴和远部选穴是针对病变部位而确定的选穴原则，二者常配合应用。

（三）辨证选穴

辨证选穴是根据疾病的证候特点，在分析病因病机的基础上选穴的方法。它是根据脏腑、经络的病候特点来选穴。临床上有许多病证，如发热、虚脱、癫狂、失眠、多梦、自汗、盗汗等，是以全身症状为临床表现，不能按部位选穴，就需辨证选穴，如肾阴不足导致的虚热选肾俞、太溪；心肾不交导致的失眠选心俞、肾俞等。

（四）对症选穴

对症选穴是针对部分突出症状而选穴的方法。这是腧穴的主治特点和临床经验在针灸处方中的具体运用。如发热、目赤取耳尖，痰多取丰隆，哮喘取定喘，虫证取百虫窝，落枕取外劳宫，腰痛取腰痛点等。

辨证选穴和对症选穴是针对疾病表现出的证候或症状而确立的选穴原则。

二、配穴方法

配穴方法是在选穴原则的指导下，结合疾病的病因、病机、病位等，选取主治作用相同或相近，具有协同治疗作用的腧穴加以配伍应用的方法。目的是加强腧穴之间的协同治疗作用，提高治疗效果。常用的配穴方法有按部位配穴和按经脉配穴两大类。

（一）按部位配穴

按部位配穴是结合身体上腧穴分布的部位进行穴位配伍的方法。主要包括上下配穴法、左右配穴法、前后配穴法、远近配穴法。

1. 上下配穴法 是将人体上部腧穴和下部腧穴配合应用的方法。临床上，常见的上下肢腧穴的配伍应用和上病下取、下病上取都属于上下配穴的范畴。如牙痛，上取合谷，下配内庭；胸腹满闷，上取内关，下配公孙；头顶痛取涌泉，脱肛取百会等。八脉交会穴的配对应用就属于上下配穴。

2. 左右配穴法 是以经脉左右对称的特点为依据，将人体左侧和右侧的腧穴配伍应用的方法。《灵枢·官针》又称"巨刺""缪刺"。临床上，可左病取右、右病取左，如左侧面瘫取右侧地仓、颊车，左侧肩痛取右侧阿是穴等；也可双侧同取，如胃痛取双侧内关、足三里。

3. 前后配穴法 是将人体前部（胸腹）腧穴和后部（背腰）腧穴配合应用的方法，适用于脏腑和躯干疾病。如肺病前取中府，后取肺俞；胃脘疼痛，前取中脘、梁门，后取胃俞；腰痛前取天枢，后取肾俞等。俞募配穴法属于前后配穴法。

4. 远近配穴法 是将病变近部腧穴和远部腧穴配合应用的方法，是近部选穴和远部选穴的配合应用，也是临床应用最广泛的一种配穴方法。如鼻病局部取迎香、邻近取风池、远端取合谷；胃痛局部取中脘、远部取足三里相配等。

（二）按经脉配穴

按经脉配穴是根据经脉之间的联系进行配穴的方法。主要包括本经配穴法、表里经配穴法、同名经配穴法。

1. 本经配穴法 是指某一脏腑、经脉发生病变时，即选用该经脉的腧穴配伍的方法。如肺病咳喘可取中府、尺泽、太渊，急性胃痛取梁门、天枢、足三里、梁丘等。

2. 表里经配穴法 是以脏腑、经脉的一阴一阳相表里的配合关系为依据的配穴方法。当某一脏腑、经脉发生疾病时，取本经和其相表里经脉的腧穴配合应用。如风热袭肺导致的感冒咳嗽，可选肺经的尺泽和大肠经的曲池、合谷，胁痛取肝经的太冲和胆经的阳陵泉等。原络配穴法是表里经配穴法在临床上的具体运用。

3. 同名经配穴法 是将手足同名经的腧穴相互配合的方法，是根据同名经"同气相通"的原理进行配穴。如少阳头痛取手少阳经的外关配足少阳经的侠溪，项强取手太阳经的后溪配足太阳经的昆仑等。

上述方法是针灸临床制订针灸处方的基本思路，应用时要根据具体情况灵活掌握，综合应用。

附：针灸处方常用符号

针灸处方涉及操作方法的选择，需在所选腧穴后注明。常用规定性符号如表7-1。

表7-1 针灸处方常用符号

方法	符号	方法	符号
针刺平补平泻法	|	针刺补法	⊤
三棱针点刺放血	↓	针刺泻法	⊥
皮肤针	※	艾条灸	×
艾炷灸	△	温针灸	⩲
拔罐法	○	水针	IM
皮内针	⊖—	电针	IN

复习思考

1. 简述针灸治疗原则有哪些？
2. 举例说明针灸处方中的选穴原则。

扫一扫，知答案

模 块 八

针灸治疗各论

1. 掌握各病证的概念、辨证要点、治法、主穴、配穴及操作。
2. 熟悉各病证的辨证分型和其他疗法。
3. 了解各病证的预后、预防和调养。

项目一　内科病证

扫一扫，看课件

一、感冒

感冒是以鼻塞、流涕、咳嗽、恶寒发热、头身疼痛为主症的病证。是常见的外感疾病，一年四季均可发生，但以冬、春季为多。

西医学的上呼吸道感染属中医"感冒"范畴，流行性感冒属"时行感冒"范畴。

【病因病机】

本病系感受风邪所致，多由寒、热、湿邪夹杂为患。常因起居失常、冷暖不调、涉水淋雨、过度疲劳、酒后当风等导致正气虚而发病。风邪由皮毛、口鼻侵入，伤及肺卫，出现一系列的肺卫症状。秋冬多风寒，春夏多风热，长夏多暑湿。本病病位在肺卫。基本病机是风邪袭表，营卫失和，肺失宣降。

【辨证】

主症　鼻塞，流涕，咳嗽，恶寒发热，头痛，全身酸楚。

兼痰液清稀，喷嚏，恶寒重，发热轻，无汗，舌苔薄白，脉浮或浮紧，为风寒证；兼咽喉肿痛，流浓涕，痰黄而黏，发热重，有汗热不解，舌苔薄黄，脉多浮数，为风热证；兼咳声重浊不扬，痰黏，身热不扬，汗出不畅，肢体酸重，头昏重而胀，胸脘痞闷，纳呆便溏，舌苔白腻或淡黄腻，脉濡，为暑湿证。

【治疗】

1. 基本治疗

治法　疏风解表，宣肺。

主穴　风池　大椎　列缺　合谷　外关

方义　风池、大椎、外关疏风解表；合谷祛风清暑、解表清热，列缺宣肺止咳，二穴相配乃原络配穴之法，加强宣肺解表作用。

配穴　风寒证配风门、肺俞；风热证配曲池、尺泽；暑湿证配中脘、足三里；体虚配肺俞、足三里；鼻塞流涕配迎香；头痛配印堂、太阳；咽喉肿痛配鱼际。

操作　风寒者大椎、风门、肺俞、足三里针灸并用；风热者大椎、少商用三棱针点刺出血；其他腧穴常规针刺。伤风每日 1 次，重伤风和时行感冒每日 1 ～ 2 次。

2. 其他疗法

（1）三棱针法　取耳尖、委中、尺泽、太阳、少商。每次选 1 ～ 2 穴，点刺出血。适用于风热证。

（2）拔罐法　取肺俞、风门、大椎、身柱。每次选 2 ～ 3 穴，留罐 10 分钟，或于背部膀胱经走罐。适用于风寒证。

（3）耳针法　取肺、内鼻、气管、咽喉、额、肾上腺。每次选 2 ～ 3 穴，毫针浅刺，留针 30 分钟；也可用王不留行籽贴压。

【按语】

1. 本病需与流脑、乙脑、流行性腮腺炎等传染病的前驱症状做鉴别诊断。

2. 针灸治疗本病疗效明显，但若出现高热持续不退、咳嗽加剧、咳吐血痰等症时，宜尽快采取综合治疗措施。

3. 感冒流行期间应保持居室内空气流通，少去公共场所。并可灸大椎、足三里等穴进行预防。

二、头痛

头痛是以头部疼痛为主要临床表现的病证，可见于多种急、慢性疾病当中，其病因病机复杂。在此讨论内容仅以内科疾病之头痛为主。

本病多见于西医学的高血压、血管神经性头痛、急性脑血管疾病、肌收缩性头痛、偏头痛等疾病之中。

【病因病机】

本病病位在头。头为诸阳之会、清阳之府、髓海之所在，手足三阳经、足厥阴经、督脉皆会于此。故头痛与手足三阳经、足厥阴经、督脉密切相关。本病病因主要与外邪侵袭、情志所伤、体虚及外伤等因素有关。头痛的基本病机是头部气血失和，经络不通或脑络失养。

【辨证】

主症 头部疼痛。

枕部痛或下连于项者，为太阳头痛；额痛或兼眉棱、鼻根部痛者，为阳明头痛；两侧头痛者，为少阳头痛；颠顶痛或连于目者，为厥阴头痛。

发病较急，痛势较剧，特点为掣痛、跳痛、灼痛、胀痛、重痛者，多属实证；起病较缓，反复发作，时轻时重，常伴头晕，遇劳或情志刺激而发作或加重，特点为隐痛、空痛、昏痛者，属虚证或虚实夹杂之证。

兼恶风寒，苔薄白，脉浮紧者为风寒头痛；兼发热，苔黄，脉浮数者，为风热头痛；头重如裹，兼肢体困重，苔白腻，脉濡者为风湿头痛；头胀痛，兼心烦易怒，口苦，脉弦者为肝阳上亢头痛；头昏痛，兼胸闷脘胀，苔白腻，脉滑者为痰浊头痛；头痛日久，痛有定处，或头部有外伤史，舌紫暗，脉细涩者为瘀血头痛；头空痛、昏痛，兼神疲无力，面色不华，舌淡苔白，脉细弱者为血虚头痛。

【治疗】

1. 基本治疗

治法 调和气血，通络止痛。

主穴 太阳头痛：天柱　后顶　风池　阿是穴　后溪　申脉

阳明头痛：头维　印堂　阳白　阿是穴　合谷　内庭

少阳头痛：太阳　丝竹空透率谷　风池　阿是穴　外关　侠溪

厥阴头痛：百会　四神聪　阿是穴　太冲　中冲

方义 局部腧穴调和气血，通络止痛。合谷、内庭为手足阳明经远端穴；外关、侠溪为手足少阳经远端穴；后溪、申脉为手足太阳经远端穴；太冲、中冲为手足厥阴经远端穴。各经远端穴分别疏导相应经脉的气血。

配穴 风寒头痛配风门、列缺；风热头痛配曲池、大椎；风湿头痛配足三里、阴陵泉；肝阳上亢头痛配太冲、太溪；痰浊头痛配中脘、丰隆；瘀血头痛配三阴交、血海；血虚头痛配脾俞、足三里。

操作 毫针虚补实泻法，寒证加灸。头痛剧烈者，阿是穴可采用强刺激和久留针。瘀血头痛可在阿是穴点刺出血。

2. 其他疗法

（1）耳针法 取枕、额、脑、皮质下、神门，每次选 2 ～ 3 穴，毫针刺或用压丸法、埋针法。顽固性头痛可在耳背静脉点刺出血。

（2）皮肤针法 取阿是穴，轻、中度叩刺，使少量出血。适用于瘀血头痛。

（3）穴位注射法 取阿是穴、风池、合谷，用 1% 的利多卡因或维生素 B_{12} 注射液，每穴注射 0.5 ～ 1.0mL，每日或隔日 1 次。适用于顽固性头痛。

【按语】

1. 针灸治疗对功能性头痛有较好的效果。

2. 头痛原因复杂，多次治疗无效或继续加重者，需查明原因，尤其要排除颅内占位性病变。对高血压头痛慎用强刺激。

三、面痛

面痛是以眼、面颊部出现放射性、烧灼样抽掣疼痛为主症的疾病，又称"面颊痛"。本病好发年龄 40 岁以上，女性居多，多发于一侧，也有两侧同时发病者。

本病多见于西医学的三叉神经痛等疾病中，临床上以三叉神经第 2 支、第 3 支发病者较多。

【病因病机】

本病病位在面部，与手、足三阳经密切相关。外感风邪、情志所伤、久病入络或外伤致瘀等因素，均可导致面部经络气血痹阻，经脉不通，产生面痛。临床以实证多见。面痛的基本病机是面部经络气血阻滞。

【辨证】

主症 疼痛骤然发作，出现电击样、刀割样、针刺样、电灼样阵发性剧烈疼痛，可伴有面肌反射性抽搐，同时伴有面部潮红、流涎、流涕、流泪等症状。发作频次不定，一般持续几秒至几分钟。间歇期无症状。患者唇部、颌部、齿龈、鼻翼、鼻唇沟、颊部、眉毛等处对触觉及运动极为过敏，一触动即刻激发剧烈的疼痛，且立即扩散到其他部位，临床上称这些点为"扳机点"。患者常因说话、呵欠、咀嚼、吞咽、洗脸、刷牙、刮脸和情绪激动等诱发本病。

眼部痛为三叉神经第1支即眼支痛；上颌部痛为三叉神经第2支即上颌支痛；下颌部痛为三叉神经第3支即下颌支痛。上颌、下颌部痛主要属手、足阳明和手太阳经病证。

【治疗】

1. 基本治疗

治法　疏经通络，祛风止痛。

主穴　四白　下关　地仓　合谷　太冲　内庭

方义　局部取四白、下关、地仓，疏通面部经络；合谷善治头面疾患，与内庭相配疏通阳明经气血；合谷配太冲为四关穴，可祛风通络，止痛定痉。

配穴　眼支疼痛配攒竹、阳白；上颌支痛配颧髎、上关；下颌支痛配颊车、承浆。

操作　毫针泻法。针刺时宜先取远端穴，重刺激，面部腧穴宜轻刺，长留针，可酌情加灸。

2. 其他疗法

（1）皮内针法　在面部寻找扳机点，将揿针刺入，外以胶布固定，埋藏2～3日更换揿针。

（2）耳针法　取面颊、额、颌、神门。毫针刺或用埋针法。

知 识 链 接

电针"二孔"治疗三叉神经第3支疼痛技术

选穴　颏孔、下颌孔。颏孔位于下颌骨体的外侧面第1、2磨牙间的下方，相当于地仓穴向下垂直线与承浆穴水平连线的交点处。下颌孔位于下颌骨体的内侧面，进针点在下颌骨角前1.0cm处，按之有凹陷处。

适应证　三叉神经第3支疼痛。

操作

（1）进针　下颌孔从下颌骨角前1.0cm处，按之有凹陷处进针，沿下颌骨体内侧面向上直刺1.2～1.5寸；颏孔朝下颌角方向刺入0.8～1.0寸。针入孔的标志为医者针下沉涩紧滞，患者针处酸胀，有沿神经走行方向触电样感觉。因孔内有神经、血管，禁止提插、捻转。

（2）连接电极　用低频连续波型，电流强度以面部肌肉有抽搐麻木感、患者能够忍受为度，通电30分钟。

（3）出针　缓慢起针，并按压2～3分钟。每日一次，每次留针30分钟，10次为1疗程。

（国家中医药管理局推荐项目）

【按语】

1. 针刺对原发性三叉神经痛有较好的止痛效果。

2. 对继发性三叉神经痛要查明原因，针对病因治疗。

3. 忌食生冷辛辣刺激性食物，避免情绪过激。

四、哮喘

哮喘是一种以发作性喉中哮鸣、呼吸困难，甚则喘息不得平卧为主症的病证。"哮"为喉中痰鸣有声，"喘"为气短不足以息。可发生于任何年龄和任何季节，尤以寒冷季节和气候骤变时多发。

本病常见于西医学的支气管哮喘、喘息性支气管炎和阻塞性肺气肿等疾病。

【病因病机】

本病病位在肺，与脾、肾、心密切相关。患者因先天禀赋不足，宿痰伏肺，每因外感风寒或风热，吸入花粉、烟尘，饮食不当等而触引内伏之痰饮，痰随气升，气与痰结，壅塞气道，肺气上逆而发为哮喘。病初在肺，多属实证；若反复发作，则致脾、肺、肾、心诸脏俱虚。脾虚则运化失常，酿生痰浊；肺虚则气无所主，短气喘促；肾虚则摄纳无权，动则喘甚；心虚则脉动无力，唇甲青紫，汗出肢冷，甚则出现神昏、烦躁等危候。本病基本病机是宿痰伏肺，伤及脾、肾、心。

【辨证】

主症 多数患者在发作前可出现鼻咽发痒、咳嗽、喷嚏、胸闷等先兆症状。典型发作时突感胸闷，呼吸困难，喉中哮鸣，呼气延长，不得平卧，烦躁，汗出，甚则紫绀。发作可持续数分钟、数小时或更长时间。发作将停时，常咳出较多稀薄痰液，随之气促减轻，哮喘缓解。

兼痰稀白，清涕，舌淡苔白滑，脉浮紧，为寒饮伏肺；兼痰黄稠，咳吐不爽，发热口渴，舌红苔黄腻，脉滑数，为痰热壅肺；兼喘咳气短，动则加剧，咳声低怯，痰液清稀，畏风自汗，神疲倦怠，食少便溏，舌淡苔薄白，脉濡细，为肺脾气虚；兼喘咳痰少，头晕耳鸣，腰膝酸软，潮热盗汗，舌红少苔，脉细数，为肺肾阴虚；兼喘促短气，呼多吸少，畏寒肢冷，尿少浮肿，甚则烦躁心悸，冷汗淋漓，唇甲青紫，舌质紫暗或有瘀点、瘀斑，苔薄白，脉沉细或微弱而结代，为心肾阳虚。

【治疗】

1. 基本治疗

治法 发作期平喘，缓解期补肺、脾、肾。

主穴 肺俞 中府 天突 膻中 孔最 定喘 丰隆

方义 肺俞、中府为肺之俞、募穴，调理肺气，止哮平喘；天突降逆顺气；膻中为气之会穴，宽胸理气；孔最为肺经郄穴，主肺之急性病证，肃肺化痰、降逆平喘；定喘为止哮平喘之经验效穴；丰隆为豁痰要穴。诸穴合用可收降气化痰、止哮平喘之功。

配穴 寒饮伏肺配风门、太渊；痰热壅肺配大椎、曲池；肺脾气虚配脾俞、足三里；肺肾阴虚配肾俞、关元、太溪；心肾阳虚配心俞、肾俞、气海、关元、内关。潮热盗汗配阴郄、复溜。

操作 风门、肺俞、脾俞、肾俞、心俞等穴不可直刺、深刺，以免伤及内脏；心肾阳虚，气海、关元加灸；其他腧穴常规针刺；顽固性哮喘可施行瘢痕灸。严重发作者每日针治2次或数次，缓解期每隔1～2日治疗1次。

2. 其他疗法

（1）穴位贴敷法　选大椎、肺俞、风门、膏肓、定喘、肾俞、膻中。用白芥子30g，甘遂15g，细辛20g，元胡30g共研细末，用时与鲜姜汁调成糊状，取蚕豆大小敷于以上各穴，外覆胶布，贴30～60分钟取掉，以局部红晕微痛为度。若起疱，消毒后挑破，涂龙胆紫。此法用于慢性支气管哮喘，一般在三伏天使用，故又称"伏灸法"。

（2）穴位埋线法　选膻中、定喘、肺俞。常规消毒后，局部浸润麻醉，用三角缝合针将"0"号羊肠线或兔的脑垂体埋于穴下肌肉层，每10～15日更换1次。

（3）水针法　选定喘、肺俞、膏肓俞、肾俞、足三里。用胎盘组织注射液加维生素B_6注射液，每次取2～3穴，每穴注射0.5～1mL，隔天1次，10次为1个疗程。此法用于虚证哮喘。

（4）耳针法　选内分泌、下屏尖、肾上腺、气管、皮质下、交感、缘中。每次选2～3穴，强刺激，留针10～20分钟。

知 识 链 接

针刺清喘穴治疗哮喘技术

清喘穴：环状软骨前正中下方凹陷处。

适应证：符合西医支气管哮喘急性发作期，病情程度分为轻、中度者。中医辨证为哮证。

操作方法：①患者取坐位，仰头。②常规消毒。③以右手持针于清喘穴垂直进针 0.2cm，手震颤 5 秒钟（其频率为每分钟 140～160 次），微力。患者可即刻止喘。若 5 秒钟时未止喘，可将针提至皮下，先向左 15°角斜刺 0.5cm，提插 3 次（快提轻插），再将针提至皮下，向右 15°角斜刺 0.5cm，提插 3 次（快提轻插），然后将针提至皮下，向下 30°角斜刺 0.3cm，手法以震颤为主（其频率为每分钟 140～160 次），微力。临床操作时应根据患者的个体差异适当调整进针的深度。患者在 1 分钟之内可达到即刻止喘效果。④患者有抵触感，少数患者有向上下发散的针传感，但很少有酸、麻和胀感。⑤每天针 1 次，10 天为 1 疗程。若病情需要，休息 3 天可继续针刺第 2 个疗程。

（国家中医药管理局推荐项目）

【按语】

1. 哮喘病患者应时刻关注天气变化，注意保暖，防止感冒，平素应加强体育锻炼，增强机体的抗病能力。

2. 哮喘病缓解期，应积极治疗原发病，对发作严重而出现哮喘持续状态者，应该配合药物治疗。

3. 忌食易引起哮喘病发作的食物，避免接触诱发因素，如花粉等。戒烟戒酒是减少发作和防止病情加重的条件之一。

五、呕吐

呕吐是指胃内容物从口中吐出。有物有声为呕，有物无声为吐，有声无物为干呕。因呕与吐常同时出现，故并称为"呕吐"。

本病常见于西医学的急性胃炎、幽门痉挛（或梗阻）、胃黏膜脱垂症、十二指肠壅积症、胃神经官能症、胆囊炎、胰腺炎等病。

【病因病机】

呕吐病位在胃，与脾、肝密切相关，虚证多涉及脾，实证多因于肝。呕吐的病因多与外邪、饮食、痰饮、郁气、瘀血等邪气犯胃有关，常由饮食不慎、寒暖失宜、情志不畅、闻及特殊气味、晕车晕船、药物反应、妊娠等因素而诱发。基本病机是胃失和降，胃气上逆。

【辨证】

主症　呕吐食物、痰涎、水液、胆汁等，或干呕。常伴有脘腹不适、恶心纳呆、吞酸嘈杂等症状。

兼表证，有呕吐，为外邪犯胃；因饮食不洁而呕吐酸腐，为饮食停滞；呕吐清水痰涎，脘痞纳呆，眩晕心悸，苔白滑或白腻，脉滑，为痰饮内停；素来脾虚胃弱，时作时止，呕而无力，面色无华，少气懒言，纳呆便溏，舌淡苔薄，脉弱，为脾胃虚弱；反复发作，呕量不多或时作干呕，饥不欲食，咽干口燥，舌红少津，脉细数，为胃阴不足。

【治疗】

1. 基本治疗

治法　通调胃气，降逆止呕。

主穴　内关　中脘　足三里

方义　内关通阴维脉，治心胸胃病证，又为止呕要穴；中脘为胃的募穴，调理胃气；足三里为胃腑下合穴，"合治内腑"。三穴从上、中、下配伍，以通调腑气、降逆止呕。

配穴　外邪犯胃配外关、大椎；饮食停滞配梁门、天枢；痰饮内停配丰隆、公孙；脾胃虚弱配脾俞、公孙；胃阴不足配脾俞、三阴交。

操作　诸穴均常规针刺；脾胃虚弱者可行艾条灸、隔姜灸或温针灸；上腹部穴和背俞穴针后可加拔罐。每日 1 次，呕吐甚者可每日 2 次。

2. 其他疗法

（1）耳针法　根据病变部位取胃、贲门、幽门、十二指肠、胆、肝、脾、神门、交感。每次选用 2 ～ 4 穴，毫针浅刺；也可埋针或用王不留行籽贴压。

（2）穴位注射法　取足三里、至阳、灵台等穴，每穴注射生理盐水 1 ～ 2mL。

（3）穴位敷贴法　取神阙、中脘、内关、足三里等穴。切 2 ～ 3 分厚生姜片如硬币大，贴于穴上，用伤湿止痛膏固定。本法也可预防晕车、晕船引起的呕吐，临乘车船前半小时贴药（不用生姜，只贴伤湿止痛膏也有良效）。

【按语】

1. 针灸治疗呕吐效果良好。

2. 消化道严重梗阻、癌肿引起的呕吐以及脑源性呕吐，除用针灸止吐外，还应高度重视原发病的治疗。

3. 平时宜注意饮食调理，忌暴饮暴食，少食肥甘厚味、生冷辛辣食物，以免戕害胃气。

六、胃脘痛

胃脘痛是以剑突下的上腹部疼痛为主症的病证，简称"胃痛"。由于痛及心窝，也称"胃心痛""心下痛"，古代统称"心痛"，但要与"真心痛"作区别。

西医学中的急慢性胃炎、胃溃疡、胃痉挛、胃下垂、胃神经官能症等均可参考本病论治。

【病因病机】

本病的病位在胃，与肝、脾关系密切。常因过食生冷、外感寒邪、湿热内蕴、忧怒气郁等因素致病，气滞日久，脾胃虚弱，胃络瘀阻。基本病机是胃腑气滞或胃络不通。

【辨证】

主症 上腹胃脘部疼痛。常伴胃脘部胀满、恶心呕吐、食欲不振。

兼嗳腐吞酸，吐后或矢气后疼痛缓解，苔厚腻，脉滑实，为食滞胃肠；兼痛连两胁，脉沉弦，为肝气犯胃；兼胃痛拒按，痛有定处，食后加剧，或呕血黑便，舌紫暗或有瘀点，脉涩，为瘀血停滞；兼胃痛隐隐，得食则缓，喜热喜按，神疲乏力，便溏，舌淡苔白，脉弱或沉细，为脾胃虚寒。

【治疗】

1. 基本治疗

治法 宽胸理气，和胃止痛。

主穴 中脘 足三里 内关 公孙

方义 胃为六腑中心，以降为顺，中脘为腑会，又是胃的募穴，足三里是胃之合穴和下合穴，两穴相配疏通胃气、升清降浊止痛；内关通阴维脉，"阴维为病苦心痛"，公孙通冲脉，"冲脉为病，逆气里急"，与内关相配，宽胸理气、和胃止痛。

配穴 食滞胃肠配梁门、天枢；肝气犯胃配太冲、期门；瘀血停滞配膈俞、血海；脾胃虚寒配灸神阙。

操作 足三里用平补平泻法，疼痛发作时，持续行针1～3分钟，直到疼痛缓解。内关、中脘用泻法。

2. 其他疗法

（1）指压法 选中脘、足三里、合谷、阿是穴。疼痛时以拇指或中指点压揉按以上各穴，至疼痛缓解。

（2）耳针法 选脾、胃、肝、交感、神门、内分泌。每次选取2～3穴。疼痛剧烈时用强刺激，疼痛缓解时用轻刺激。每日 1 次或隔日 1 次，10 次为 1 疗程。

（3）穴位注射法 选脾俞、胃俞、中脘、足三里、梁丘、阿是穴。每次选取 2 ～ 4 穴，用红花注射液、当归注射液、阿托品注射液或普鲁卡因注射液 0.5 ～ 1mL，注射于以上各穴，每穴 1 ～ 2mL，每日或隔日 1 次。

【按语】

1. 针灸治疗胃脘痛效果显著，如坚持治疗能取得较好的远期疗效，并可促进溃疡愈合。

2. 对溃疡大出血、穿孔等重证，应及时采取急救措施或外科手术治疗。

3. 胃脘痛的证候有时可与肝胆疾患及胰腺炎相似，须注意鉴别。

4. 平时注意饮食调养，忌暴饮暴食或过食生冷酸辣，戒烟戒酒，饮食定时，少量多餐，保持精神乐观，对减少复发和促进康复有重要意义。

七、腹痛

腹痛是指胃脘以下、耻骨联合以上部位疼痛为主症的病证。

腹痛是临床常见症状，可见于内科、妇科、外科等多种疾病中，以肠道疾病和妇科病引起的腹痛较为多见。

西医学的急慢性肠炎、胃肠痉挛、肠易激综合征等疾病引起的腹痛，可参照本病进行治疗。

【病因病机】

因腹内有许多脏腑，且为诸多经脉所过之处，所以不论何种病因，凡导致有关脏腑气机不利或经脉气血不通时，均可引起腹痛。其发作或加重多与饮食、情志、受凉、劳累等诱因有关。病位在腹部，与肝、胆、脾、胃、膀胱、大小肠有关。基本病机是腹部脏腑经脉气机不通，或脏腑经脉失养。

【辨证】

主症 腹部疼痛。可分别表现为全腹痛、脐腹痛、小腹痛、少腹痛等。可反复发作，常伴有饮食、大便异常。

兼暴饮暴食后脘腹胀痛，为饮食停滞；兼腹胀痛，痛则欲便，便后痛缓，喜叹息，嗳气或矢气则减，遇恼怒则剧，苔薄白，脉弦，为肝郁气滞；因感寒饮冷突发，得温痛减，为寒邪内阻；兼腹痛隐隐，时作时止，喜温喜按，每食生冷或饥饿、劳累后加重，进食及休息后痛减，舌淡苔薄，脉沉细，为脾阳不振。

【治疗】

1. 基本治疗

治法　通调腑气，缓急止痛。

主穴　中脘　神阙　天枢　关元　足三里

方义　神阙居腹中央，调理腹部气机；中脘是胃募、腑会，天枢为大肠募穴，关元为小肠募穴，上穴分布腹部四周，不论何种腹痛，均可通调腹部气机；足三里为胃经下合穴，"肚腹三里留"。诸穴合用，相得益彰。

配穴　饮食停滞配梁门；肝郁气滞配太冲；寒邪内阻配气海；脾阳不振配脾俞。

操作　神阙用灸法，余穴均常规针刺；寒邪内阻和脾阳不振者可用灸法或温针灸。

2. 其他疗法

（1）耳针法　取腹、大肠、小肠、神门、脾、肝、交感。每次选用 3 ～ 5 穴，毫针强刺激；也可埋针或贴压王不留行籽。

（2）穴位注射法　取异丙嗪和阿托品各 50mg 混合，注入天枢、足三里穴，每穴 0.5mL。

（3）药熨法　取麦麸 50g，葱白（切碎）、生姜（切碎）各 30g，食盐 15g，白酒 30mL，食醋 15mL，混匀，放铁锅内炒热，布包，乘热熨疼痛处。药凉后炒热再熨。适用于虚寒腹痛。

【按语】

1. 针灸治疗腹痛有较好的疗效，但针刺止痛后应明确诊断，积极治疗原发病。

2. 急腹症引起的腹痛，在针灸治疗的同时应严密观察，必要时应采取其他治疗措施或转手术治疗。

八、泄泻

泄泻是以大便次数增多、便质清稀为主症的病证。

本病常见于西医学的急慢性肠炎、肠结核、肠易激综合征、慢性非特异性溃疡性结肠炎等疾病中。

【病因病机】

泄泻的病位在肠，与脾、胃、肝、肾密切相关。常因外邪、饮食、情志等医素诱发，多反复发作。基本病机是脾不运湿，小肠泌别清浊障碍和大肠的传导失司。

【辨证】

主症 大便次数增多，便质清稀甚至如水样或完谷不化。常伴腹痛、肠鸣等症状。

兼大便清稀或如水样，腹痛肠鸣，得热则舒，苔白滑，脉濡缓，为寒湿困脾；兼大便黄褐臭秽，肛门灼热，发热腹痛，舌红，苔黄腻，脉濡数，为肠腑湿热；兼大便臭如败卵，纳呆，嗳腐吞酸，苔垢或厚腻，脉滑，为食滞胃肠；因情志不畅而发，舌红，苔薄白，脉弦，为肝郁气滞；兼大便溏薄，夹有不消化食物，腹部隐痛喜按，神疲乏力，舌淡，苔薄白，脉细，为脾气虚弱；兼晨起泄泻，夹有不消化食物，形寒肢冷，面色㿠白，舌胖而淡，苔白，脉沉细，为肾阳亏虚（五更泻）。

【治疗】

1. 基本治疗

治法 健脾利湿，通调肠道。

主穴 神阙 天枢 关元 大肠俞 上巨虚 三阴交

方义 本病病位在肠，故取大肠募穴天枢、小肠募穴关元、大肠背俞穴大肠俞、大肠下合穴上巨虚合用，调理肠腑而止泻；神阙穴居中腹，内连肠腑，无论急、慢性泄泻，灸之皆宜；三阴交健脾利湿兼调理肝肾，各种泄泻皆可用之。诸穴合用，标本兼治，泄泻自止。

配穴 寒湿困脾配脾俞、阴陵泉健脾化湿；肠腑湿热配合谷、下巨虚清利湿热；食滞胃肠配中脘、建里消食导滞；肝郁气滞配期门、太冲疏肝理气；脾气亏虚配脾俞、足三里健脾益气；脾气下陷配百会升阳举陷；肾阳亏虚配肾俞、命门、关元温肾固本。

操作 常规针刺；神阙穴用隔盐灸或隔姜灸；寒湿困脾、脾气亏虚者可施隔姜灸、温和灸或温针灸；肾阳亏虚者可用隔附子饼灸。急性泄泻每日治疗 1～2 次，慢性泄泻每日或隔日治疗 1 次。

2. 其他疗法

（1）穴位注射法 选足三里、天枢、上巨虚。用黄连素注射液或庆大注射液加 654-2，每穴每次注射 0.5～1mL，每日或隔日 1 次，10 次为 1 疗程。

（2）耳针法 选大肠、肛门、直肠、胃、脾、肝、肾。每次选 3～4 穴，毫针刺激，每次留针 30 分钟，每日或隔日 1 次，10 次为 1 疗程。亦可用王不留行籽贴压，每 3～5 日更换 1 次。

（3）拔罐法 选天枢、关元、大肠俞、小肠俞、胃俞、肾俞、关元俞。留罐 20 分钟，每日或隔日 1 次，10 次为 1 疗程。适用于慢性久泄。

知 识 链 接

隔药饼灸治疗溃疡性结肠炎技术

针灸处方：天枢（双）、气海、关元。

药饼处方及制作：附子 10g，肉桂 2g，丹参 3g，红花 3g，木香 2g。每只药饼含药粉 2.5g，加黄酒 3g 调拌成厚糊状，用药饼模具按压成直径 2.3cm，厚度 0.5cm 大小。

操作：患者取仰卧位，暴露腹部。将药饼放在穴位上，用艾条截为 1.5cm 长的艾段，点燃艾段上部，将艾段置药饼上施灸，每次每穴各灸 2 壮，每壮约燃 15 分钟，感觉较烫时适当移动药饼。

（国家中医药管理局推荐项目）

【按语】

1. 针灸对泄泻的疗效较好。急性易治，慢性较难，只要坚持治疗都有较好的疗效。对于严重脱水者或由恶性病变引起的泄泻，应采取综合治疗。

2. 发病期间饮食宜清淡，忌辛辣生冷油腻之品，平时也应注意饮食卫生。

3. 久泄不止，可做大便常规或纤维镜检查以查清病因，对症治疗。

九、便秘

便秘是指大便经常秘结不通，排便周期延长或时间延长，或欲便却便而艰涩不畅、排便困难。本病多见于各种急慢性疾病中，可分为虚实两证。

西医学中的习惯性便秘、功能性便秘、药物性便秘、直肠肛门疾病引起的便秘可参照本病治疗。

【病因病机】

便秘病位在大肠，与脾、胃、肺、肝、肾等脏腑有关。常因饮食不节、情志失调、习惯不良和年老体虚等致病。基本病机是大肠传导不利。

【辨证】

主症 排便周期延长或时间延长，或排便困难。

兼小便赤短，身热烦渴，口臭腹痛，苔黄燥，脉滑实，为热秘；兼嗳气频作，少腹胀满，矢气或便后则舒，苔黄腻，脉弦细，为气秘；兼畏寒喜暖，脘腹冷痛，小便清长，苔薄白，脉沉迟，为冷秘；兼面色少华，头晕心悸，舌淡苔薄，脉虚弱，则为虚秘。

【治疗】

1. 基本治疗

治法　调理大肠腑气。

主穴　天枢　大肠俞　上巨虚　支沟　照海

方义　大肠俞、天枢、上巨虚为大肠的俞、募、下合穴，疏通大肠腑气；支沟宣通三焦气机，是治疗便秘的经验效穴；照海滋阴增液以助行舟。

配穴　热秘配合谷、曲池；气秘配行间、期门；冷秘配关元、神阙；虚秘配脾俞、关元。

操作　毫针刺，按虚补实泻法操作；冷秘、虚秘，神阙、关元用灸法。

2. 其他疗法

（1）耳针法　选大肠、肛门、直肠下段、胃、脾、肾。每次取 2 ～ 3 穴，毫针刺激，留针 30 ～ 60 分钟，每 10 分钟捻针 1 次，每次 3 分钟，每日或隔日 1 次。

（2）穴位注射法　选天枢、上巨虚。用维生素 B_1、B_{12} 注射液，每穴每次注射 0.5 ～ 1.0mL，每日或隔日 1 次，10 次为 1 疗程。

（3）脐疗法　选神阙。用大黄 10g，番泻叶 10g，杏仁 10g，火麻仁 10g，共研末，每次取 5 ～ 6g 加凡士林或蜂蜜调匀，敷贴于神阙穴上，用胶布固定后加热敷 30 分钟，两天换 1 次。

【按语】

1. 针灸治疗便秘效果显著，但对反复治疗无效的应查明原因，配合其他疗法。

2. 患者平时应注意改变饮食习惯，多吃蔬菜、水果，以促进胃肠蠕动，并培养定时排便的习惯。

3. 坚持体育锻炼，经常做腹部按摩。

十、失眠

失眠是以不易入睡或睡而易醒，重者彻夜难眠为主症的病证。由于睡眠时间不足，醒后常见神疲乏力、头痛头昏、心悸健忘等。

西医学中的神经官能症、神经衰弱、更年期综合征、贫血等引起的失眠可参照本病治疗。

【病因病机】

心藏神，神安则卧安，故失眠的病位主要在心。因脾经注于心，肾经络于心，肝藏血与精神活动有关，因而不寐亦与肝、脾、肾有密切关系。若七情过激，或体虚、久病，或饮食失调，使以上脏腑气血阴阳紊乱，造成阴血不足，或阳热过亢，或心失所养，致心神不宁而发失眠。失眠的基本病机是心神失养或心神被扰。

【辨证】

主症 不易入睡；或睡而易醒，醒后难再入睡；或睡不深熟，多梦；重者彻夜难眠。

兼面色少华，心悸健忘，神疲乏力，少气懒言，纳差便溏，舌淡，脉细弱，为心脾两虚；兼五心烦热，头晕耳鸣，口干少津，舌红，苔少，脉细数，为阴虚火旺；兼烦躁易怒，头晕，头痛，胁肋胀痛，舌红，脉弦数，为肝阳上扰；兼胸闷脘痞，痰多口苦，嗳腐吞酸，舌红，苔黄腻，脉滑数，为痰热内扰。

【治疗】

1. 基本治疗

治法 宁心安神，调和阴阳。

主穴 神门 三阴交 百会 安眠

方义 神门为心之原穴，能安心神，三阴交交会肝、脾、肾三经，两穴配伍能兼顾心脾气虚、心肝血虚、心肾阴虚诸证；百会居髓海中央而能安定神志；安眠为治疗失眠的经验效穴。

配穴 心脾两虚配心俞、脾俞；阴虚火旺配太溪、涌泉；肝阳上扰配风池、太冲；痰热内扰配丰隆、内庭。

2. 其他疗法

（1）穴位注射法 选心俞、脾俞、肝俞、肾俞、神门、三阴交。每次取 2～3 穴，用维生素 B_{12} 或 B_6 注射液，每穴 0.3～0.5mL，每日 1 次或隔日 1 次，10 次为 1 疗程。

（2）耳针法 选皮质下、交感、心、脾、肝、内分泌、神门。每次取 2～3 穴，毫针刺激，留针 30 分钟。每日 1 次或隔日 1 次，10 次为 1 疗程。

（3）灸法 选百会、涌泉。每晚临睡前用艾条温和灸 10～15 分钟，本法适用于虚证。

（4）皮肤针法 选背部腧穴。从颈部至腰骶部用皮肤针轻叩，使局部皮肤潮红即可，隔日 1 次，10 次为 1 疗程。

【按语】

1. 针灸治疗失眠效果较好，可避免因服用安眠药引起的毒副作用。

2. 针灸治疗的同时要积极治疗原发病。

3. 合理饮食，少饮浓茶、咖啡，晚饭不过饱，保持心情舒畅，避免情绪激动。合理安排作息时间，起居有常。

十一、心悸

心悸，又名"惊悸""怔忡"，是以心跳异常、心慌不安为主症的病证。

本病常见于西医学的心神经官能症、风湿性心脏病、冠状动脉粥样硬化性心脏病、肺源性心脏病、贫血、甲状腺功能亢进等。

【病因病机】

本病的病位在心，心之气、血、阴、阳亏虚，或邪扰心神，均可使心失濡养或心脉痹阻而导致心悸。常因情志刺激、紧张、劳倦、饮酒等因素诱发。基本病机是心神失养。

【辨证】

主症　自觉心动异常，或快或慢，或跳动过重，或忽跳忽止，呈阵发性或持续不解，可伴精神紧张、心慌不安、头晕胸闷、心烦不寐等。脉象可见数、促、结、代、缓、迟等。

兼胸闷气短，畏寒肢冷，舌胖大而淡，苔白，脉沉细迟或结代，为心阳不振；兼气短自汗，神倦乏力，少寐多梦，舌淡，苔薄白，脉细弦，为心胆气虚；兼失眠健忘，胸闷气短，自汗，纳差，舌淡，苔薄白，脉弱无力，为心脾两虚；兼五心烦热，少寐多梦，头晕耳鸣，舌质红，苔薄黄，脉细弦数，为阴虚火旺；兼胸闷心痛阵发，或面唇紫暗，舌有紫气或见瘀斑，脉细涩或结代，为心血瘀阻；兼胸闷气喘，不能平卧，咳吐大量泡沫痰涎，面浮足肿，尿少，苔白腻或白滑，脉弦滑数，为水气凌心。

【治疗】

1. 基本治疗

治法　养心安神，宁心定悸。

主穴　神门　内关　心俞　厥阴俞　巨阙　膻中

方义　神门为心之原穴，内关为心包经之络穴，二穴宁心安神以定惊悸；心俞、厥阴俞、巨阙、膻中分别为心和心包之俞穴、募穴，两对俞募配穴可调心气、通心络。

配穴　心阳不振配关元、足三里；心胆气虚配百会、胆俞；心脾两虚配脾俞、足三里；阴虚火旺配劳宫、太溪；心血瘀阻配曲泽、膈俞；水气凌心配水分、阴陵泉。

操作　常规针刺；背部穴位应当注意针刺的角度、方向和深度。急性发作可用泻法，留针 30 分钟至 1 小时，以症状消失或减缓为度。

2. 其他疗法

（1）皮肤针法　取气管两侧、颌下部、后颈、骶部以及内关、膻中、三阴交、人迎，中度刺激至局部出现红晕，有轻微出血点为度。发作时可每日治疗 2 次。

（2）耳针法　取心、交感、神门、皮质下、小肠。毫针轻刺激，留针中行针 2～3 次。每日 1 次。

（3）穴位注射法　按常规选穴，用维生素 B_1、B_{12} 注射液，每穴注射 0.5mL。每日 1 次。

【按语】

1. 针灸治疗心悸不仅能控制症状，而且对疾病的本身也有调整和治疗作用。但在器质性心脏病出现心衰倾向时，则应及时采取综合治疗措施，以免延误病情。

2. 心悸可因多种疾病引起，针灸治疗的同时应积极治疗原发病。

3. 患者在治疗的同时，应注重畅达情志，避免忧思、恼怒、惊恐等刺激。

十二、面瘫

面瘫是以口、眼向一侧歪斜为主症的病证，又称为"口眼㖞斜"。本病可发生于任何年龄，多见于冬季和夏季。发病急速，以一侧面部发病为多。

本病相当于西医学的周围性面神经麻痹，最常见于贝尔麻痹。

【病因病机】

本病病位在面部经筋，与少阳、阳明经密切相关。常因劳作过度，正气不足，风寒或风热乘虚入中面部经络而致。基本病机是面部气血痹阻，经筋功能失调。

【辨证】

主症　口眼歪斜。常在睡眠醒来时发现一侧面部肌肉板滞、麻木、瘫痪，额纹消失，眼裂变大，露睛流泪，鼻唇沟变浅，口角下垂歪向健侧，病侧不能皱眉、蹙额、闭目、露齿、鼓颊；部分患者有耳后疼痛、舌前 2/3 味觉减退或消失，听觉过敏等症。病程迁延日久，可因瘫痪肌肉出现挛缩，口角反牵向患侧，甚则出现面肌痉挛，形成"倒错"现象。

受凉后发作，舌淡，苔薄白，脉浮紧，为风寒证；兼发热，舌红，苔薄黄，脉浮数，为风热证；兼肢体困倦无力，面色淡白，头晕等，为气血不足，多见于恢复期或病程较长的患者。

【治疗】

1. 基本治疗

治法 祛风通络、疏调经筋。

主穴 颊车 地仓 阳白 颧髎 迎香 翳风 合谷

方义 面部腧穴可疏调局部经筋气血；翳风穴为少阳经穴，祛风通络；合谷为循经远端取穴。远近相配，疏调面部经筋。

配穴 风寒证配风池；风热证配曲池；气血不足配足三里。不能闭目配睛明或攒竹；人中沟歪斜配水沟；颏唇沟歪斜配承浆；味觉减退配足三里；耳后疼痛或听觉过敏配阳陵泉；流泪配太冲。

操作 急性期病侧面部穴位宜轻刺、浅刺；地仓与颊车可互相透刺；可采用巨刺法。

2. 其他疗法

（1）皮肤针法　叩刺阳白、颧髎、地仓、颊车，以局部潮红为度。适用于恢复期。

（2）刺络拔罐法　用三棱针点刺阳白、颧髎、地仓、颊车后拔罐。每周 2 次。适用于恢复期。

（3）电针法　取太阳、阳白、地仓、颊车，接通电针仪，以断续波刺激 10～20 分钟，强度以患者面部肌肉微见跳动而能耐受为度。适用于恢复期。

（4）穴位贴敷法　选太阳、阳白、颧髎、地仓、颊车。将马钱子锉成粉末约 1～2 分，撒于胶布上，然后贴于穴位处，5～7 日换药 1 次；或用蓖麻仁捣烂加麝香少许，取绿豆粒大一团，贴敷穴位上，每隔 3～5 日更换 1 次；或用白附子研细末，加冰片少许做面饼，贴敷穴位。每日 1 次。

【按语】

1. 针灸治疗面瘫具有良好疗效，是目前治疗本病安全有效的首选方法。

2. 预后与面神经的损伤程度密切相关，一般而言，面神经管内段受影响者以及亨特面瘫预后较差。

3. 面部应避风寒，必要时应戴口罩、眼罩；眼睑闭合不全者，每日点眼药水 2～3 次，以预防感染。

4. 本病应与中枢性面瘫相鉴别。

十三、眩晕

眩晕是以头晕目眩、视物旋转为主症的病证。眩，指眼花；晕，指头晕。古文献中又称"头眩""掉眩""冒眩""风眩"等。

本病常见于西医学的美尼埃病、颈椎病、椎 – 基底动脉系统血管病以及贫血、高血压病、脑血管病等疾病。

【病因病机】

本病病位在脑，与肝、脾、肾密切相关。发病与忧郁恼怒、恣食厚味、劳伤过度和气血虚弱有关。基本病机实证是风、火、痰、瘀上扰清窍，虚证是气血虚弱、脑失所养。

【辨证】

主症 头晕目眩、视物旋转。轻者如坐车船，飘摇不定，闭目少顷即可复常；重者视物不明，旋摇不止，难以站立，甚则跌仆。可伴有恶心呕吐、眼球震颤、耳鸣耳聋、面色苍白等症状。

兼耳鸣，头目胀痛，烦躁易怒，失眠多梦，面红目赤，口苦，舌红，苔黄，脉弦数，为风阳上扰；兼头重如裹，胸闷恶心，呕吐痰涎，口黏纳差，舌淡，苔白腻，脉弦滑，为痰浊上蒙；兼面色淡白或萎黄，神倦乏力，心悸少寐，腹胀纳呆，舌淡，苔薄白，脉弱，为气血不足；兼视力减退，少寐健忘，心烦口干，耳鸣，神倦乏力，腰酸膝软，舌红，苔薄，脉弦细，为肝肾阴虚。

【治疗】

1. 基本治疗

治法 清利头目，息风止眩。

主穴 百会 风池 太冲

方义 百会清利头目；风池、太冲息风止眩晕。

配穴 风阳上扰配行间、悬钟；痰浊上蒙配内关、中脘、丰隆；气血不足配气海、足三里；肝肾阴虚配肝俞、肾俞、太溪。

操作 常规针刺，重症每日治疗2次，每次留针30分钟至1小时。

2. 其他疗法

（1）三棱针法 眩晕剧烈时可取印堂、太阳、百会、头维等穴，三棱针点刺放血1～2滴。

（2）耳针法 取肾上腺、皮质下、枕、脑、神门、额、内耳。风阳上扰加肝、胆；痰浊上蒙加脾、缘中；气血不足加脾、胃；肝肾阴虚加肝、肾。每次取一侧 3 ～ 5 穴，毫针中等刺激，留针 20 ～ 30 分钟；还可用王不留行籽贴压。

（3）头针法　取顶中线、枕下旁线。中等刺激，留针 20 ～ 30 分钟。每日 1 次。

（4）穴位注射法　选针灸处方中 2 ～ 3 穴，注入 5% 葡萄糖注射液或维生素 B_1、维生素 B_{12} 注射液，当归注射液，每穴 0.5mL。

【按语】

1. 针灸治疗本病效果较好。

2. 急重者，先治其标；眩晕较轻或发作间歇期，治疗时注意求因治本。

3. 眩晕发作时，令患者闭目安卧（或坐位），以手指按压印堂、太阳等穴，使头面部经气疏畅，眩晕症状可减轻。

4. 痰浊上蒙者应以清淡食物为主，以免助湿生痰。

附：高血压病

高血压病是以安静状态下持续性动脉血压增高（140mmHg/90mmHg 或 18.6/12kPa 以上）为主要临床表现的病证。本病发病率较高，且有不断上升和日渐年轻化的趋势。

高血压临床可分为原发性和继发性。原发性高血压是一种独立疾病；继发性高血压又称症状性高血压，常继发于心脑血管疾病、内分泌疾病、泌尿系统疾病等。

【病因病机】

本病病因未明，可能与年龄、职业、家族史等有一定关系。多因精神因素、饮食失节等诱发。本病的病位在肝、肾，可累及心、脑。基本病机是肾阴不足，肝阳偏亢。

【辨证】

主症　眩晕，头痛。早期多无明显症状，如血压波动幅度大可见头痛、头晕、耳鸣、心悸等。常伴脂和糖代谢紊乱，后期可致心、脑、肾、视网膜等损害。

【治疗】

1. 基本治疗

治法　平肝潜阳，滋阴理气。

主穴　百会　曲池　足三里　风池　太冲　太溪

方义　百会清利头目、降血压；风池、太冲息风、平肝潜阳；太冲与太溪滋肝肾之阴；曲池、足三里清泻阳明，理气降压。

配穴　头痛配太阳、印堂；失眠配内关、三阴交。

操作　可将上述腧穴分为两组，交替使用。

2. 其他疗法

（1）三棱针法　取耳尖、百会、大椎、太冲、曲池。每次选 1～2 穴，点刺出血 3～5 滴，2～3 天点刺 1 次。

（2）耳针法　取耳背沟、肾上腺、耳尖、肝阳、交感、神门。每次选 3～4 穴，针刺或埋针；也可用王不留行籽贴压；血压过高还可在降压沟、耳尖点刺出血。

知 识 链 接

耳尖放血治疗高血压病技术

适应证：年龄在 18～70 岁之间的原发性高血压，中医辨证为肝阳上亢证的患者。

禁忌证：妊娠期及哺乳期的妇女；身体特别虚弱或有出血倾向者。

操作步骤：①先按摩耳郭使其充血；②消毒；③医者左手固定耳郭，右手持一次性采血针对准穴位迅速刺入 1～2mm 深，随即出针；④放血：先轻轻挤压针孔周围，使其自然出血，用酒精棉球吸取血滴。每次放血 5~10 滴。

疗程：隔日治疗 1 次，一司治疗 3 次，12 次（即 1 个月）为 1 个疗程。初次治疗取双侧耳尖，以后两耳交替操作。

（国家中医药管理局推荐项目）

【按语】

1. 针灸对原发性高血压有一定效果，对继发性高血压，以治疗原发病为主。

2. 高血压危象非针灸治疗适应证。

十四、中风

中风是以突然昏仆、不省人事、口角歪斜、语言不利、半身不遂，或仅以口喎、半身不遂为主症的急性病证。多见于中、老年人，因发病急骤，变化迅速多端，与风性善行数变的特点相似，故名"中风"；又因其发病突然，亦称"卒中"；本病常留有后遗症，称为"偏枯"。

西医学中的脑血管病，如脑溢血、脑血栓、蛛网膜下腔出血等均属本病范畴。由于中风发病率高、死亡率高、致残率高、复发率高以及并发症多的特点，所以医学界把它同冠心病、癌症并列为威胁人类健康的三大疾病之一。

【病因病机】

本病病位在脑，与心、肝、脾、肾关系密切。本病常因情志不畅、房劳过度、饮食不节等因素诱发。基本病机是气血逆乱，风、火、痰、瘀上犯于脑，清窍闭塞，偏身经络痹阻。轻者中经络，重者中脏腑。若阴阳之气逆乱，可发为中风闭证；若阴阳之气离绝，则发为中风脱证。

【辨证】

1. 中经络　突发半身不遂，口角歪斜，语言不利，无意识障碍。

2. 中脏腑　突发半身不遂，口角歪斜，语言不利，神志恍惚，嗜睡，甚至昏迷。

（1）闭证　兼面红气粗，喉中痰鸣，牙关紧闭，两手握固，二便闭塞，舌红，苔黄腻，脉弦滑而数。

（2）脱证　兼面色苍白，气息微弱，瞳神散大，口张手撒，汗出肢冷，二便失禁，脉细弱或脉微欲绝。

【治疗】

1. 基本治疗

（1）中经络

治法　醒脑开窍，调理心气，疏通经络。

主穴　水沟　内关　极泉　尺泽　委中　三阴交

方义　水沟醒脑开窍；内关调理心气；极泉、尺泽、委中疏通肢体经络；三阴交滋补肝肾。

配穴　上肢不遂配肩髃、曲池、外关、合谷；下肢不遂配环跳、阳陵泉、足三里、太冲、昆仑；口歪配地仓、颊车、合谷、太冲；语言不利配加哑门、廉泉、通里。

操作　水沟用雀啄法，以眼球湿润为度；内关用捻转泻法；极泉（在原穴位置下1寸心经上取穴）、尺泽、委中用提插泻法，以肢体抽动为度；三阴交用补法。

（2）中脏腑

治法　醒脑开窍，调理心气，启闭固脱。

主穴　水沟　百会　内关

方义　水沟、百会醒脑开窍；内关调理心气。

配穴　闭证配十二井穴、太冲；脱证配关元、神阙。其他配穴与中经络同。

操作　闭证针刺用泻法，十二井穴点刺放血。脱证关元用大艾炷灸，神阙隔盐灸，直至四肢转温为止。

2. 其他疗法

（1）头针法 选顶颞前斜线、顶颞后斜线、顶旁1线、顶旁2线。毫针刺，留针30分钟，留针期间反复捻转2～3次。治疗时让患者活动肢体，每日或隔日1次，10次为1疗程。

（2）耳针法 选脑点、皮质下、肝、三焦。毫针中等刺激，每日1次，后遗症期隔日刺1次，每次留针30分钟，亦可用王不留行籽贴压。

（3）电针法 每次选2～3穴，进针得气后接通电针治疗仪，强度以患者能忍受为度，每次通电20分钟，每日或隔日1次，10次为1疗程。

（4）水针法 选肩髃、肩髎、曲池、风市、阳陵泉、足三里。每次选2～3对穴，取当归注射液2mL加维生素B_6注射液2mL混合，每穴0.5～1mL，每日或隔日1次，10次为1疗程。

【按语】

1. 针灸治疗中风疗效较满意，配合功能锻炼、语言训练、推拿理疗可提高疗效。

2. 对中风急性期应采取综合治疗措施，必要时应采取急救措施。

3. 平素应起居有常，保持良好的心态，忌过度恼怒激动、兴奋；戒烟戒酒；饮食宜清淡，保持大便通畅。

4. 本病重在预防，应定期检测血压、血糖、血脂，使之保持在正常范围。针灸风市、足三里等穴可预防中风的发生。

附：假性延髓麻痹

假性延髓麻痹又称假性球麻痹，为皮质延髓束受损，延髓支配的肌肉中枢性瘫痪，属于中医学的喑痱范畴。患者常有两次或两次以上的中风史。

本病常见于脑血管意外、肌萎缩性侧索硬化、梅毒性脑动脉炎等病。

【病因病机】

本病病位在脑，累及舌、咽。基本病机是痰浊、瘀血阻滞脑络舌窍。

【辨证】

主症 吞咽困难，饮水进食呛咳，构音障碍，声音嘶哑，言语不清，流涎，甚至强哭、强笑等。

【治疗】

1. 基本治疗

治法 通关利窍。

主穴 率谷　风府　风池　完骨　廉泉　通里　合谷　太冲

方义 率谷、风府、风池、完骨、廉泉为局部取穴，利咽喉通舌窍；通里为手少阴络穴，善治失语；合谷、太冲开四关以疏利气机。

配穴 痰涎壅盛配丰隆、中脘；舌强紫暗配金津、玉液；强哭、强笑配百会、水沟。

操作 金津、玉液用三棱针点刺出血 2 ～ 5mL；上述各穴急性期不留针，病情稳定期均留针 20 ～ 30 分钟。每日 1 次，10 次为 1 个疗程。

2. 其他疗法

（1）穴位注射法　选廉泉、风池、哑门。痰多者配丰隆、足三里；胸部满闷者配内关、足三里。主穴每次必取，配穴根据病情使用。药物为维生素 B_1 和当归注射液等量混合液，每穴注入药液 1mL。每日 1 次，10 次为 1 疗程。

（2）耳针法　取神门、交感、皮质下、食道、贲门、口。常规消毒，毫针刺激，留针 30 分钟，两耳交替针刺，每日 1 次，10 次为 1 疗程。

【按语】

1. 针灸治疗本病效果较好，但应注意针刺的深度和手法刺激量，如果针刺深度不够，手法操作刺激量不足，疗效偏差。

2. 导致皮质延髓束损伤的原发病稳定并逐渐恢复时，预后良好。原发病加重或反复发作者，预后不佳。

十五、痹证

痹证是以关节、筋骨、肌肉发生疼痛、麻木、重着、活动不利，甚或关节肿大为主症的病证。

本病多见于西医学的风湿性关节炎、类风湿关节炎、骨性关节炎、纤维组织炎、痛风性关节炎等疾病。

【病因病机】

本病病位在关节、筋骨、肌肉。多因风、寒、湿、热外邪侵袭，痹阻关节、筋骨、肌肉，气血运行不畅所致。基本病机是经络不通，气血痹阻。

【辨证】

主症　关节肌肉疼痛，活动不利或有肿胀。

行痹（风痹）：疼痛游走，痛无定处，舌淡，苔薄白，脉浮。

痛痹（寒痹）：疼痛较烈，痛有定处，遇寒加剧，遇热痛减，苔薄白，脉弦紧。

着痹（湿痹）：疼痛重着，或肿胀麻木，苔白腻，脉濡缓。

热痹：红肿热痛，活动不利，舌红，苔黄燥，脉滑数。

【治疗】

1. 基本治疗

治法　通络止痛。

主穴　阿是穴　局部经穴

方义　阿是穴和局部经穴，能疏通局部经络气血，调和营卫，使风寒湿热等外邪无所依附，则痹病自除。

配穴　行痹配曲池、阳陵泉；痛痹配肾俞、关元；着痹配阴陵泉、足三里；热痹配大椎、曲池。另可根据疼痛的部位循经配穴。

操作　毫针泻法或平补平泻。痛痹、着痹者加灸法；大椎、曲池可点刺放血；局部腧穴可加拔罐法。

2. 其他疗法

（1）皮肤针法　取阿是穴，中、重度叩刺，使少量出血。

（2）拔罐法　取阿是穴，行闪罐法拔至皮肤潮红；或用留罐法，每次留罐 5 ～ 10 分钟，隔日治疗 1 次。

（3）穴位注射法　取阿是穴、局部经穴，用1%利多卡因、维生素 B_{12} 注射液或当归注射液等，每穴注射 0.5 ～ 1.0mL，每日或隔日 1 次。适用于顽固性疼痛。

【按语】

1. 本病针灸治疗止痛效果较好，但原因复杂，一定要在明确诊断的基础上进行治疗，避免耽误病情。

2. 患者平时应注意关节的保暖，避免风寒湿邪的侵袭，注意饮食起居有节。

3. 本病需注意与骨肿瘤、骨结核的鉴别。

附：坐骨神经痛

坐骨神经痛是以沿坐骨神经支配区（腰、臀、大腿后侧、小腿后外侧及足外侧）放射性疼痛为主症的病证。属中医学"痹证""腿股风""腰腿痛"的范畴。

本病多见于西医学的坐骨神经炎、腰骶软组织劳损、腰椎间盘突出症、脊柱肿瘤、骨盆病变等疾病中。根据神经根是否受刺激或压迫，分为根性坐骨神经痛和干性坐骨神经痛两种，临床上以根性坐骨神经痛多见。

【病因病机】

本病的发生多与感受外邪、跌仆损伤等有关。病位在腰腿部，与足太阳、足少阳经关系密切。基本病机是经络不通，气血瘀滞。

【辨证】

主症　臀、大腿后侧、小腿后外侧及足外侧的放射样、电击样、烧灼样疼痛。

伴腰痛者属根性坐骨神经痛；干性坐骨神经痛无腰痛症状。

足太阳经证：疼痛以下肢后侧为主。

足少阳经证：疼痛以大腿后侧和小腿外侧为主。

腰腿冷痛重着，遇冷加重，舌质淡，苔白滑，脉沉迟者，为寒湿证；腰腿疼痛剧烈，痛处固定不移，有外伤史，舌质紫暗，脉涩者，为瘀血证；痛势隐隐，喜揉喜按，舌淡，脉细者，为气血不足证。

【治疗】

1. 基本治疗

治法　通经止痛。

主穴　足太阳经证：腰夹脊　秩边　承扶　委中　承山　昆仑

　　　　足少阳经证：腰夹脊　环跳　阳陵泉　悬钟　丘墟

方义　腰夹脊穴是治疗腰腿痛的要穴，可疏通局部气血；取足太阳、足少阳经诸穴，可以疏调本经气血，达到"通则不痛"的目的。

配穴　寒湿证配命门、腰阳关；瘀血证配血海、三阴交；气血不足证配足三里、三阴交。

操作　毫针虚补实泻法。秩边、环跳可产生傍神经刺针感，即沿下肢闪电样传导，此时不宜重刺。

2. 其他疗法

（1）刺络拔罐法　用皮肤针叩刺腰骶部及在压痛点刺络出血，加拔火罐。

（2）电针法　根性：腰4～5夹脊，阳陵泉或委中。干性：秩边或环跳，阳陵泉或委中。进针后通电，采用密波或疏密波，刺激量逐渐由中度到强度。

（3）穴位注射法　用 10% 葡萄糖注射液 10 ～ 20mL，加维生素 $B_1$100mg，或维生素 B_{12}100μg 混合液，注射腰 2 ～ 4 夹脊及秩边等穴，每次 2 ～ 3 穴，每穴 5 ～ 10mL，在出现强烈向下放射的针感时，稍向上提，再将药液迅速推入，隔日 1 次。疼痛剧烈时亦可用 1% 普鲁卡因注射液 5 ～ 10mL，注射阿是穴或环跳穴。

知 识 链 接

踝三针治疗腰椎间盘突出症根性痛技术

踝三针　根痛 1 点、根痛 2 点、根痛 3 点。三穴均位于小腿部，外踝尖上 4 寸处，其中根痛 1 点在足阳明胃经循行线上，根痛 2 点在足少阳胆经循行线上，根痛 3 点在足太阳膀胱经循行线上。

取穴　腰 3、4 突出取根痛 1 点，腰 4、5 突出取根痛 2 点，腰 5、骶 1 突出取根痛 3 点。若为混合性突出，则根据具体情况选取其中的 2 个或 3 个穴位。

操作　患者取侧卧位，患侧在上。取 3 寸毫针，以 15°角向上平刺，进针 2.5 寸左右。快速捻转，频率为 200 ～ 300 次 / 分，幅度为 360°～ 720°，每次连续捻转 3 分钟，不提插。留针 30 分钟，每 10 分钟行针 1 次。

治疗原理　腰 3、4，腰 4、5，腰 5、骶 1 突出的疼痛部位分别位于足阳明胃、足少阳胆、足太阳膀胱经的循行路线及其皮部分布区域。

（国家中医药管理局推荐项目）

【按语】

1. 针灸治疗坐骨神经痛效果显著。腰椎间盘突出患者急性期宜卧床休息，避免病情加重。

2. 久治不愈者，要进一步查明病因，排除腰骶椎结核、肿瘤和严重椎间盘突出等病变。

十六、腰痛

腰痛是以自觉腰部疼痛为主症的一类病证。疼痛的部位或在脊中，或在一侧，或两侧俱痛。

本病多见于西医学的腰部软组织损伤、肌肉风湿病、腰椎病变、部分内脏疾患中。

【病因病机】

腰为肾之府，督脉并于脊里，膀胱经夹脊络肾，故腰痛病位在腰部，与肾脏、督脉及足太阳膀胱经关系密切。腰痛常由外感、内伤和跌仆闪挫等因素所致。基本病机是腰部经络、经筋气血痹阻或肾精亏虚、腰部失养。

【辨证】

主症 腰部疼痛。

起病急，疼痛明显，痛处拒按者为实证；起病缓，遇劳加重，痛处喜按者为虚证。

痛在腰脊正中者为督脉病证；疼痛在腰脊两侧者为足太阳经病证。

腰部重着冷痛，遇阴雨寒冷加重，为寒湿腰痛；腰部刺痛，固定不移，为瘀血腰痛；腰部酸软疼痛，喜揉喜按，劳则加重，为肾虚腰痛。

【治疗】

1. 基本治疗

治法 通经止痛。

主穴 肾俞　大肠俞　阿是穴　委中

方义 肾俞、大肠俞、阿是穴疏通腰部经络气血；"腰背委中求"，委中疏通足太阳经气，是治疗腰痛的要穴。

配穴 督脉病证配后溪、人中；足太阳经病证配申脉。寒湿腰痛配命门、腰阳关；瘀血腰痛配膈俞；肾虚腰痛配太溪。腰椎病变配夹脊。

操作 毫针虚补实泻法。寒湿腰痛和肾虚腰痛可加灸法；瘀血腰痛阿是穴用刺络拔罐，或委中点刺放血。

2. 其他疗法

（1）耳针法　取腰骶椎、肾、膀胱、神门，每次选2～3穴，毫针刺或用埋针法、压丸法。施治过程中配合腰部活动。

（2）刺络拔罐法　取阿是穴。用于瘀血腰痛。

【按语】

1. 针灸治疗因腰肌劳损、风湿和轻症腰椎病引起的腰痛效果较好。

2. 对内脏疾病引起的腰痛，以治疗原发病为主。

十七、胁痛

胁痛是以一侧或两侧胁肋部疼痛为主症的病证。

本病常见于西医学的急慢性肝炎、肝硬化、肝癌、急慢性胆囊炎、胆石症、胆道蛔虫症等肝胆病变以及肋间神经痛等。

【病因病机】

本病病位在胁肋，与肝、胆、脾、胃密切相关。其发病常与情志不畅、外感湿热、饮食所伤、跌仆损伤有关。基本病机是胁肋部经络不通或脉络失养。

【辨证】

主症 胁肋部疼痛。

胁肋胀痛走窜，每因情志变动而增减，胸闷，喜叹息，苔薄白，脉弦，为肝郁气滞；胁肋胀痛灼热，拒按，口干苦，胸闷纳呆，厌食油腻，恶心呕吐，小便黄赤，或有黄疸，舌苔黄腻，脉弦滑而数，为肝胆湿热；胁肋刺痛，固定不移，入夜尤甚，舌质紫暗，脉沉涩，为瘀血阻络；胁肋隐痛，绵绵不已，遇劳加重，咽干口燥，头晕目眩，舌红，少苔，脉弦细，为肝阴不足。

【治疗】

1. 基本治疗

治法 疏利肝胆，行气止痛。取足厥阴、手足少阳经穴为主。

主穴 期门 支沟 阳陵泉 丘墟

方义 期门为肝的募穴，局部取穴可调理肝胆之气；支沟疏通三焦之气，阳陵泉为胆之下合穴，二穴上下配伍可和解少阳，疏泄肝胆；丘墟为胆之原穴，疏肝利胆。

配穴 肝郁气滞加太冲；肝胆湿热加中脘、三阴交；瘀血阻络加膈俞；肝阴不足加肝俞、肾俞；胆道蛔虫加迎香透四白。

操作 期门、膈俞、肝俞不可直刺、深刺；丘墟可透照海；瘀血阻络者膈俞、期门可用三棱针点刺出血或再加拔火罐。

2. 其他疗法

（1）皮肤针法 取胁肋部痛点及胸 7~10 夹脊穴，用皮肤针轻叩并加拔火罐。适用于瘀血疼痛。

（2）耳针法 取肝、胆、胸、神门。毫针刺或压丸法。

（3）穴位注射法 取相应节段的夹脊穴，用 10% 葡萄糖注射液或加维生素 B_{12} 注射液，每穴注射 0.5~1mL。适用于肋间神经痛。

【按语】

1. 针灸治疗胁痛有较好的效果，尤其是胆石症和胆道蛔虫引起的胆绞痛，常能迅速缓解疼痛。

2.急性胁痛用针灸止痛后应注意查明病因，必要时采取综合治疗。

3.饮食宜清淡，忌恼怒。

十八、癃闭

癃闭是以小便排出困难，点滴而出，甚则闭塞不通为主症的病证。点滴而出为"癃"；闭塞不通为"闭"，统称为"癃闭"。多见于老年男性、产后妇女及手术后患者。

本病相当于西医学的尿潴留。

【病因病机】

本病的病位在膀胱，与肺、脾、肾、三焦密切相关。常因感受外邪、情志不畅、外伤劳损以及年老肾虚而致病。基本病机是膀胱气化不利。

【辨证】

主症 排尿困难，点滴而出，甚则闭塞不同。伴小腹胀满。

兼口苦口黏，渴不欲饮，大便不畅，舌红苔黄腻，脉沉数，为湿热下注；兼胁痛，口苦，苔薄白，脉弦，为肝郁气滞；兼舌紫暗或有瘀点，脉涩，为浊瘀阻塞；兼腰膝酸软，精神不振，舌淡，脉沉细弱，为肾气亏虚。

【治疗】

1.基本治疗

治法 调理膀胱。

主穴 膀胱俞 中极 秩边 三阴交 阴陵泉

方义 膀胱俞、中极为膀胱之俞、募配穴，调理膀胱气机；秩边为膀胱经穴，又是治疗癃闭的经验效穴；三阴交、阴陵泉健脾利湿，通利小便，同时，三阴交调理肝、脾、肾，以助膀胱气化。

配穴 湿热下注配委中、行间；肝郁气滞配蠡沟、太冲；浊瘀阻塞配血海、膈俞；肾气亏虚配肾俞、太溪。

操作 针刺中极时针尖向下，不可过深，以免伤及膀胱；其他穴位均常规针灸。

2.其他疗法

（1）脐疗法 取神阙穴，将食盐炒黄待冷放于神阙穴填平，再用2根葱白压成0.3cm厚的饼置于盐上，艾炷置葱饼上施灸，至温热入腹内有尿意为止。

（2）耳针法 取膀胱、肾、三焦、尿道。每次选1～3穴，毫针中度刺激，留针40～60分钟，或用王不留行籽贴压。

（3）电针法　取双侧维道穴，针尖向曲骨沿皮刺2～3寸，通脉冲电15～30分钟。

知 识 链 接

特定针法治疗前列腺增生引起的排尿困难症技术

取穴：秩边、中极。

操作：先针秩边穴，取5寸毫针，以60°角向内侧会阴部方向刺入3～3.5寸，以针感向会阴部生殖器放射为佳，小幅提插捻转1分钟，得气后留针20分钟，每4分钟做小幅提插捻转1分钟，以患者能耐受为宜。次针中极穴，取2.5寸毫针直刺，以针感向会阴部放射为佳。然后取2cm长艾条1根，点燃后插入针柄上，灸2壮。

治疗原理：选择性地松弛前列腺平滑肌，而不影响膀胱逼尿肌的收缩。

禁忌证：反复尿路感染、前列腺或者膀胱癌及前列腺或者膀胱手术的患者。

（国家中医药管理局推荐项目）

【按语】

1.针灸治疗癃闭疗效满意。若膀胱充盈过度，经针灸治疗1小时后仍不能排尿者，应及时采取导尿措施。

2.癃闭患者往往伴有精神紧张，在针灸治疗的同时，应解除精神紧张，反复做腹肌收缩、松弛的交替锻炼。

3.癃闭兼见哮喘、神昏时，应采取综合治疗措施。

十九、遗精

遗精是指不因性生活而精液频繁遗泄的病证，又称"失精"。有梦而遗精，称为"梦遗"；无梦而遗精，甚至清醒时精液流出，称"滑精"。未婚或已婚但无正常性生活的男子每月遗精2～4次者属正常现象。

本病常见于西医学的男子性功能障碍、前列腺炎、神经衰弱、精囊炎及睾丸炎等疾病之中。

【病因病机】

肾藏精，肾气不固、失于封藏则遗精。病位在肾，与心、脾密切相关。多因所求不遂，情欲妄动，房事不节或湿浊内扰等因素所致。基本病机是肾不固摄，精关失守。

【辨证】

主症 频繁遗精，或梦遗，或滑精，每周 2 次以上。

兼头晕目眩，耳鸣，腰膝酸软，畏寒肢冷，舌淡，苔薄白，脉沉细，为肾气不固；兼心悸怔忡，失眠健忘，面色萎黄，四肢倦怠，食少便溏，舌淡，苔薄，脉细弱，为心脾两虚；兼头晕目眩，耳鸣，心悸易惊，神疲乏力，尿少色黄，舌尖红，苔少，脉细数，为阴虚火旺；兼小便短黄混浊且热涩不爽，口苦烦渴，舌红，苔黄腻，脉滑数，为湿热下注。

【治疗】

1. 基本治疗

治法 补肾固精。

主穴 会阴 关元 肾俞 次髎 三阴交

方义 会阴为任、督二脉交会穴，可交通阴阳；关元调补肝、脾、肾；肾俞补肾固精；次髎调肾固精；三阴交为足三阴经交会穴，善调脾、肝、肾之气而固摄精关。

配穴 肾气不固配志室、太溪；心脾两虚配心俞、脾俞；阴虚火旺配太溪、神门；湿热下注配中极、阴陵泉。

操作 会阴穴适当深刺；次髎穴最好刺入骶孔中；其他腧穴常规操作。

2. 其他疗法

（1）皮肤针法 取关元、中极、三阴交、太溪、心俞、肾俞、志室或腰骶两侧夹脊穴及足三阴经膝关节以下的腧穴。用皮肤针叩至皮肤轻度红晕，每晚 1 次。

（2）耳针法 取内生殖器、内分泌、神门、肝、肾。每次选 2～4 穴，毫针中度刺激；或用埋针、压丸法。

（3）穴位注射法 取关元、中极、志室，用维生素 B_1 或当归注射液，每穴注入 0.5mL，要求针感向前阴传导。

（4）穴位埋线法 取关元、中极、肾俞、三阴交。每次选 2 穴，埋入羊肠线。每月 1～2 次。

【按语】

1. 针灸治疗本病可获得满意疗效。对器质性疾病者应同时治疗原发病。

2. 遗精多属功能性，在治疗的同时应消除患者的思想顾虑。

3. 节制性欲，杜绝手淫。

4. 睡眠养成侧卧习惯，被褥不宜过厚，衬裤不宜过紧。

附：阳痿

阳痿又称"阴痿"，是指男子未到性功能衰退年龄，出现性生活中阴茎不能勃起或勃起不坚，影响正常性生活的病证。

常见于西医学的男子性功能障碍及某些慢性虚弱疾病出现的阳痿。

【病因病机】

本病的发生，与房室不节、手淫过度、惊恐伤肾或湿热下注等因素有关。病位在阴器宗筋，与肾、肝、心、脾密切相关。基本病机是宗筋失养或宗筋弛缓。

【辨证】

主症 性生活时阴茎不能勃起，或勃而不坚，或临房早泄，随之萎软无力；或虽能性交，但不经泄精而自行萎软。

兼腰膝酸软，头晕目眩，精神萎靡，畏寒肢冷，耳鸣，舌淡，苔白，脉沉细，为命门火衰；兼面色萎黄，食欲不振，精神倦怠，失眠健忘，心悸自汗，舌淡，苔薄白，脉细弱，为心脾两虚；兼焦躁紧张，心悸易惊，夜寐不宁，舌红，苔薄白，脉细弦，为惊恐伤肾；兼阴囊潮湿气臊，尿黄，舌红，苔黄腻，脉滑数，为湿热下注。

【治疗】

1. 基本治疗

治法 虚证温肾壮阳，调理心脾；实证清利湿热，调理下焦。

主穴 关元 肾俞 三阴交

方义 关元为任脉与足三阴经的交会穴，能温下元之气，调理宗筋；肾俞补肾固本；三阴交是肝、脾、肾三经的交会穴，既可健脾益气，调补肝肾，又可清利湿热。

配穴 命门火衰配志室、命门；心脾两虚配心俞、脾俞、足三里；惊恐伤肾配百会、神门；湿热下注配阴陵泉。

操作 关元、中极穴针尖向下斜刺，力求针感向前阴传导；其他腧穴常规操作。

2. 其他疗法

（1）耳针法 取外生殖器、内生殖器、内分泌、肾、神门。每次选 2～4 穴，毫针中度刺激，或埋针按压刺激。

（2）电针法 取八髎、然谷或关元、三阴交。两组穴位交替使用。

（3）穴位注射法 取关元、中极、肾俞。每次选 2 穴，注入维生素 B_1 150mg 或维生素 B_{12} 0.1mg。

（4）穴位埋线法　取肾俞、关元、中极、三阴交。每次选 1～3 穴，常规埋线。

【按语】

1. 针灸治疗阳痿疗效尚佳。
2. 阳痿多属功能性，因此在治疗同时要消除患者顾虑，做好思想工作。
3. 患者恢复后仍要适当节制房事。

项目二　妇科病证

扫一扫，看课件

一、痛经

痛经是指妇女在经期或行经前后，发生的周期性小腹疼痛，又称"经行腹痛"。

西医学中，痛经可分为原发性和继发性。原发性痛经是指生殖器官无器质性病变者；继发性痛经多继发于生殖器官的某些器质性病变，如盆腔子宫内膜异位症、子宫腺肌病、慢性盆腔炎、子宫肌瘤等。

【病因病机】

痛经的发生常与饮食生冷、情志不畅、起居不慎、先天禀赋等因素有关。本病病位在胞宫，与冲、任二脉及肝、肾关系密切。基本病机是冲任失调，胞宫瘀阻，或胞宫失养。

【辨证】

主症　经期或行经前后出现周期性小腹疼痛，或痛及腰骶，甚至剧痛难忍，拒按。经色紫红或紫黑，有血块，下血块后疼痛缓解者为实证；疼痛绵绵，喜揉喜按，月经色淡、量少者为虚证。

兼胀痛或刺痛为主，伴胸胁乳房胀痛，经行不畅，紫暗有块，舌有瘀斑、瘀点，脉涩，为气滞血瘀；兼冷痛为主，得热痛减，经量少，色暗，苔白，脉紧，为寒凝血瘀；兼腹痛下坠，经色淡，头晕，心悸，舌淡，脉细，为气血虚弱；兼绵绵作痛，腰酸，耳鸣，月经量少质稀，舌淡，脉沉细，为肾气亏损。

【治疗】

1. 基本治疗

治法　调理冲任，通经止痛。

主穴　关元　三阴交　地机　次髎　十七椎

方义　关元、三阴交调理冲任及肝、脾、肾；地机为脾经郄穴，可调经止痛；十七椎、次髎是近部取穴，亦是治疗痛经的经验效穴，病情轻者单用即效。

配穴　气滞血瘀配太冲、血海；寒凝血瘀配归来；气血虚弱配气海、血海；肾气亏损配肾俞、太溪。

操作　关元针刺使针感向下传导。寒证、虚证宜加灸法。痛剧时可用电针。治疗最好在经前 3 ～ 7 日开始，每日 1 次，至经期结束。连续治疗 3 个月经周期为 1 个疗程。

2. 其他疗法

（1）耳针法　取内分泌、内生殖器、肝、肾、皮质下、神门。每次选用 3 ～ 5 穴，毫针刺法、埋针法或压丸法。

（2）皮肤针法　取背、腰、骶部的督脉、膀胱经，下腹部的任脉、带脉以及足三阴经循行线。循经叩刺，中等刺激，重点叩刺腰骶部、下腹部穴。隔日 1 次，于月经前 3 ～ 5 日开始治疗。

（3）穴位注射法　取归来、足三里、三阴交、地机。每次选用 1 ～ 2 穴，用黄芪注射液，或当归注射液、丹参注射液，每穴注射 0.5 ～ 1mL。

（4）穴位敷贴法　取神阙穴。用吴茱萸、白芍、元胡各 30g，艾叶、乳香、没药各 15g，冰片 6g，研细末。每用 5 ～ 10g，用白酒调成膏状贴敷。

【按语】

1. 针灸对原发性痛经疗效较好。

2. 对继发性痛经，应及时治疗原发病。

3. 注意经期卫生和保暖，忌食生冷。

二、月经不调

月经不调是以月经的周期及经量、经色、经质的异常为主症的月经病。临床上有月经先期、月经后期、月经先后无定期等情况，古代文献中分别称为"经早""经迟""经乱"。

本病多见于西医学的排卵型功能失调性子宫出血、生殖器炎症或肿瘤等疾病中。

【病因病机】

月经不调的发生常与房劳多产、饮食伤脾、感受寒邪、情志不畅等因素有关。本病病位在胞宫，与冲、任二脉及肾、肝、脾关系密切。基本病机是冲任失调。

【辨证】

1. 月经先期

主症 行经提前 1 ～ 2 周，经期正常，连续 2 个月经周期以上。

兼月经量多，色深红，质黏稠，舌红，苔黄，脉数，为实热；兼月经量少或多，色红质稠，舌红，苔少，脉细数，为虚热；兼月经量多，色淡质稀，神疲肢倦，舌淡，脉细，为气虚。

2. 月经后期

主症 行经延后 1 周以上，甚至四五十天一行，经期正常，连续 2 个月经周期以上。

兼月经量少，色暗有块，小腹冷痛，苔白，脉沉，为血寒；兼月经量少色淡，头晕心悸，面白，舌淡，脉细，为血虚；兼月经量少，色淡质稀，头晕耳鸣，腰膝酸软，舌淡，苔白，脉沉细，为肾虚；兼月经量少，色暗有块，胸胁小腹胀痛，舌红，脉弦，为气滞。

3. 月经先后无定期

主症 行经提前或延后 1 ～ 2 周，经期正常，连续 3 个周期以上。

兼行经或前或后，量或多或少，色紫红，有血块，经行不畅，或胸胁、乳房及少腹胀痛，喜太息，苔薄白或薄黄，脉弦，为肝郁；兼行经或前或后，量少，色淡质稀，头晕耳鸣，腰膝酸软，舌质淡，苔薄，脉沉细，为肾虚。

【治疗】

1. 基本治疗

（1）月经先期

治法 调理冲任，益气调经。

主穴 关元　三阴交

方义 关元为任脉与足三阴经的交会穴，可益肝肾、调冲任；三阴交为足三阴经的交会穴，可调理脾、肝、肾三脏，理血调经，为治疗月经病的要穴。

配穴 实热配行间；虚热配太溪；气虚配足三里、脾俞。

操作 毫针常规刺。实热、虚热只针不灸，气虚可加灸。

（2）月经后期

治法 调理冲任，养血调经。

主穴 气海　归来　三阴交

方义 气海为任脉穴，可和气血、调冲任；归来穴近胞宫，具有调经活血的作用；三阴交为足三阴经的交会穴，可调理脾、肝、肾三脏，养血调经，为治疗月经病的要穴。

配穴 血寒配关元、命门；血虚配足三里、血海；肾虚配肾俞、太溪；气滞配太冲。

操作 毫针常规刺。血寒、血虚、肾虚可加灸。

（3）月经先后无定期

治法 调理冲任，益肾调经。

主穴 关元　三阴交

方义 关元为任脉与足三阴经的交会穴，是益肝肾、调冲任的要穴；三阴交为足三阴经的交会穴，可调理脾、肝、肾三脏，养血调经，为治疗月经病的要穴。

配穴 肝郁配肝俞、太冲；肾虚配肾俞、太溪。

操作 毫针常规刺。肾虚可加灸。

2. 其他疗法

（1）耳针法　取内生殖器、皮质下、内分泌、肝、脾、肾。毫针刺法、埋针法或压丸法。

（2）穴位注射法　取脾俞、肾俞、肝俞、三阴交、血海、足三里、关元。每次选用2～3穴，选当归注射液或丹参注射液，每穴注射0.5～1mL。

（3）拔罐法　取穴分为两组，一组为八髎、膈俞、期门、关元，一组为三阴交、肝俞、脾俞、肾俞，交替使用。留罐10～15分钟，八髎穴采用走罐法，最后罐留于次髎穴。每于月经前1周施治，月经来潮后停止治疗，隔日治疗1次，每周期为1疗程。

（4）刮痧法　取背部（脾俞、肝俞、肾俞）、腹部（关元、气海）、下肢（足三里、三阴交、血海、地机）、胁部（期门），每穴刮1～2分钟。

【按语】

针灸对月经不调有较好的治疗效果，特别是对功能性月经不调有显著的疗效，若是生殖系统器质性病变引起的月经不调，要针对病因处理。

三、崩漏

崩漏是指妇女不在行经期阴道突然大量出血或淋漓不断的病证。古代文献中前者称"崩中"，后者称"漏下"。

本病多见于西医学的无排卵型功能失调性子宫出血、生殖器炎症和某些生殖器肿瘤引起的不规则阴道出血。

【病因病机】

崩漏的发生常与素体阳盛或脾肾亏虚、房劳多产、七情内伤、饮食不节、劳倦思虑等因素有关。本病病位在胞宫，与冲、任二脉及脾、肾关系密切。基本病机是冲任不固，血失统摄。

【辨证】

主症 经血非时暴下不止或淋漓不尽。

兼经血色淡质稀，头晕心悸，舌淡，苔薄，脉细，为脾虚；兼经血色淡质清，腰酸肢冷，夜尿频多，舌淡，苔薄，脉沉细，为肾虚；兼经血色红质稠，心烦口渴，舌红，苔黄，脉弦，为血热；兼经血紫暗有块，行经日久又突然崩中漏下，舌紫暗，脉涩，为血瘀。

【治疗】

1. 基本治疗

治法 调理冲任，固崩止漏。取任脉及足太阴经穴为主。

主穴 关元　三阴交　隐白

方义 关元、三阴交调理冲任及肝、脾、肾；隐白为足太阴井穴，可健脾统血，为止崩漏的经验效穴。

配穴 脾虚配脾俞、足三里；肾虚配肾俞、太溪；血热、血瘀配血海、地机。

操作 关元针感传至耻骨联合上下；隐白多用灸法；三阴交常规刺。

2. 其他疗法

（1）皮肤针法　取腰骶部督脉、足太阳经，下腹部任脉、足少阴经、足阳明经、足太阴经，下肢部足三阴经。由上向下反复叩刺3遍至局部微出血。

（2）三棱针法　取腰骶部督脉或足太阳经上反应点。每次选用2～4个点，挑断皮下白色纤维数根。每月1次，连续挑刺3次。

（3）头针法　取额旁3线。头针常规刺法。

（4）拔罐法　取脾俞、肾俞、十七椎、气海俞。常规拔罐治疗。

【按语】

1. 针灸对无排卵型功能失调性子宫出血有较好的疗效。但对于血量多、病势急者，应采取综合治疗措施。

2. 绝经期妇女如反复多次出血，应做妇科检查，排除肿瘤等致病因素。

四、滞产

滞产，是指妊娠足月，临产时胎儿不能顺利娩出，总产程超过24小时。又称"难产""产难""子难"。

滞产多见于西医学中子宫收缩异常（即产力异常），骨盆、子宫下段、子宫颈、阴道发育异常（即产道异常），胎位异常或胎儿发育异常等情况。其中产力异常引起的滞产可参照治疗。

【病因病机】

滞产的发生有虚、实两种因素。虚主要是气血虚弱；实主要是气滞血瘀。无论何种因素，均是由于胞宫的收缩力不足而不能顺利分娩。

【辨证】

主症 临产浆水已下，胎儿久久不能娩出。

兼见临产腰腹剧痛，宫缩虽强，但间歇不均，产程进展缓慢，下血色暗量少，产妇精神紧张，胸脘胀闷，时欲泛恶，舌质暗红，脉沉实，为气滞血瘀；临产阵痛较轻，宫缩间歇时间较长，持续时间较短，产程进展缓慢，下血量多、色淡，面色苍白，精神疲倦，舌淡，苔薄白，脉虚大或沉细弱，为气血虚弱。

【治疗】

1. 基本治疗

治法 理气活血，行滞催产。

主穴 合谷 三阴交 独阴

方义 合谷是手阳明大肠经原穴，主调气分，三阴交是足三阴经的交会穴，主调血分，二穴配合，补合谷以助气行，泻三阴交以助血行，气行血行则能行滞化瘀以催产；独阴属经外奇穴，为催产下胎之经验效穴。

配穴 气滞血瘀者配太冲；气血虚弱者配足三里；腹痛剧烈者配地机。

操作 合谷直刺1寸左右，补法；三阴交直刺1.2寸左右，泻法；独阴斜刺0.3寸左右。留针1小时左右或至产妇宫缩规律而有力为止。留针期间，每隔5分钟左右行针1次。

2. 其他疗法

（1）灸法 合谷、气海、关元、三阴交、复溜、昆仑、至阴。以其中2~3穴，用艾条温和灸，灸治时间不限，以娩下胎儿为止。

（2）耳针法 取子宫、神门、皮质下、内分泌、肾等穴。毫针中度刺激，每隔3~5分钟行针1次，直到胎儿娩出为止。

（3）穴位贴敷法 神阙、涌泉。将蓖麻叶捣烂，做成药饼；或用巴豆2粒去壳，加麝香0.3g，研末制成药饼，贴于穴位再盖上敷料，产后去除贴药。

【按语】

1. 针灸用于处理滞产，方法简便有效，对孕妇、胎儿的调整作用缓和，无不良影响，且有良好的镇痛作用。

2. 对子宫畸形、骨盆狭窄等原因引起的滞产，应做其他处理，以免发生意外。

五、绝经前后诸症

绝经前后诸症是指以绝经期前后出现月经停止或月经紊乱，伴情绪不宁、潮热汗出、心悸失眠、头晕耳鸣等一系列症状为主要表现的病证。

西医学中，围绝经期综合征、双侧卵巢手术切除或放疗后双侧卵巢功能衰竭也可出现类似症状。

【病因病机】

绝经前后诸症的发生常与先天禀赋、情志所伤、劳逸失度、经孕产乳所伤等因素有关。本病病位主要在肾，与肝、脾、心关系密切。基本病机是肾精不足，冲任亏虚。

【辨证】

主症 绝经前后出现月经紊乱，情绪不宁，潮热汗出，心悸等症状。

兼头晕耳鸣，烘热汗出，五心烦热，口燥咽干，舌红，少苔，脉细数，为肾阴虚；兼头晕耳鸣，形寒肢冷，腰酸尿频，舌淡，苔薄，脉沉细，为肾阳虚；兼头晕心烦，潮热汗出，腰酸神疲，肢冷尿长，便溏，舌胖大，苔白，脉沉细，为肾阴阳俱虚。

【治疗】

1. 基本治疗

治法 补益肾精，调理冲任。

主穴 关元 三阴交 肾俞 太溪

方义 关元、三阴交调理冲任及肝、脾、肾；肾俞、太溪补益肾精。

配穴 肾阴虚配照海；肾阳虚配命门；肾阴阳俱虚配照海、命门。

操作 毫针常规刺，补法或平补平泻。肾阳虚，可加灸。

2. 其他疗法

耳针法 取皮质下、内分泌、内生殖器、肾、神门、交感。每次选用2～3穴，毫针刺法、埋针法或压丸法。

【按语】

针灸对本病效果良好，但宜配合心理疏导。

六、胎位不正

胎位不正是指孕妇在妊娠 28 周之后，产科检查时发现胎儿在子宫体内的位置异常。多见于腹壁松弛的孕妇或经产妇，是导致难产的主要因素之一。

西医学称为"胎位异常"，常见有斜位、横位、臀位、足位等异常胎位。

【病因病机】

胎位不正的发生常与先天禀赋不足、情志失调、形体肥胖、负重劳作等因素有关。本病病位在胞宫，与冲、任二脉及肾、肝、脾关系密切。基本病机是气血亏虚，转胎无力，或气机不畅，胎位难转。

【辨证】

主症　孕妇在妊娠 28 周之后，经产科检查发现胎位不正。

【治疗】

1. 基本治疗

治法　调整胎位。

主穴　至阴

方义　至阴为足太阳膀胱经井穴，五行属金，足太阳经气由此交入足少阴肾经，能助肾水，调肾气。按全息理论，至阴穴所在位置对应于骶部正中线，为矫正胎位之经验效穴。

操作　嘱孕妇排空小便，松解腰带，取仰靠坐位或半卧位，至阴穴行温和灸或雀啄灸，每次 15 ～ 20 分钟，每日 1 ～ 2 次，灸至胎位转正。也可用针刺法，但手法要轻。

【按语】

1. 针灸矫正胎位不正疗效确切，对孕妇、胎儿均无不良影响。最佳治疗时机是妊娠 28 ～ 32 周，此期间成功率较高。

2. 针灸治疗后，可指导患者做胸膝卧位 10 ～ 15 分钟配合治疗，平时应适当运动，不宜过度营养和卧床太多。

3. 因子宫畸形、骨盆狭窄、盆腔肿瘤或胎儿本身因素引起的胎位不正，或习惯性早产、妊娠毒血症，不适宜针灸治疗。

七、缺乳

缺乳是指产后哺乳期内产妇乳汁甚少或全无。又称"产后乳少""乳汁不足""乳汁不行"等。

西医学中，可因哺乳方法、营养、睡眠、情绪及健康状况等因素影响乳汁分泌。

【病因病机】

缺乳的发生常与素体亏虚或形体肥胖、分娩失血过多及产后情志不畅、操劳过度、缺乏营养等因素有关。本病病位在乳房，足厥阴肝经至乳下，足阳明胃经过乳房，足太阴脾经行乳外，故本病与肝、胃、脾关系密切。本病分虚、实两端，基本病机为乳络不通，或乳汁生化不足。

【辨证】

主症 产后哺乳期乳汁分泌量少，甚或乳汁全无。

兼见乳房柔软无胀感，头晕心悸，神疲纳少，面色苍白，唇甲无华，舌淡，苔薄，脉细弱，为气血不足；兼见乳房胀满疼痛，情志抑郁，胸胁胀闷，时有嗳气，善太息，舌淡，苔薄黄，脉弦，为肝气郁结；兼见形体肥胖，胸闷痰多，纳呆呕恶，腹胀便溏，舌淡胖，苔厚腻，脉濡滑，为痰浊阻滞。

【治疗】

1. 基本治疗

治法 疏通乳络。

主穴 膻中 乳根 肩井 少泽

方义 膻中位于两乳之间，为气之会穴，虚证补之能益气养血生乳，实证泻之能理气开郁通乳；乳根位于乳房局部，可催生乳汁；肩井善调气机而疏通乳汁；少泽为手太阳经井穴，小肠经主液所生病，且五行属金，能疏泄肝木之郁，善通乳络，为生乳、通乳之经验效穴。

配穴 气血不足配脾俞、足三里；肝气郁结配内关、太冲；痰浊阻滞配中脘、丰隆。

操作 膻中穴向两侧乳房平刺，乳根向乳房基底部平刺，使乳房有微胀感，两穴可配合拔罐；少泽浅刺。气血不足、痰浊阻滞者，可加用灸法。

2. 其他疗法

（1）耳针法 取胸、内分泌、交感、皮质下、肝、脾、胃。每次选用 3～5 穴，毫针刺法，或压丸法。

（2）穴位注射法　取乳根、膻中、肝俞、脾俞。每次选用2穴，选黄芪注射液或当归注射液等。每穴注射1～2mL。

（3）皮肤针法　取背部从肺俞至三焦俞及乳房周围。背部从上而下每隔2cm叩刺一处，并可沿肋间向左右两侧斜行叩刺，乳房周围做放射状叩刺，乳晕部做环形叩刺，以局部潮红为度。

【按语】

1. 针灸治疗缺乳效果较好。

2. 治疗期间，患者应调畅情志，加强营养，避免过劳，保证充足睡眠，纠正不正确的哺乳方法。

3. 对乳汁壅滞、乳房胀满疼痛者，应避免挤压，以防止发生乳痈。

项目三　外科、伤科病证

扫一扫，看课件

一、脱肛

脱肛是直肠黏膜部分或全层脱出肛门之外。常见于小儿、老人和多产妇女。

本病相当于西医学的"直肠脱垂"。常分为三度：Ⅰ度脱垂为直肠黏膜脱出，呈淡红色，长3～5cm，触之柔软无弹性，不易出血，便后可自然恢复；Ⅱ度脱垂为直肠全层脱出，色淡红，长5～10cm，呈圆锥状，表面为环状而有层次的黏膜皱襞，触之较厚，有弹性，肛门松弛，便后有时需用手回纳；Ⅲ度脱垂为直肠及部分乙状结肠脱出，长达10cm以上，呈圆柱形，触之甚厚，肛门松弛无力。

【病因病机】

本病病位在大肠，与肺、脾、肾等脏腑密切相关。因小儿形气未充，老人气血衰弱，多产妇女肾气亏损，均致中气下陷；另外，久泄、久咳、痔疮、便秘可诱发本病。基本病机是中气下陷。

【辨证】

主症　肛门脱出。轻者排便时肛门脱出，便后可自行回纳；重者稍劳、咳嗽亦可脱出，便后需用手帮助回纳，伴排便不尽和坠胀感。

兼神疲乏力，食欲不振，面色萎黄，舌淡苔薄白，脉细弱，为脾虚气陷；兼腰膝酸软，头晕耳鸣，舌淡苔薄白，脉沉细，为肾气不固；兼肛门红肿痛痒，大便时肛门灼热、坠痛，舌红苔黄腻，脉弦数，为湿热下注。

【治疗】

1. 基本治疗

治法 升提中气。

主穴 百会 长强 承山 大肠俞

方义 督脉过直肠，足太阳经别入肛中。取百会升阳举陷；长强为督脉之别络，位近肛门，可增强肛门约束力；足太阳之承山穴清泻肛肠湿热、消肿止痛；肛门为大肠的连属部分，取大肠俞调节、充实肠腑之气。

配穴 脾虚气陷配脾俞、气海、足三里；肾气不固配气海、关元、肾俞；湿热下注配三阴交、阴陵泉。

操作 百会针用补法，并用温和灸或雀啄灸法；长强斜刺，针尖向上与骶骨平行刺入1寸左右，要求针感放射至肛门四周，注意不要刺穿直肠；余穴常规针刺。

2. 其他疗法

（1）皮肤针法 在肛门周围外括约肌部位轻轻叩刺，每次10～15分钟。

（2）挑治法 在腰3至骶2之间足太阳经背部第1侧线上，任选1～2个反应点进行挑治。每周治疗1～2次。

（3）耳针法 取直肠、大肠、皮质下、神门。毫针中强度刺激，也可埋针或用王不留行籽贴压。

（4）穴位注射法 按针灸处方取穴。用生理盐水或维生素B_1、B_{12}注射液行常规穴位注射。

（5）穴位埋线法 取承山（两侧交替）、长强、提肛穴，埋入羊肠线。每20～30天1次。

【按语】

1. 针灸治疗对Ⅰ度直肠脱垂疗效显著，重度脱肛应采取综合治疗。

2. 积极治疗原发病，如慢性腹泻、久咳、便秘等，以降低腹压。配合腹肌功能锻炼，经常做提肛练习。

3. 治疗期间宜清淡饮食，避免烟、酒和辛辣食物的不良刺激。

二、乳痈

乳痈是以乳房红肿热痛、乳汁排出不畅、结脓成痈为主症的病证。发于妊娠期的称为"内吹乳痈"；发于哺乳期的称为"外吹乳痈"。多见于初产妇，好发于产后3～4周。

本病相当于西医学的急性化脓性乳腺炎。

【病因病机】

本病与足阳明胃经和足厥阴肝经关系密切，因为足阳明经直接经过乳房，足厥阴经至乳下。凡忧思恼怒、肝郁化火，恣食辛辣厚味、湿热蕴结于胃络，乳房不洁、火热邪毒内侵，均可导致乳络闭阻，郁而化热，积脓成痈。

【辨证】

主症 乳房肿胀、热痛，排乳不畅。

初起乳房结块，肿胀疼痛，常伴有恶寒发热、全身不适等症，舌红，苔薄白或薄黄，脉浮数，为气滞热壅（郁乳期）；肿块增大，焮红灼热，痛如刀割，舌红，苔黄厚腻，脉弦数或滑数，为火毒炽盛（酿脓期）；肿块中央触之渐软，有应指感，或见乳头有脓汁排出，溃脓后乳房胀痛减轻，舌淡，苔白，脉弱无力，为正虚邪恋（溃脓期）。如脓肿破溃后脓流不畅，肿势和疼痛不减，病灶可能波及其他部位，形成"传囊乳痈"。

兼见胸闷胀痛，呕逆，纳呆，脉弦，苔薄，为肝气郁结；口渴，口臭，便秘，苔黄腻，脉弦数，为胃热蕴滞；肿块增大，焮红疼痛，时有跳痛，舌苔黄，脉弦数者为火毒凝结。

【治疗】

1. 基本治疗

治法 清热解毒，散结消痈。

主穴 足三里 期门 膻中 内关 肩井

方义 乳痈为病，多为胃热、肝郁，故取足阳明经合穴、胃之下合穴足三里，以清泻阳明胃热，取肝之募穴期门，以疏逗厥阴肝郁；膻中、内关远近相配，宽胸理气；肩井为治疗乳痈的经验效穴。

配穴 肝气郁结配太冲；胃热蕴滞配曲池、内庭；火毒凝结配厉兑、大敦点刺放血。乳房痛甚配少泽、梁丘；恶寒发热配合谷、曲池；烦躁口苦配行间。

操作 毫针刺，用泻法。膻中可向乳房中心方向平刺。

2. 其他疗法

（1）三棱针法 在肩胛骨下部或脊柱两旁找压之不褪色的瘀血点，用三棱针挑破，使之出血少许。若背部瘀血点不明显，可在患侧膏肓穴上2横指处挑治。

（2）刺络拔罐 初期取大椎、第4胸椎夹脊、乳根（患侧）。在所取穴处用三棱针点刺出血，后加拔火罐。每日1次。

（3）耳针法 取乳腺、内分泌、肾上腺、胸椎。毫针浅刺，捻转数分钟，留针

20 ～ 30 分钟。每日 1 次。

（4）灸法　患部阿是穴。用葱白或大蒜捣烂，铺于乳房患处，用艾条熏灸 20 分钟左右，每日 1 ～ 2 次。用于乳痈初起未成脓时。

【按语】

1. 针刺治疗本病主要针对初起未化脓者，如配合按摩和热敷，会产生更好的疗效，可有效提高治愈率，缩短病程。

2. 本病若已化脓，应考虑转外科治疗。

三、痤疮

痤疮是青春期男女常见的一种毛囊及皮脂腺的慢性炎症，好发于颜面、胸背等处，又称"肺风粉刺""粉刺""青春痘"。

【病因病机】

痤疮的发生常与过食辛辣厚味、冲任不调、先天禀赋等因素有关。本病病位在肌肤腠理，与肺、脾、胃、肠关系密切。基本病机是热毒郁蒸肌肤。

【辨证】

主症　初起为粉刺或黑头丘疹，可挤出乳白色粉质样物，后期可出现脓疱、硬结、瘢痕。

兼颜面潮红，粉刺焮热、疼痛或有脓疱，舌红，苔薄，脉数，为肺经风热；兼皮疹红肿疼痛，脘腹胀满，便秘，尿赤，舌红，苔黄腻，脉滑数，为肠胃湿热；若病情与月经周期有关，可伴有月经不调，痛经，舌暗红，苔薄黄，脉弦数，为冲任不调。

【治疗】

1. 基本治疗

治法　清热解毒，散郁消痤。

主穴　大椎　合谷　曲池　内庭　阳白　四白

方义　督脉为诸阳之会，大椎为督脉与三阳经交会穴，可透达诸阳经之郁热；阳明经脉上循于面，且手阳明与肺经相表里，肺主皮毛，故取合谷、曲池、内庭，以清泻阳明邪热；四白、阳白为局部取穴，可疏通局部气血，使肌肤疏泄功能得以调畅。

配穴　肺经风热配少商、尺泽；肠胃湿热配足三里、阴陵泉；冲任不调配血海、三阴交。

操作 毫针刺，用泻法。大椎点刺出血后加拔罐。

2. 其他疗法

（1）耳针法 取交感、肺、脾、胃、大肠、神门、内分泌、皮质下、肾上腺、面颊、耳尖。每次选用 2～3 穴，毫针刺法，或压丸法，耳尖可点刺放血。

（2）三棱针法 取第 1～12 胸椎棘突旁开 0.5～3 寸范围内的阳性反应点。用三棱针挑断皮下部分纤维组织，使之出血少许，每周 1～2 次。

【按语】

1. 针灸对痤疮效果较好。

2. 严禁用手挤压，以免引起继发感染，遗留瘢痕。

四、痄腮

痄腮是以发热、耳下腮部肿胀疼痛为主症的急性传染性疾病。又称"蛤蟆瘟""大头瘟"等。本病常在冬、春季节流行，以学龄前后儿童多见。

本病相当于西医学的流行性腮腺炎。

【病因病机】

痄腮的发生常因感受风热疫毒，邪从口鼻而入，阻遏少阳、阳明经脉，郁结于耳下腮部。少阳与厥阴相表里，足厥阴肝经绕阴器，若受邪较重，邪从少阳胆经内传厥阴肝经，则可出现少腹、睾丸红肿疼痛；若温毒炽盛，内陷厥阴，热极风动，则可发生痉厥、昏迷等变证。本病病位在腮及睾丸，与少阳、阳明和厥阴经密切相关。基本病机是温毒之邪蕴结于少阳、阳明经，可内传厥阴经。

【辨证】

主症 耳下腮部肿胀疼痛，咀嚼困难，常伴有发热。

仅觉耳下腮部酸痛肿胀而无其他见症，或有恶寒，发热，舌尖红，苔薄黄，脉浮数，为温毒在表；耳下腮部红肿热痛，咀嚼困难，发热，舌红，苔黄腻，脉弦数，为温毒蕴结；兼高热烦渴，睾丸红肿疼痛，甚则神昏，抽搐，舌红，苔黄燥，脉弦数，为温毒内陷。

【治疗】

1. 基本治疗

治法 疏解郁毒，消肿散结。取手少阳、手足阳明经穴为主。

　　主穴　翳风　颊车　外关　合谷　关冲

　　方义　本病以少阳经为主，涉及阳明经，故近取手足少阳之会穴翳风、足阳明经穴颊车；远取手少阳络穴外关、井穴关冲，及手阳明经原穴合谷，以清泻少阳、阳明两经之郁热温毒。

　　配穴　高热配大椎、商阳；少腹、睾丸肿痛配蠡沟、太冲；神昏抽搐配水沟、十宣或十二井穴。

　　操作　毫针刺，用泻法。关冲、大椎、商阳、十宣或十二井穴，用三棱针点刺放血。

　　2. 其他疗法

　　（1）灯火灸法　取患侧角孙。用灯心草一根，蘸香油点燃，迅速点灸，可闻及"啪"的一声，一般灸一次即可。

　　（2）耳针法　取面颊、肾上腺、耳尖、对屏尖、神门。毫针刺法，耳尖可用三棱针点刺放血。

【按语】

1. 针灸治疗痄腮效果较好。有并发症者应及时对症治疗。

2. 本病有传染性，治疗期间应注意隔离，一般至腮腺肿大完全消失为止。

五、风疹

　　风疹是以皮肤上出现风团，伴有瘙痒为主症的病证，又称为"隐疹""风疹块"。
本病相当于西医学的急、慢性荨麻疹。

【病因病机】

　　风疹的发生常与禀赋不足、风邪侵袭、食用鱼虾荤腥食物等因素有关。本病病位在肌肤腠理。基本病机是营卫失和，邪郁腠理。

【辨证】

　　主症　皮肤上出现风团，边界清楚，高出皮肤，周围有红晕，发无定处，时发时退，伴有瘙痒，消退后不留痕迹。

　　疹块多发于露出部位如头面、手足，遇风加重，舌淡，苔薄，脉浮，为风邪侵袭；发作与饮食因素有明显关系，常伴有腹痛，大便或秘或溏，小便黄赤，舌红，苔黄腻，脉滑数，为胃肠积热；病久不愈，日轻夜重，心烦口干，手足心热，舌红，少苔，脉细无力，为血虚风燥。

【治疗】

1. 基本治疗

治法　祛风和营止痒。

主穴　曲池　合谷　血海　委中　膈俞

方义　病在阳之阳（皮肤）者，取阳之合，故取手阳明大肠经之合穴曲池，与合谷同用，善于开泄，既可疏风解表，又能清泻阳明，故凡风疹无论外邪侵袭还是胃肠积热者皆可用之；本病邪在营血，膈俞为血之会穴，可活血祛风；委中又名血郄，且为阳之合，与血海同用，可理血和营，取"治风先治血，血行风自灭"之意。

配穴　风邪侵袭配外关、风池；胃肠积热配足三里、天枢；血虚风燥配足三里、三阴交。呼吸困难配天突；恶心呕吐配内关。

操作　毫针浅刺。委中、膈俞可点刺出血。

2. 其他疗法

（1）耳针法　取风溪、耳中、神门、肾上腺、肺、胃、大肠。每次选用3～4穴，毫针刺法，或埋针法、压丸法。

（2）拔罐法　取神阙。拔火罐，留罐5分钟，反复拔罐3次左右，至局部充血。

（3）皮肤针法　取风池、血海、曲池、风市、夹脊（第2～5胸椎、第1～4骶椎），用重叩法至皮肤隐隐出血为度。

（4）穴位注射法　取曲池、血海、大椎、合谷、膈俞。每次选用1～2穴，用复方丹参注射液或当归注射液，每穴注射0.5～1mL。

【按语】

1. 针灸治疗急性风疹效果较好。本病若多次反复发作，需查明原因，做针对性治疗。皮肤瘙痒症可参照治疗。

2. 发病过程中若出现心慌、胸闷、呕吐、呼吸困难等症，应采取综合治疗措施。

3. 凡属体质过敏者，应忌食鱼腥等食物。

六、扭伤

扭伤是人体软组织的损伤，以局部疼痛、肿胀，关节活动受限为主症的外科病证。属于中医"伤筋"范畴。常发生于踝、腕、肘、膝、肩、髋、腰、颈等关节部位处。

【病因病机】

本病多因剧烈运动或持重不当，跌仆、牵拉以及过度扭转等，引起关节周围软组织的损伤。病位在经筋。基本病机是经筋气血受阻，壅滞局部。

【辨证】

主症 扭伤局部疼痛、肿胀，关节活动受限。

新伤局部微肿，肌肉压痛，表示伤势较轻；如红肿高耸，关节屈伸不利，表示伤势较重。陈伤一般肿胀不明显，常因风寒湿邪侵袭而反复发作。

【治疗】

1. 基本治疗

治法 行气活血，消肿止痛。

主穴

颈部：颈夹脊　风池　天柱　大椎　后溪　养老

肩部：肩髃　肩髎　肩贞　养老

肘部：曲池　小海　少海　天井

腕部：阳池　阳溪　阳谷　外关

腰部：腰夹脊　肾俞　腰阳关　委中

髋部：居髎　环跳　秩边　承扶

膝部：膝眼　梁丘　膝阳关　阳陵泉

踝部：解溪　昆仑　太溪　丘墟　照海　申脉

方义 局部及邻近取穴疏调经筋，循经远刺加强疏导气血作用。

配穴 各部扭伤均可加阿是穴，还可采用巨刺、缪刺等方法。

操作 毫针刺用泻法；肿胀明显者可用三棱针刺血；陈伤留针加灸。

2. 其他疗法

（1）灸法　阿是穴，艾条灸 10～15 分钟，或隔姜灸 5～7 壮。本法适用于陈旧性损伤。

（2）刺络拔罐法　取阿是穴。先用皮肤针重叩出血，或用三棱针点刺，然后再加拔火罐。适用于新伤局部血肿明显、陈伤瘀血久留、寒邪袭络等证。

（3）穴位注射法　选用当归、红花、川芎等注射液或 5%～10% 葡萄糖注射液、氢化可的松加入 0.5%～1% 普鲁卡因适量，每穴注入 0.5mL，隔日 1 次。

（4）耳针法　取相应部位敏感点、神门、脑、皮质下、肾上腺。毫针中度刺激，捻针时让患者同时活动受伤部位的关节，留针 30 分钟，每日或隔日一次，也可用王不留行籽贴压。

【按语】

1. 针灸治疗扭伤效果较好。扭伤早期应配合冷敷止血，24 小时后可予热敷消瘀。伤后适当限制局部活动，避免加重损伤。

2. 针灸治疗急性扭伤的远部取穴，进针后频频捻转，令患者配合做肢体运动，对止痛和恢复正常体位有显著效果，但必须排除骨折、脱臼、韧带断裂等疾病。

3. 病程长者要注意局部护理。运动宜适度，避免再度扭伤。

4. 慢性扭伤可配合推拿、药物进行治疗，可参考痹证的治法。

七、落枕

落枕是以单纯性颈项强痛、活动受限为主症的病证，是常见的颈部伤筋，又称"失枕"。轻者 1 周左右可自行痊愈，重者可延至数周。

本病多见于西医学中颈肌劳损，颈肌风湿病，颈部扭挫伤，颈椎退行性变，颈椎关节突关节滑膜嵌顿、半脱位或肌肉筋膜的炎症等疾病中。

【病因病机】

本病病位在颈项部经筋，与督脉、手足太阳和足少阳经密切相关。常与睡眠姿势不当，或枕头高低不适，或因负重颈部过度扭转，或寒邪侵袭颈背部等因素有关。落枕的基本病机是经筋受损，筋络拘急，气血阻滞不通。本病多属实证。

【辨证】

主症 颈项强痛，活动受限，项背部或颈肩部压痛明显。

督脉与太阳经证：项背部强痛，低头加重，项背部压痛明显。

少阳经证：颈肩部疼痛，头部歪向患侧，颈肩部压痛明显。

【治疗】

1. 基本治疗

治法 通经活络，舒筋止痛。

主穴 外劳宫 天柱 阿是穴 后溪 悬钟

方义 外劳宫是治疗落枕的经验穴；天柱、阿是穴舒缓局部经筋；后溪能够疏调督脉、太阳经脉气血；悬钟疏调少阳经脉气血。

配穴 病在督脉、太阳经者配大椎、束骨；病在少阳经配风池、肩井。

操作 毫针泻法。先刺远端外劳宫、后溪、悬钟，持续捻转，嘱患者慢慢活动颈部，一般疼痛可立即缓解。再针刺局部腧穴或拔罐。风寒袭络者可局部艾灸，气滞血瘀者可局部三棱针点刺放血。

2. 其他疗法

（1）拔罐法　取局部压痛点，先施闪罐法，再留罐。也可配合刺络拔罐法。

（2）耳针法　取颈、颈椎、枕、神门，毫针中等刺激，持续运针，令患者同时慢慢活动颈项部。

【按语】

1. 针刺治疗本病疗效显著，可以作为首选治疗方法。针刺时宜先取远端腧穴，采用动留针法，活动颈项部，多可立即显效。

2. 睡眠时要注意枕头高低适当，同时注意颈项部保暖，避免感受风寒。

3. 若反复落枕，应考虑颈椎病。

八、颈椎病

颈椎病又称"颈肩综合征"，是以头枕、颈项、肩脊、上肢等部位疼痛，以及进行性肢体感觉和运动功能障碍为主要临床表现的病证。中医学称之为"颈痹"。

颈椎病包括颈椎骨质增生、颈椎间盘病变、项韧带钙化等疾病。颈椎病变常刺激或压迫神经、血管、脊髓，产生一系列症状和体征。

【病因病机】

本病病位在颈部筋骨，与督脉、手足太阳、少阳经脉有关。多与伏案久坐、跌仆损伤、外邪侵袭和年迈体弱、肝肾不足有关。颈椎病的基本病机是筋骨受损，经络阻滞，气血不通。

【辨证】

主症　头枕、颈项、肩背、上肢等部位疼痛、活动受限，渐进性肢体感觉和运动障碍。

疼痛在后项正中者，属督脉；疼痛沿肩胛和上肢外侧后线放射者，属太阳经；疼痛沿肩部和上肢外侧中线放射者，属少阳经。

【治疗】

1. 基本治疗

治法　通经活络，舒筋止痛。

主穴　颈夹脊　阿是穴　风池　后溪　申脉　悬钟

方义 颈夹脊、阿是穴疏通局部筋脉；风池、悬钟疏通少阳经气；后溪、申脉疏通督脉和太阳经气。

配穴 病在督脉配大椎、风府；病在太阳经配天柱、肩外俞；病在少阳经配外关、肩井。

操作 毫针泻法。

2. 其他疗法

（1）刺络拔罐法 取局部压痛点，以三棱针点刺或皮肤针叩刺，使少量出血，再拔火罐。

（2）穴位注射法 取局部压痛点，选用当归注射液或维生素 B_{12} 注射液、1%利多卡因注射液，每处注射 2mL，隔日 1 次。

【按语】

1. 针灸治疗颈椎病颈型、神经根型和椎动脉型有较好疗效，能明显改善症状。现代研究证明，针灸能缓解血管痉挛，降低血管紧张度，增加椎动脉血供，可有效增加椎 - 基底动脉血流量，提高脑的有效灌注量。

2. 临床上颈夹脊穴的应用广泛，针刺时要求针感达到病所，这样疗效较好。

3. 注意颈部保健。

九、漏肩风

漏肩风是以肩部酸重疼痛，肩关节活动受限和肩周肌肉萎缩为主症的病证。多发于50 岁左右成人，俗称"五十肩"。后期常出现肩周韧带粘连，活动受限，故又称"冻结肩""肩凝症"。

本病多见于西医学的肩关节周围炎、粘连性关节囊炎等疾病中。

【病因病机】

本病病位在肩部经筋，与手三阳、手太阴经密切相关。多与风寒湿邪侵袭、外伤劳损、年老气血不足等因素有关。基本病机是肩部经络不通，经筋失养。

【辨证】

主症 肩周酸重疼痛，夜间尤甚，常因天气变化及劳累而诱发或加重。肩部压痛点常在肩前、外、后侧，主动和被动外展、后伸、上举等活动明显受限。

本病早期以疼痛为主，后期疼痛程度减轻，而功能障碍加重，活动明显受限，并可出现肌肉萎缩。

疼痛以肩前外部为主，前屈加重，肩髃穴压痛者为手阳明经证；以肩外侧为主，外展加重，肩髎穴压痛者为手少阳经证；以肩后部为主，后伸加重，肩贞穴压痛者为手太阳经证；以肩前部为主，内旋内收加重，中府穴压痛者为手太阴经证。

【治疗】

1. 基本治疗

治法 通经活络，舒筋止痛。

主穴 肩髃　肩髎　肩贞　肩前　阿是穴　阳陵泉　条口透承山

方义 肩髃、肩髎、肩贞、肩前、阿是穴疏通肩部经络气血；阳陵泉为筋会，可舒筋止痛；条门透承山可疏导太阳、阳明两经气血，为临床经验效穴。

配穴 手阳明经证配三间；手少阳经证配中渚；手太阳经证配后溪；手太阴经证配列缺。

操作 毫针泻法或平补平泻。先刺远端穴，行针后让患者活动肩部。局部穴位可加灸。

2. 其他疗法

（1）刺络拔罐法　取局部压痛点，以三棱针点刺或皮肤针叩刺，使少量出血，再拔火罐。

（2）穴位注射法　取局部压痛点，选用当归注射液或维生素 B_{12} 注射液、1%利多卡因注射液，每处注射 2mL，隔日 1 次。

知识链接

针刺肩痛穴治疗肩痛技术

肩痛穴　位于腓骨小头与外踝尖连线之中上 1/3 处，相当于足三里下 2 寸，偏外 1 寸。

取穴原则　交叉取穴，右侧肩痛取左侧穴位，左侧肩痛取右侧穴位。

适应证　各种原因引起的肩关节部位的疼痛，对合并有冠心病心绞痛、胆囊炎、痛经、精神病患者也有明显的治疗效果。

禁忌证　妊娠期患者。

操作　快速进针，直刺 1 寸左右，行提插手法，以泻为主，使患者出现局部酸胀麻木感，并有向足背方向的触电样放射感（针尖要刺在腓浅神经上）。快速出针，3 秒内完成 1 次针刺过程。

特点　取穴少，起效快，患者易接受。

（国家中医药管理局推荐项目）

【按语】

1. 针灸对本病治疗效果较好。
2. 肩部应注意保暖。坚持关节功能锻炼，如手指爬墙、被动屈伸和收展等。

十、蛇串疮

蛇串疮是皮肤上出现簇集性水疱，呈带状分布，痛如火燎的急性疱疹性皮肤病。又称"缠腰火丹""蛇丹""蛇窠疮""蜘蛛疮""火带疮"等。

本病相当于西医学的带状疱疹。

【病因病机】

蛇串疮的发生常与情志不畅、过食辛辣厚味、感受火热时毒等因素有关。本病病位主要在肝、脾两经。基本病机是火毒湿热蕴蒸于肌肤、经络。

【辨证】

主症 初起时先觉发病部位皮肤灼热刺痛，皮色发红，继则出现簇集性粟粒大小丘状疱疹，多呈带状排列，多发生于身体一侧，以腰、胁部最为常见。疱疹消失后部分患者可遗留疼痛感。

疹色鲜红，灼热刺痛，口苦，心烦易怒，舌红，脉弦数，为肝经郁热；疹色淡红，起黄白水疱或渗水糜烂，身重腹胀，胱痞便溏，舌红，苔黄腻，脉濡数，为脾经湿热；疱疹消失后，遗留疼痛，舌紫暗，苔薄白，脉弦细，为瘀血阻络。

【治疗】

1. 基本治疗

治法 疏解火毒，通络止痛。

主穴 阿是穴 夹脊 支沟 阳陵泉 行间

方义 局部阿是穴围刺或点刺拔罐，可引火毒外出；本病是疱疹病毒侵害神经根所致，取相应的夹脊穴，直针毒邪所留之处，可泻火解毒，通络止痛；支沟、阳陵泉泄少阳邪热，止胁痛；行间疏肝泻热。

配穴 肝经郁热配大敦、侠溪；脾经湿热配隐白、内庭；瘀血阻络配血海、三阴交。

操作 毫针刺，用泻法。皮损局部阿是穴用围针法，即在疱疹带的头、尾各刺一针，两旁则根据疱疹带的大小选取 1～3 点，向疱疹带中央沿皮平刺，也可在阿是穴散刺出血后加拔火罐。大敦、隐白可点刺出血。

2. 其他疗法

（1）火针法 取局部阿是穴、夹脊穴为主。阿是穴点刺深度，急性期以达到疱疹基底部为度，后期以点入皮肤为度。阿是穴点刺后可加拔火罐。适用于各个证型。

（2）皮肤针法 取局部阿是穴。用皮肤针叩刺出血后，加艾条灸。用于疱疹后遗神经痛。

（3）穴位注射法 取肝俞、相应夹脊穴、足三里。选用维生素 B_1 或 B_{12} 注射液，每穴注射 0.5mL。

（4）耳针法 取肝、脾、神门、肾上腺、疱疹所在部位相应耳穴。毫针刺法，或埋针法、压丸法。

知 识 链 接

至阳穴埋圆利针法治疗带状疱疹疼痛技术

取至阳穴。用圆利针以 15°角向下平刺 1cm，而后与脊柱平行向下送针直至针根处，针柄留于皮外。用少许消毒棉球将针柄包住，以防摩擦皮肤，再用橡皮膏将针柄粘贴固定以防滑出。

留针 3～5 天，留针期间在患者非睡眠的状态下，每2～3小时用手掌以能耐受的适当力量拍击埋针处 10～20 次，增强刺激量。不施手法，不提插、不捻转。

本法简单，操作方便，疗程短，见效快，疗效稳定，无副作用。

（国家中医药管理局推荐项目）

【按语】

1. 针灸治疗蛇串疮有较好疗效，对后遗神经痛也有较好的止痛效果，若发生化脓感染须尽快转外科治疗。

2. 饮食宜清淡，忌辛辣、油腻、鱼虾、牛羊肉等。

十一、肘劳

肘劳是以肘部疼痛为主症的病证。是一种慢性劳损性疾病，属中医学"伤筋"范畴。多因旋转前臂和屈伸肘关节用力不当所致，常发生于木工、矿工及网球运动员。

本病多见于西医学的肱骨外上髁炎、肱骨内上髁炎和尺骨鹰嘴炎等疾病之中。

【病因病机】

本病主要因肘部劳损所致。由于前臂长期反复做屈伸旋转、拧、拉等动作，使手三阳经筋慢性损伤，经筋气血阻滞不通。病位在肘部手三阳经筋，基本病机是经筋受损，气血阻滞。

【辨证】

主症　肘关节附近疼痛，伸腕和前臂旋转时加重，疼痛可向前臂或上臂放射，局部肿胀不明显，有固定的压痛点。

肱骨外上髁压痛者，俗称"网球肘"，为手阳明经筋证；肱骨内上髁压痛者，俗称"高尔夫球肘"，为手太阳经筋证；尺骨鹰嘴处压痛者，俗称"学生肘"或"矿工肘"，为手少阳经筋证。

【治疗】

1. 基本治疗

治法　通经活络，舒筋止痛。

主穴　阿是穴　曲池　阳陵泉（对侧）

方义　阿是穴、曲池疏通局部经筋气血；阳陵泉为筋会，取对侧阳陵泉处压痛点又属缪刺法，舒筋通络而止痛。

配穴　手阳明经筋证配手三里、合谷；手太阳经筋证配阳谷、小海；手少阳经筋证配外关、天井。

操作　毫针泻法。先针阳陵泉处压痛点（多在腓骨小头），同时活动肘关节。再针肘部压痛点，采用多向透刺法，可加温和灸，或加电针。

2. 其他疗法

（1）穴位注射法　取阿是穴。选1%的利多卡因、维生素B_{12}注射液，每穴注射 0.5～1.0mL，每日或隔日1次。

（2）隔姜灸法　取局部压痛点、曲池、天井等穴，每日或隔日1次。

【按语】

1. 针灸治疗肘劳有较好疗效。

2. 急性发作时应禁止肘关节运动。

项目四　儿科、五官科病证

扫一扫，看课件

一、疳积

疳积是由多种慢性疾患引起的一种疾病，临床以面黄肌瘦、毛发稀疏、腹部膨隆、精神萎靡为特征。一般多见于 5 岁以下的小儿。

本病多见于西医学中的小儿慢性营养不良、多种维生素缺乏症、慢性腹泻以及肠道寄生虫病等。

【病因病机】

疳积的发生常与喂养不当、病后失调、禀赋不足、感染虫疾等因素有关。"疳"字含义有二：一为"疳者，甘也"，指病因，本病多由恣食肥甘所致；二为"疳者，干也"，指病证，泛指形体消瘦，肌肤干瘪的临床征象。本病病位主要在脾、胃，可涉及心、肝、肺、肾。基本病机是脾胃受损，气血津液亏耗。

【辨证】

主症　形体羸瘦，精神疲惫，面色萎黄，毛发稀疏干枯，饮食异常。

兼见大便干稀不调，乏力，纳呆，舌淡，脉细无力，为脾胃虚弱；兼见肚腹膨胀，食欲不振，大便酸臭、夹有不消化食物，舌淡，苔腻，脉沉细而滑，为食积；兼见嗜食无度，或喜食异物，脘腹胀大，时有腹痛，吮指磨牙，舌淡，脉细弦，为虫积。

【治疗】

1. 基本治疗

治法　健脾益胃，消积导滞。

主穴　中脘　足三里　脾俞　四缝

方义　中脘乃胃之募穴，又为腑会，足三里是胃之下合穴，合脾之背俞穴共奏健运脾胃、化滞消疳之效；四缝为经外奇穴，是治疗疳积的经验效穴。

配穴　脾胃虚弱配胃俞、三阴交；食积配下脘、梁门；虫积配百虫窝、天枢。重症配神阙、气海。

操作　足三里、脾俞用补法；中脘用平补平泻法或补法；四缝穴应在严格消毒后用三棱针点刺，挤出少量黄水或乳白色黏液。对婴幼儿可采取速刺不留针。

2. 其他疗法

（1）捏脊法　沿患儿背部脊柱两侧由下而上用拇指、食指捏华佗夹脊 3～5 遍。

（2）皮肤针法　取脾俞、胃俞、夹脊穴（第 7 ～ 12 胸椎），从上到下轻轻叩刺，以局部皮肤潮红为度，每日一次。

（3）穴位敷贴法　取神阙。用大黄、芒硝、栀子、杏仁、桃仁各 6g，共研细末，加面粉适量，用鸡蛋清、葱白汁、醋、白酒少许，调成膏状贴敷。

（4）拔罐法　取背部脊柱两侧、腹部穴位。行闪罐法治疗。

【按语】

1. 针灸治疗本病有较好的疗效。如因肠寄生虫、结核病等其他慢性疾病所致的患者，应治其原发病。

2. 患儿乳食需定时定量，不宜过饱，勿过食肥甘油腻、生冷。

二、麦粒肿

麦粒肿是以眼睑边缘部发生小硬结，红肿痒痛，形似麦粒，易于化脓溃烂为特征的眼病。又称"针眼""偷针眼""眼丹"。多发生于单眼，以青少年为多发人群。

本病见于西医学的眼睑腺组织急性化脓性炎症。

【病因病机】

因外感风热之邪，客于眼睑，变生疖肿，或因过食辛辣炙烤之物，致脾胃湿热上攻于目，均使营卫失调，气血凝滞，热毒塞阻于眼睑皮肤经络之间，发为本病。反复发作者多因余邪未消，热毒蕴伏，或脾气虚弱，健运无权，湿浊化热，气血不和而致。本病病位在眼，与脾、胃关系密切。基本病机是邪客眼睑，气血凝滞。

【辨证】

主症　初起眼睑痒痛并作，局限性红肿硬结，形如麦粒，推之不移，数日（3 ～ 4 日）后硬结顶端出现黄色脓点，破溃后脓自流出。

兼恶寒发热，头痛，周身不适，苔薄白，脉浮数，为外感风热；兼口干口臭，心烦口渴，便秘溲黄，舌红苔黄，脉数，为脾胃湿热。

【治疗】

1. 基本治疗

治法　疏风清热，消肿散结。

主穴　睛明　攒竹　合谷　承泣　太阳

方义　睛明、攒竹、承泣为局部取穴，疏调眼部气血、清泻局部郁热；点刺太阳清热解毒；合谷为大肠经原穴，疏风清热、调和营卫。

配穴 外感风热配外关、曲池；脾胃湿热配三阴交、阴陵泉。

操作 针刺睛明、承泣时，应将眼球轻推固定，缓慢进针，不提插、捻转，出针后按压针孔；太阳穴可三棱针点刺出血。

2. 其他疗法

（1）耳针法 取眼、肝、脾、耳尖、神门，强刺激，每日1次，留针20分钟。亦可在耳尖、耳背小静脉点刺出血，屡发者可用王不留行籽贴压。

（2）挑刺法 在胸1～7棘突两侧探寻淡红色疹点或敏感点，每次选3~5点，常规消毒后，用三棱针点刺，挤出少量黏液或血液即可。亦可用三棱针挑断疹点处皮下白色纤维组织。

【按语】

1.麦粒肿初期针灸效果较好，能消肿散结。已成脓者，亦有止痛和促进早期排脓的效果。

2.脓成之后，患处切忌挤压，以免脓毒扩散，变生他证。

3.注意眼部卫生，增强体质，防止发病。

三、近视

近视是以视近物清晰、视远物模糊为主症的一种眼病。古称"能近怯远症"。

本病见于西医学的近视眼，为眼科屈光不正疾病之一，多见于青少年。

【病因病机】

近视的发生多与先天禀赋不足、后天发育不良和不良用眼习惯有关。病位在眼。因肝经连目系，心经系目系，肾为先天之本，脾为气血生化之源，故本病与心、肝、肾、脾关系密切。基本病机是目络瘀阻，目失所养。

【辨证】

主症 视近清晰，视远模糊。

兼目视昏暗，眼前黑花飞舞，头昏耳鸣，夜寐多梦，腰膝酸软，舌淡红少苔，脉细，为肝肾亏虚；兼目视疲劳，喜垂闭，食欲不振，腹胀腹泻，四肢乏力，舌淡红，苔薄白，脉弱，为脾虚气弱；兼心烦，失眠健忘，神疲乏力，畏寒肢冷，舌淡，苔薄，脉弱，为心阳不足。

【治疗】

1. 基本治疗

治法 疏调目络，养肝明目。

主穴 睛明 承泣 四白 太阳 风池 光明

方义 睛明、承泣、四白、太阳为局部取穴；风池为近部取穴；光明为足少阳胆经络穴，与肝相通，为循经远取。远近相配，养肝明目。

配穴 肝肾亏虚配肝俞、肾俞、太冲、太溪；脾虚气弱配脾俞、胃俞、足三里、三阴交；心阳不足配心俞、膈俞、内关、神门。

操作 针睛明、承泣应固定眼球，轻柔进针，不提插、捻转，出针时压迫针孔；风池穴针向鼻尖刺；光明穴针尖朝上斜刺，使针感能向上传导。

2. 其他疗法

（1）皮肤针法　轻度或中度叩刺眼周穴及风池穴等。每日1次。

（2）耳针法　取眼、肝、肾、心、神门。每次选2～3穴，毫针中等刺激，动留针30分钟，隔日1次；或行埋针、药丸贴压。

（3）头针法　取枕上旁线、枕上正中线。按头针常规操作，交替使用。每日1次。

（4）穴位激光照射法　取睛明、承泣、光明。应用小功率氦-氖激光针治疗，每穴照射2分钟。每日或隔日1次。

【按语】

1. 针灸对假性近视疗效显著，对轻、中度近视疗效肯定。年龄越小，治愈率越高。多数患者一经配镜矫正，针灸效果往往不如未戴镜者好。

2. 在针灸治疗的同时，必须注重对眼的保护。

四、耳鸣、耳聋

耳鸣、耳聋是以听觉异常为特征的疾病。耳鸣是指患者自觉耳内鸣响，如闻蝉声，或如潮声。耳聋是指不同程度的听觉减退，甚至消失。耳鸣、耳聋既可单独出现，亦可先后发生或同时并见。

本病常见于西医学中的耳科疾病、高血压病、动脉硬化、脑血管病、糖尿病、药物中毒及外伤等。

【病因病机】

耳鸣、耳聋的发生常与外感风邪、情志失畅、久病、年老体弱等因素有关。肾开窍于耳，少阳经入耳中。故本病病位在耳，与肾、三焦、胆密切相关。基本病机是邪扰耳窍或耳窍失养。

【辨证】

主症 一侧或两侧经常性或间歇性的耳内鸣响，声调多种，或如蝉鸣、风声、雷鸣、潮声、汽笛、哨音等，约有80%左右的耳鸣患者伴耳聋。

猝然耳鸣、耳聋，或有耳胀，鸣声隆隆，按之不减为实证；久病耳聋，耳鸣如蝉，时作时止，劳累则加剧，按之鸣声减弱为虚证。

兼头胀，面赤，咽干，烦躁善怒，脉弦者，为肝胆火旺；兼畏寒，发热，脉浮者，为外感风邪；兼头晕，腰膝酸软，乏力，遗精，带下，脉虚细者，为肾气不足；兼五心烦热，遗精盗汗，舌红少津，脉细数者，为肝肾亏虚。

【治疗】

1. 基本治疗

（1）实证

治法 疏风泻火，疏通耳窍。

主穴 翳风 听会 侠溪 中渚

方义 翳风、听会为局部取穴，疏通耳窍；中渚、侠溪为手、足少阳经远部取穴。远近相配，泻火通窍。

配穴 肝胆火盛配太冲、丘墟；外感风邪配外关、合谷。

操作 针用泻法，听会应使气至耳心，留针 20 分钟。

（2）虚证

治法 补肾养窍。

主穴 翳风 听宫 太溪 肾俞

方义 翳风、听宫为局部选穴，疏通耳窍；太溪、肾俞补益肾精，补肾养窍。

配穴 肾气不足者，配气海；肝肾亏虚者，配肝俞。

操作 针用补法，针听宫应使气至耳心，留针 30 分钟。

2. 其他疗法

（1）耳针法 选心、肝、肾、内耳、皮质下。暴聋者，毫针强刺激；一般耳鸣、耳聋给予中等刺激，亦可埋针。

（2）穴位注射法 选听宫、翳风、完骨、瘈脉。用 654-2 注射液，每次两侧各选一穴，每穴注射 5mg；或用维生素 B_{12}，每穴 0.2 ～ 0.5mL。

（3）头针法 选取两侧晕听区，毫针刺，间歇运针，留针 20 分钟，每日或隔日 1 次。

【按语】

1. 针灸对神经性耳鸣、耳聋效果较好。
2. 注意情志调理，忌房劳过度。

五、咽喉肿痛

咽喉肿痛是以咽喉红肿疼痛、吞咽不适为主症的病证。古代文献称"喉痹""乳蛾"等。

常见于西医学的急慢性扁桃体炎、急慢性咽炎、急性喉炎、扁桃体周围脓肿等。

【病因病机】

本病病位在咽喉。因咽喉为肺胃所属，咽接食管，通于胃；喉接气管，通于肺；肾经上循喉咙。故本病与肺、胃、肾密切相关。其发病与外感风热、饮食不节和体虚劳累等因素有关。基本病机是火热或虚火上灼咽喉。

【辨证】

主症 咽喉红肿疼痛，吞咽不适。

兼咳嗽，寒热头痛，脉浮数，为外感风热；兼咽干，口渴，便秘，尿黄，舌红苔黄，脉洪大，为肺胃实热；兼咽喉稍肿，色暗红，疼痛较轻，或吞咽时觉痛楚，微有热象，入夜较重，为肾阴不足。

【治疗】

1. 基本治疗

（1）实热证

治法 泄热利咽，消肿止痛。

主穴 少商　商阳　关冲　天容　内庭

方义 少商、商阳、关冲分别为肺经、大肠经、三焦经的井穴，点刺出血，可清泻肺、胃、三焦火热；天容为局部取穴；内庭为足阳明胃经荥穴，善清胃热。

配穴 外感风热配风池、大椎；肺胃实热配鱼际。

操作 少商、商阳、关冲以三棱针点刺出血，余穴针用泻法，留针20分钟。

（2）虚热证

治法 滋阴降火，养阴清热。

主穴 列缺　照海　鱼际　太溪

方义 列缺、照海为八脉交会穴配穴，善治咽喉病证；鱼际利咽清肺热；太溪为足少阴原穴，滋肾阴、降虚火。

配穴 入夜发热者，配三阴交、复溜。

操作 太溪、照海用补法，列缺、鱼际用泻法，留针20分钟。

2. 其他疗法

耳针法 选咽喉、心、下屏尖、扁桃体。毫针刺，实证者强刺激，每次留针1小时。

【按语】

1. 针刺治疗急性咽喉肿痛效果良好。如扁桃体周围脓肿，不能进食者应予补液，如已成脓则转外科处理。

2. 注意口腔卫生，避免烟酒辛辣刺激。

六、牙痛

牙痛是指因各种原因引起的以牙齿疼痛为主症的病证。属中医"牙宣""骨槽风"范畴。

西医学中的龋齿、急性牙髓炎、急性根尖周围炎和牙本质过敏等可参照本病论治。

【病因病机】

手、足阳明经脉分别入上、下齿，大肠、胃腑积热，或风邪外袭经络，郁于阳明而化火，火邪循经上炎而发牙痛，属于实证。肾主骨，齿为骨之余，肾阴不足，虚火上炎亦可引起牙痛，此属虚证。本病病位在牙，与手足阳明经和肾经有关。基本病机是风火、胃火或虚火上炎。

【辨证】

主症　牙齿疼痛，常因冷、热、酸、甜等刺激而发作或加剧。

牙痛甚剧，口臭、口渴、便秘、脉洪者，为胃火牙痛；痛甚而龈肿，形寒身热，脉浮数者，为风火牙痛；隐隐作痛，时作时止，口不臭，齿浮动，脉细者，属肾虚牙痛。

【治疗】

1. 基本治疗

治法　祛风泻火，通络止痛。

主穴　颊车　下关　合谷　内庭

方义　颊车、下关为近部选穴，宣泄局部火热；合谷、内庭为远部取穴，疏泄手、足阳明经火热。远近配合，祛风泻热，通络止痛。

配穴　风火牙痛配外关、风池；胃火牙痛配厉兑；肾虚牙痛配太溪；龋齿牙痛配偏历。

操作　针刺常规补泻，内庭可点刺出血。

2. 其他疗法

（1）耳针法　选上颌、下颌、神门、上屏尖、牙痛点。每次取 2～3 穴，毫针强刺激，留针 20～30 分钟。

（2）穴位注射法　用 0.5%～1% 盐酸普鲁卡因注入患侧合谷穴，每穴注入 0.5～1mL，隔日一次。

知 识 链 接

偏历穴治疗牙痛

牙痛患者偏历穴处多有条索状物，且压痛明显，尝治各种牙痛患者，尤其是龋齿患者，以双手拇指按压偏历穴，用力以患者耐受为度，皆能疼痛立止。若按揉后再行针刺，其效更佳。(《针灸治验》)

【按语】

1. 针刺治疗牙痛效果良好，但应积极治疗原发病。
2. 牙痛应与三叉神经痛相鉴别。
3. 平时注意口腔卫生。

七、遗尿

遗尿又称"尿床"，是指年满 3 周岁以上的小儿睡眠中小便自遗，醒后方觉的一种病证。偶因疲劳或睡前多饮而遗尿者，不属病态。

西医学中，精神因素、泌尿系异常或感染、隐性脊柱裂等均可导致遗尿。

【病因病机】

遗尿的发生常与禀赋不足、久病体虚、习惯不良等因素有关。本病病位在膀胱，与任脉及肾、脾、肺、肝关系密切。基本病机是肾之气化功能失调，膀胱约束无权。

【辨证】

主症 睡中尿床，醒后方觉，数夜或每夜 1 次，甚至一夜数次。

兼白天小便亦多，畏寒肢冷，腰膝酸软，舌质淡，苔薄白，脉沉细无力，为肾气不足；兼疲劳后遗尿加重，面色无华，神疲乏力，少气懒言，纳呆便溏，舌淡，苔白，脉细弱，为肺脾气虚；兼夜寐不安，五心烦热，形体较瘦，舌红少津，脉细数，为心肾失交；兼尿黄量少，气味臊臭，性情急躁，面赤唇红，或夜寐磨牙，舌红，苔黄，脉弦滑，为肝经郁热。

【治疗】

1.基本治疗

治法 益肾固摄，调理膀胱。

主穴 关元　中极　膀胱俞　三阴交

方义 关元为任脉与足三阴经的交会穴，可培补元气，益肾固本；中极乃膀胱之募穴，配背俞穴膀胱俞，为俞募配穴法，可调理膀胱气化功能；三阴交为足三阴经的交会穴，可健脾益气，益肾固本而止遗尿。

配穴 肾气不足配肾俞、太溪；肺脾气虚配列缺、足三里；心肾失交配通里、大钟；肝经郁热配蠡沟、太冲。

操作 毫针常规刺。中极、关元直刺或向下斜刺，使针感下达会阴部为佳；肾气不足、肺脾气虚，可加用灸法。

2. 其他疗法

（1）耳针法　取膀胱、肾、皮质下、内分泌、尿道、神门。毫针刺法，或埋针法、压丸法。

（2）皮肤针法　取夹脊穴、气海、关元、中极、膀胱俞、八髎、肾俞、脾俞。叩刺至局部皮肤潮红，也可叩刺后加拔火罐。

（3）穴位注射法　取关元、中极、膀胱俞、三阴交。每次选用 1～2 穴，选当归注射液或维生素 B_{12} 注射液、维生素 B_1 注射液，每穴注射 0.5mL，隔日 1 次。

（4）穴位敷贴法　取神阙。用煅龙骨、煅牡蛎、覆盆子、肉桂各 30g，生麻黄 10g，冰片 6g，共研细末，每用 5～10g，用醋调成膏饼状贴于脐部，夜敷昼揭。

（5）皮内针法　取三阴交、肾俞。皮内针常规治疗。

【按语】

1. 针灸对功能性遗尿的疗效较好。但对某些器质性病变引起的遗尿，应治疗其原发病。

2. 治疗期间嘱家长密切配合，控制患儿睡前饮水，夜间定时唤醒患儿起床排尿，逐渐养成自觉起床排尿的良好习惯。

3. 加强患儿的心理护理，切勿羞辱和粗暴打骂，避免产生恐惧、紧张和自卑感。

八、目赤肿痛

目赤肿痛又称"赤眼""风火眼""天行赤眼"，俗称"红眼病"。往往双眼同时发病，春夏两季多见。

常见于西医学的流行性结膜炎。

【病因病机】

本病多由于外感时疫热毒所引起。风热之邪侵袭目窍，经气阻滞，火郁不宣，或素体阳盛，脏腑积热，复感疫毒，内外合邪，循经上扰于目而发病。本病病位在目，与肝胆两经关系密切。基本病机是热毒蕴结目窍。

【辨证】

主症 白睛红赤，沙涩灼热，羞明流泪。

兼眵多清稀，头额胀痛，舌红，苔薄白或薄黄，脉浮数，为风热外袭；兼胞睑肿胀，热泪如汤，眵多胶结，为热毒炽盛。重者白睛点状或片状溢血，黑睛生星翳，头痛，烦渴引饮，溲赤便结，舌红，苔黄，脉数。

【治疗】

1. 基本治疗

治法 疏风散热，泻火解毒。以眼区局部取穴为主。

主穴 攒竹 瞳子髎 耳尖 合谷 太冲

方义 攒竹、瞳子髎宣泄眼部之郁热；耳尖点刺出血可清热明目；合谷调阳明经气，疏泄风热；太冲降肝火而明目。

配穴 风热外袭配风池、曲池；热毒炽盛配大椎、侠溪清泻热毒。

操作 攒竹、瞳子髎、耳尖均可点刺出血；其余针用泻法。每日1～2次。

2. 其他疗法

（1）刺血拔罐法 在太阳穴处点刺出血后拔罐，使之出血稍多。每日1次。

（2）挑刺法 在两肩胛之间找丘疹样反应点挑治，或在大椎及其旁开0.5寸处、太阳、印堂、上眼睑等处选点挑治。

（3）耳针法 取眼、目1、目2、肝。毫针强刺激，留针30分钟；或耳尖、耳背小静脉点刺出血。

【按语】

1. 针刺治疗目赤肿痛有显著疗效。缓解病情快，可明显缩短病程。
2. 本病为眼科常见的急性传染病，常可引起流行，应注意眼部的卫生。

项目五 急 症

扫一扫，看课件

一、高热

高热是体温超过39℃的急性症状，属中医学的"壮热""日晡潮热"等范畴。

西医学的急性感染、急性传染病，以及中暑、风湿热、结核病、恶性肿瘤等病中可见高热。

【病因病机】

高热可由外感和内伤所致。外感热邪或疫毒，或郁闭肌表，或燔于气分，或内陷营血，均可引起高热。内伤发热则是脏腑阴阳失调，阳盛则热，或郁遏化热。高热的基本病机是邪正相争，或体内阳热之气过盛。

【辨证】

主症 体温升高，超过39℃。

发热恶寒，头身痛，咽喉痛，咳痰黄稠，舌红，苔黄，脉浮数，为热在肺卫；高热汗出，烦渴多饮，小便黄赤，大便秘结，舌红，苔黄，脉洪数，为气分热盛；高热夜甚，烦渴少饮，或斑疹隐隐，或衄血、吐血、尿血、便血，甚则出现神昏谵语、抽搐，舌红绛而干，脉细数，为热入营血。

【治疗】

1. 基本治疗

治法 清热泻火，凉血解毒。

主穴 大椎 十二井穴或十宣 曲池 合谷

方义 大椎属督脉，为诸阳之会，总督一身之阳，为泻热之首选；十二井、十宣穴皆在四末，为阴阳经交接之处，能宣散全身阳热；合谷、曲池宣散阳明和气分之热。

配穴 热在肺卫配鱼际、外关；气分热盛配支沟、内庭；热入营血配曲泽、委中。神昏谵语配水沟、内关；抽搐配太冲、阳陵泉。

操作 毫针泻法。大椎穴刺络拔罐；十宣、井穴、曲泽、委中点刺出血。

2. 其他疗法

（1）耳针法 选耳尖、耳背静脉、肾上腺、神门。耳尖、耳背静脉用三棱针点刺放血，余穴用毫针刺，强刺激。

（2）刮痧法 选脊柱两侧和背俞穴，刮至皮肤呈紫红色为度。

（3）穴位注射法 取曲池穴，用清开灵注射液或银黄注射液2mL（小儿酌减），每侧穴注入0.5～1mL。体温不降者隔4小时再治疗1次。

【按语】

1. 针灸退热有较好效果，但高热患者必须尽快找出病因，针对病因进行治疗。

2. 高热时易出现脱水与酸中毒，必须及时予以纠正。

二、晕厥

晕厥是以突然昏仆，不省人事，四肢厥冷为主症的病证。历代文献记载有寒厥、热厥、暑厥、气厥、血厥、痰厥、食厥、蛔厥、尿厥、色厥、秽厥、尸厥等，均属此类。

本病见于西医学中的一过性脑缺血、脑血管痉挛、体位性低血压、低血糖昏迷、癔症性昏迷，以及外伤、情志等各种原因引起的晕厥。

【病因病机】

晕厥的病位在脑，涉及五脏六腑，与心、肝关系尤为密切。暴怒、惊恐、疼痛、体虚、暑热、蛔虫等原因均可致气血逆乱，发为晕厥。晕厥的基本病机是气机逆乱，脑窍受扰，或气血不足，脑窍失养。

【辨证】

主症 突然昏倒，不省人事，四肢厥冷，脉沉。轻者数秒至数分钟后苏醒，重者时间较长，但苏醒后无明显后遗症。

兼口噤拳握，呼吸急促，为实证；兼面色苍白，气息微弱，目陷口张，汗出肢冷，舌质淡，脉沉细微，为虚证。

【治疗】

1. 基本治疗

治法 醒脑开窍。

主穴 水沟　百会　劳宫　涌泉

方义 脑为元神之府，督脉入络脑，故取水沟、百会醒脑开窍。劳宫、涌泉清心启闭，与百会相配为五心穴。

配穴 实证配合谷、太冲；虚证配足三里、关元。四肢厥冷配中脘、神阙。

操作 先急刺水沟，再取诸穴。实证针用泻法，百会可点刺出血；虚证针用补法，可灸百会、关元。

2. 其他疗法

（1）耳针法　选心、脑、神门、交感。强刺激捻转，留针 30 分钟，每隔 5 分钟捻针一次。

（2）电针法　神昏闭证，可在针刺劳宫、涌泉穴时，加用电针，以快频率、强电流、连续波刺激 20 ～ 30 分钟。

（3）穴位注射法　取复溜、太溪。用 0.5% 普鲁卡因，每穴 2 ～ 4mL，可用于各种抗休克综合疗法的辅助治疗。

【按语】

1. 晕厥证为危重病证，针灸对情绪激动、外伤疼痛引起者效果良好。
2. 治疗时尽量少搬动患者，松解患者衣服，严重者头部适当放低。

三、虚脱

虚脱是以突然面色苍白，大汗淋漓，四肢厥冷，表情淡漠或烦躁不安，甚则昏迷，二便失禁，血压下降，脉微欲绝为主症的急症。有阴脱、阳脱、阴阳俱脱之分。

本病相当于西医学的休克。

【病因病机】

大汗、大吐、大泻、大失血致气血津精耗竭，或大病、久病之后元气亏虚、精气衰竭，导致阴阳欲离欲决而现虚脱之证。故虚脱病本在五脏。基本病机是阴不敛阳，阳不固阴，阴阳欲离欲决。

【辨证】

主症 突然面色苍白，大汗淋漓，表情淡漠或烦躁不安，甚则昏迷，二便失禁，血压下降，脉微欲绝。

兼汗出黏而热，肌肤热，手足温，口渴喜冷饮，为阴脱；兼汗清稀而凉，肌肤凉，手足冷，口不渴，喜热饮，为阳脱。

【治疗】

1. 基本治疗

治法 回阳固脱，苏厥救逆。

主穴 素髎　百会　神阙　关元　内关

方义 素髎醒脑升血压，百会升提阳气，神阙振奋中阳，关元固元阴、元阳，内关宁神定志。督脉为阳脉之海，任脉为阴脉之海，本方督脉与任脉相配，兼顾五脏，总调十二经脉，共奏回阳救逆之效。

配穴 亡阳配气海、足三里；亡阴配太溪、涌泉。神昏配水沟、涌泉。

操作 针灸并用，针用补法。百会、神阙、气海、关元重用灸法，至证情好转为度。

2. 其他疗法

（1）耳针法　选心、皮质下、神门、肾上腺、升压点、交感。轻刺激，留针 1～2 小时，间歇行针。

（2）穴位注射法　取复溜、太溪。用 0.5% 普鲁卡因，每穴 2 ～ 4mL，可用于各种抗休克综合治疗的辅助治疗。

【按语】

1. 虚脱是一种危重病证，应及时抢救。针灸（特别是灸法）对本病有较好的救治效果。
2. 虚脱病因复杂，须针对病因进行综合救治。

四、抽搐

抽搐是以四肢不自主抽动，或伴颈项强直、角弓反张、口噤不开等为主症的病证。又称"瘛疭""惊厥"等。

常见于西医学的高热惊风、急性颅内感染、高血压脑病、癫痫、破伤风、颅内占位性病变、颅脑外伤、癔症等疾病的过程中。

【病因病机】

本病的发生与风毒内袭、金刃所伤、虫兽咬伤、阴血亏虚等因素有关。病位在脑，累及于肝。基本病机是热极生风或虚风内动。

【辨证】

主症　四肢不自主抽动，或伴颈项强直、角弓反张、口噤不开。重者可有昏迷。

兼壮热，头痛，大汗，舌红苔黄，脉洪数，为热极生风；兼低热，心烦，手足蠕动，舌绛苔少，脉细数，为虚风内动。

【治疗】

1. 基本治疗

治法　醒脑开窍，息风止痉。

主穴　水沟　内关　合谷　太冲　阳陵泉

方义　督脉入络脑，总督诸阳，督脉为病脊强反折，取水沟醒脑开窍，息风止痉；内关宁心安神；合谷、太冲开"四关"，为平肝息风的重要组穴；阳陵泉为筋会，镇肝息风、缓解痉挛。

配穴　热极生风配大椎、曲池；虚风内动配血海、足三里。神昏配十宣、涌泉。

操作　水沟用雀啄法捣刺；大椎刺络拔罐；十宣点刺出血。

2. 其他疗法

（1）耳针法　取肝、肾、皮质下、神门、脑干。毫针强刺激，留针 30 ～ 60 分钟，或埋针数小时。

（2）电针法　取合谷、太冲、阳陵泉等穴，常规操作。用连续波、快频率强刺激 20～30分钟。

（3）穴位注射　取合谷、太冲、阳陵泉、曲池、三阴交等，每次选2～3穴，用地龙注射液，每穴注射0.5～1mL。

【按语】

1.本病病情危急，针灸治疗有一定疗效。抽搐停止后，要针对病因治疗。
2.针刺中注意防止滞针、弯针、断针等现象发生。

五、内脏绞痛

（一）心绞痛

心绞痛是以突然发作胸骨后或心前区压榨性或窒息性剧痛为特征的病证。属中医"胸痹""心痛""厥心痛""真心痛"范畴。

本病主要见于西医学中的冠心病引起的急性心肌缺血。

【病因病机】

本病多因劳累、情绪激动、饱食、受寒等因素诱发。气血、阳气不足或瘀血、痰湿阻滞，致心络不通，发为心痛。本病病位在心，与肝、肾、脾、胃关系密切。基本病机是心络不通。

【辨证】

主症　突发胸闷及胸骨后或心前区压榨性、窒息性剧痛，可放射到左肩、左上肢前内侧及无名指和小指，伴心悸、气短、出汗。持续数秒至十余分钟不等，休息或含服硝酸甘油可缓解。

【治疗】

1.基本治疗

治法　通阳行气，活血止痛。

主穴　内关　阴郄　膻中

方义　内关为心包经络穴、八脉交会穴，通阴维脉，"阴维为病苦心痛"，是治疗胸痹心痛之要穴；阴郄为心经郄穴，善治心经急症；膻中为心包募穴，又为气之会穴，可疏调胸部气机，通阳行气，治疗心胸疾患。

操作　毫针泻法。

2. 其他治疗

耳针法　选心、小肠、交感、神门、内分泌。每次选 3 ～ 5 穴，毫针刺，中等刺激强度。

【按语】

1. 针灸对减轻和缓解心绞痛疗效确切。

2. 对心绞痛持续发作，有心肌梗死可疑者，需综合救治。

（二）胆绞痛

胆绞痛是以右上腹胆区绞痛为主要特征的病证。属中医"胁痛"范畴。

本病常见于西医学的胆囊炎、胆管炎、胆石症、胆道蛔虫症等。

【病因病机】

本病与情志不畅、恣食肥甘及结石、蛔虫等因素有关。病位在胆，与肝关系密切。基本病机是胆腑气滞。

【辨证】

主症　右上腹绞痛，呈持续性，并阵发性加剧。疼痛部拒按，疼痛可放射至右肩胛区。常伴恶心、呕吐。

兼性情急躁，胸闷纳呆，舌淡红，苔薄白，脉弦，为肝胆气滞；兼寒战高热，口苦咽干，黄疸，尿黄便干，舌红苔黄腻，脉滑数，为肝胆湿热；兼右上腹及剑突下钻顶样剧痛、拒按，或吐蛔，舌淡，苔白，脉弦紧，为蛔虫妄动。

【治疗】

1. 基本治疗

治法　疏肝利胆，行气止痛。

主穴　胆囊穴　胆俞　日月　阳陵泉

方义　胆囊穴为治疗胆腑疾患的经验效穴；胆俞、日月为胆的俞募配穴；阳陵泉为足少阳之下合穴，"合治内腑"。诸穴配伍，疏肝利胆而止痛。

配穴　肝胆气滞配太冲、丘墟；肝胆湿热配行间、阴陵泉；蛔虫妄动配迎香透四白。呕吐配内关、足三里；黄疸配至阳；发热配大椎、曲池。

操作　毫针泻法，久留针。

2. 其他疗法

耳针法　选肝、胰胆、交感、神门、耳迷根。急性发作时，毫针强刺激，持续捻针。

疼痛缓解后，用耳穴压丸法，两耳交替进行。

【按语】

针灸对急性发作、病程短、无严重并发症的胆绞痛疗效确切。

（三）肾绞痛

肾绞痛是以剧烈腰痛或侧腹部绞痛为主要特征的病证。属中医"腰痛""石淋""砂淋""血淋"范畴。

本病常见于西医学中的肾及输尿管结石。

【病因病机】

本病由尿路结石引起。病位在肾、膀胱，与脾、三焦关系密切。基本病机是结石内阻，水道不通。

【辨证】

主症　突发腰部或侧腹部绞痛，呈持续性或间歇性，并沿输尿管向髂窝、会阴、阴囊、大腿内侧放射，排尿困难或尿流中断，或出现血尿，可有肾区叩击痛。

兼尿黄赤混浊，淋沥不畅，或有血尿，舌红，苔黄，脉弦滑，为下焦湿热；兼排尿无力、断续，甚则点滴而下，腰膝酸软，神疲懒言，舌淡，苔薄白，脉沉细，为肾气不足。

【治疗】

1. 基本治疗

治法　利湿通淋止痛。

主穴　肾俞　京门　膀胱俞　中极　三阴交

方义　肾俞、京门与膀胱俞、中极分别是肾和膀胱的俞募配穴；三阴交通肝、脾、肾三经，可疏肝行气，健脾化湿，益肾利尿。

配穴　下焦湿热配阴陵泉、委阳；肾气不足配秩边、太溪。血尿配血海、地机；恶心、呕吐配内关、足三里。

操作　毫针泻法；可用电针。

2. 其他疗法

耳针法　选肾、输尿管、交感、皮质下、三焦。毫针刺，强刺激。

【按语】

1. 针灸尤其是电针对肾绞痛有较好的止痛效果。

2. 治疗期间宜多饮水，适当做跑跳运动，以促进结石排出。

古代针灸歌赋辑要

一、标幽赋（金·窦默《针经指南》）

拯救之法，妙用者针。察岁时于天道，定形气于予心。春夏瘦而刺浅，秋冬肥而刺深。不穷经络阴阳，多逢刺禁；既论脏腑虚实，须向经寻。

原夫起自中焦，水初下漏。太阴为始，至厥阴而方终；穴出云门，抵期门而最后。正经十二，别络走三百余支；正侧偃伏，气血有六百余候。手足三阳，手走头而头走足；手足三阴，足走腹而胸走手。要识迎随，须明逆顺。

况乎阴阳，气血多少为最。厥阴太阳，少气多血；太阴少阴，少血多气；而又气多血少者，少阳之分；气盛血多者，阳明之位。先详多少之宜，次察应至之气。轻滑慢而未来，沉涩紧而已至。既至也，量寒热而留疾；未至也，据虚实而候气。气之至也，若鱼吞钩饵之浮沉；气未至也，似闲处幽堂之深邃。气速至而效速，气迟至而不治。

观夫九针之法，毫针最微，七星上应，众穴主持。本形金也，有蠲邪扶正之道；短长水也，有决凝开滞之机。定刺象木，或斜或正；口藏比火，进阳补羸。循机扪而可塞以象土，实应五行而可知。然是一寸六分，包含妙理；虽细桢于毫发，同贯多歧。可平五脏之寒热，能调六腑之虚实。拘挛闭塞，遣八邪而去矣；寒热痛痹，开四关而已之。

凡刺者，使本神朝而后入；既刺也，使本神定而气随。神不朝而勿刺，神已定而可施。定脚处，取气血为主意；下手处，认水木是根基。天地人，三才也，涌泉同璇玑百会；上中下，三部也，大包与天枢地机。阳跷阳维并督脉，主肩背腰腿在表之病；阴跷阴维任带冲，去心腹胁肋在里之疑。二陵二跷二交，似续而交五大；两间两商两井，相依而别两支。

大抵取穴之法，必有分寸，先审自意，次观肉分。或伸屈而得之，或平直而安定。在阳部筋骨之侧，陷下为真；在阴分郄腘之间，动脉相应。取五穴用一穴而必端，取三经用一经而可正。头部与肩部详分，督脉与任脉易定。明标与本，论刺深刺浅之经；住痛移疼，取相交相贯之径。

岂不闻脏腑病，而求门海俞募之微；经络滞，而求原别交会之道。更穷四根三结，依标本而刺无不痊；但用八法五门，分主客而针无不效。八脉始终连八会，本是纪纲；十二经络十二原，是为枢要。一日刺六十六穴之法，方见幽微；一时取十二经之原，始知要妙。

原夫补泻之法，非呼吸而在手指；速效之功，要交正而识本经。交经缪刺，左有病而右畔取；泻络远针，头有病而脚上针。巨刺与缪刺各异，微针与妙刺相通。观部分而知经络之虚实，视沉浮而辨脏腑之寒温。且夫先令针耀，而虑针损；次藏口内，而欲针温。目无外视，手如握虎；心无内慕，如待贵人。左手重而多按，欲令气散；右手轻而徐入，不痛之因。空心恐怯，直立侧而多晕；背目沉掐，坐卧平而没昏。

推于十干十变，知孔穴之开阖；论其五行五脏，察日时之旺衰。伏如横弩，应若发机。阴交阳别，而定血晕；阴跷阴维，而下胎衣。痹厥偏枯，迎随俾经络接续；漏崩带下，温补使气血依归。静以久留，停针候之。必准者，取照海治喉中之闭塞；端的处，用大钟治心内之呆痴。

大抵疼痛实泻，痒麻虚补。体重节痛而输居，心下痞满而井主。心胀咽痛，针太冲而必除；脾冷胃疼，泻公孙而立愈。胸满腹痛刺内关，胁疼肋痛针飞虎。筋挛骨痛而补魂门，体热劳嗽而泻魄户。头风头痛，刺申脉与金门；眼痒眼疼，泻光明与地五。泻阴郄止盗汗，治小儿骨蒸；刺偏历利小便，医大人水蛊。中风环跳而宜刺，虚损天枢而可取。

由是午前卯后，太阴生而疾温；离左酉南，月死朔而速冷。循扪弹怒，留吸母而坚长；爪下伸提，疾呼子而嘘短。动退空歇，迎夺右而泻凉；推纳进搓，随济左而补暖。

慎之！大患危疾，色脉不顺而莫针；寒热风阴，饥饱醉劳而切忌。望不补而晦不泻，弦不夺而朔不济。精其心而穷其法，无灸艾而坏其皮；正其理而求其原，免投针而失其位。避灸处而加四肢，四十有九；禁刺处而除六俞，二十有二。

抑又闻，高皇抱疾未瘥，李氏刺巨阙而得苏；太子暴死为厥，越人针维会而复醒。肩井、曲池，甄权刺臂痛而复射；悬钟、环跳，华佗刺跛足而立行。秋夫针腰俞，而鬼免沉疴；王纂针交俞，而妖精立出。刺肝俞与命门，使瞽士视秋毫之末；取少阳与交别，俾聋夫听夏蚋之声。

嗟夫！去圣逾远，此道渐坠。或不得意而散其学，或衍其能而犯禁忌。愚庸志浅，难契于玄言；至道渊深，得之者有几？偶述斯言，不敢示诸明达者焉，庶几乎童蒙之心启。

二、玉龙歌（元·王国瑞《扁鹊神应针灸玉龙经》）

扁鹊授我玉龙歌，玉龙一试绝沉疴，玉龙之歌真罕得，流传千载无差讹。
我今歌此玉龙诀，玉龙一百二十穴，看者行针殊妙绝，但恐时人自差别。

补泻分明指下施，金针一刺显明医，伛者立伸偻者起，从此名杨天下知。
中风不语最难医，发际顶门穴要知，更向百会明补泻，即时苏醒免灾危。
鼻流清涕名鼻渊，先泻后补疾可痊。若是头风并眼痛，上星穴内刺无偏。
头风呕吐眼昏花，穴取神庭始不差。孩子慢惊何可治，印堂刺入艾还加。
头项强痛难回顾，牙疼并作一般看，先向承浆明补泻，后针风府即时安。
偏正头风痛难医，丝竹金针亦可施，沿皮向后透率谷，一针两穴世间稀。
偏正头风有两般，有无痰饮细推观，若然痰饮风池刺，倘无痰饮合谷安。
口眼㖞斜最可嗟，地仓妙穴连颊车，㖞左泻右依师正，㖞右泻左莫令斜。
不闻香臭从何治，迎香二穴可堪攻，先补后泻分明效，一针未出气先通。
耳聋气闭痛难言，须刺翳风穴始痊，亦治项下生瘰疬，下针泻动即安然。
耳聋之症不闻声，痛痒蝉鸣不快情，红肿生疮须用泻，宜从听会用针行。
偶尔失音言语难，哑门一穴两筋间，若知浅针莫深刺，言语音和照旧安。
眉间疼痛苦难当，攒竹沿皮刺不妨，若是眼昏皆可治，更针头维即安康。
两睛红肿痛难熬，怕日羞明心自焦，只刺睛明鱼尾穴，太阳出血自然消。
眼痛忽然血贯睛，羞明更涩最难睁，须得太阳针出血，不用金刀疾自平。
心火炎上两眼红，迎香穴内刺为通，若将毒血搐出后，目内清凉始见功。
脊背强痛泻人中，挫闪腰酸亦可攻，更有委中之一穴，腰间诸疾任君攻。
肾弱腰疼不可当，施为行止甚非常，若知肾俞二穴处，艾火频加体自康。
环跳能治腿股风，居髎二穴认真攻，委中毒血更出尽，愈见医科神圣功。
膝腿无力身立难，原因风湿致伤残，倘知二市穴能灸，步履悠然渐自安。
髋骨能医两腿疼，膝头红肿不能行，必针膝眼膝关穴，功效须臾病不生。
寒湿脚气不可熬，先针三里及阴交，再将绝骨穴兼刺，肿痛顿时立见消。
肿红腿足草鞋风，须把昆仑二穴攻，申脉太溪如再刺，神医妙诀起疲癃。
脚背疼起丘墟穴，斜针出血即时轻，解溪再与商丘识，补泻行针要辨明。
行步艰难疾转加，太冲二穴效堪夸，更针三里中封穴，去病如同用手拿。
膝盖红肿鹤膝风，阳陵二穴亦堪攻，阴陵针透尤收效，红肿全消见异功。
腕中无力痛艰难，握物难移体不安，腕骨一针虽见效，莫将补泻等闲看。
急疼两臂气攻胸，肩井分明穴可攻，此穴原来真气聚，补多泻少应其中。
肩背风气连臂疼，背缝二穴用针明，五枢亦治腰间痛，得穴方知疾顿轻。
两肘拘挛筋骨连，艰难动作欠安然，只将曲池针泻动，尺泽兼行见圣传。
肩端红肿痛难当，寒湿相争气血狂，若向肩髃明补泻，管君多灸自安康。
筋急不开手难伸，尺泽从来要认真，头面纵有诸般症，一针合谷效通神。
腹中气块痛难当，穴法宜向内关防，八法有名阴维穴，腹中之疾永安康。

腹中疼痛亦难当，大陵外关可消详，若是胁疼并闭结，支沟奇妙效非常。

脾家之证最可怜，有寒有热两相煎，间使二穴针泻动，热泻寒补病俱痊。

九种心痛及脾疼，上脘穴内用神针，若还脾败中脘补，两针神效免灾侵。

痔漏之疾亦可憎，表里急重最难禁，或痛或痒或下血，二白穴在掌后寻。

三焦热气壅上焦，口苦舌干岂易调，针刺关冲出毒血，口生津液病俱消。

手臂红肿连腕疼，液门穴内用针明，更将一穴名中渚，多泻中间疾自轻。

中风之症症非轻，中冲二穴可安宁，先补后泻如无应，再刺人中立便轻。

胆寒心虚病如何，少冲二穴最功多，刺入三分不着艾，金针用后自平和。

时行疟疾最难禁，穴法由来未审明，若把后溪穴寻得，多加艾火即时轻。

牙疼阵阵苦相煎，穴在二间要得传，若患翻胃并吐食，中魁奇穴莫教偏。

乳蛾之症少人医，必用金针疾始除，如若少商出血后，即时安稳免灾危。

如今隐疹疾多般，好手医人治亦难，天井二穴多着艾，纵生瘰疬灸皆安。

寒痰咳嗽更兼风，列缺二穴最可攻，先把太渊一穴泻，多加艾火即收功。

痴呆之症不堪亲，不识尊卑枉骂人，神门独治痴呆病，转手骨开得穴真。

连日虚烦面赤妆，心中惊悸亦难当，若将通里穴寻得，一用金针体便康。

风眩目烂最堪怜，泪出汪汪不可言，大小骨空皆妙穴，多加艾火疾应痊。

妇人吹乳痛难消，吐血风痰稠似胶，少泽穴内明补泻，应时神效气能调。

满身发热痛为虚，盗汗淋淋渐损躯，须得百劳椎骨穴，金针一刺疾俱除。

忽然咳嗽腰背疼，身柱由来灸便轻，至阳亦治黄疸病，先补后泻效分明。

肾败腰虚小便频，夜间起止苦劳神，命门若得金针助，肾俞艾灸起遭迍。

九般痔疾最伤人，必刺承山效若神，更有长强一穴是，呻吟大痛穴为真。

伤风不解嗽频频，久不医时劳便成，咳嗽须针肺俞穴，痰多宜向丰隆寻。

膏肓二穴治病强，此穴原来难度量，斯穴禁针多着艾，二十一壮亦无妨。

腠理不密咳嗽频，鼻流清涕气昏沉，须知喷嚏风门穴，咳嗽宜加艾火深。

胆寒由是怕惊心，遗精白浊实难禁，夜梦鬼交心俞治，白环俞治一般针。

肝家血少目昏花，宜补肝俞力便加，更把三里频泻动，还光益血自无差。

脾家之症有多般，致成翻胃吐食难，黄疸亦须寻腕骨，金针必定夺中脘。

无汗伤寒泻复溜，汗多宜将合谷收，若然六脉皆微细，金针一补脉还浮。

大便闭结不能通，照海分明在足中，更把支沟来泻动，方知妙穴有神功。

小腹胀满气攻心，内庭二穴要先针，两足有水临泣泻，无水方能病不侵。

七般疝气取大敦，穴法由来指侧间，诸经具载三毛处，不遇师传隔万山。

传尸劳病最难医，涌泉出血免灾危，痰多须向丰隆泻，气喘丹田亦可施。

浑身疼痛疾非常，不定穴中细审详，有筋有骨须浅刺，灼艾临时要度量。

劳宫穴在掌中寻，满手生疮痛不禁，心胸之病大陵泻，气攻胸腹一般针。

哮喘之症最难当，夜间不睡气遑遑，天突妙穴宜寻得，膻中着艾便安康。

鸠尾独治五般痫，此穴须当仔细观，若然着艾宜七壮，多则伤人针亦难。

气喘急急不可眠，何当日夜苦忧煎，若得璇玑针泻动，更取气海自安然。

肾强疝气发甚频，气上攻心似死人，关元兼刺大敦穴，此法亲传始得真。

水病之疾最难熬，腹满虚胀不肯消，先灸水分并水道，后针三里及阴交。

肾气冲心得几时，须用金针疾自除，若得关元并带脉，四海谁不仰名医。

赤白妇人带下难，只因虚败不能安，中极补多宜泻少，灼艾还须着意看。

吼喘之证嗽痰多，若用金针疾自和，俞府乳根一样刺，气喘风痰渐渐磨。

伤寒过经犹未解，须向期门穴上针，忽然气喘攻胸膈，三里泻多须用心。

脾泄之症别无他，天枢二穴刺休差，此是五脏脾虚疾，艾火多添病不加。

口臭之疾最可憎，劳心只为苦多情，大陵穴内人中泻，心得清凉气自平。

穴法深浅在指中，治病须臾显妙功，劝君要治诸般疾，何不当初记玉龙。

三、百症赋（明·高武《针灸聚英》）

百症腧穴，再三用心。囟会连于玉枕，头风疗以金针。悬颅、颔厌之中，偏头痛止；强间、丰隆之际，头痛难禁。原夫面肿虚浮，须仗水沟、前顶；耳聋气闭，全凭听会、翳风。面上虫行有验，迎香可取；耳中蝉噪有声，听会堪攻。目眩兮，支正、飞扬；目黄兮，阳纲、胆俞。攀睛攻少泽、肝俞之所，泪出刺临泣、头维之处。目中漠漠，即寻攒竹、三间；目觉䀮䀮，急取养老、天柱。观其雀目肝气，睛明、行间而细推；审他项强伤寒，温溜、期门而主之。廉泉、中冲，舌下肿疼堪取；天府、合谷，鼻中衄血直追。耳门、丝竹空，住牙疼于顷刻；颊车、地仓穴，正口㖞于片时。喉痛兮，液门、鱼际去疗；转筋兮，金门、丘墟来医。阳谷、侠溪，颔肿口噤并治；少商、曲泽，血虚口渴同施。通天去鼻内无闻之苦，复溜祛舌干口燥之悲。哑门、关冲，舌缓不语而要紧；天鼎、间使，失音嗫嚅而休迟。太冲泻唇㖞以速愈，承浆泻牙疼而即移。项强多恶风，束骨相连于天柱；热病汗不出，大都更接于经渠。

且如两臂顽麻，少海就傍于三里；半身不遂，阳陵远达于曲池。建里、内关，扫尽胸中之苦闷；听宫、脾俞，祛残心下之悲凄。久知胁肋疼痛，气户、华盖有灵；腹内肠鸣，下脘、陷谷能平。胸胁支满何疗，章门不容细寻；膈疼饮蓄难禁，膻中、巨阙便针。胸满更加噎塞，中府、意舍所行；胸膈停留瘀血，肾俞、巨髎宜征。胸满项强，神藏、璇玑已试；背连腰痛，白环、委中曾经。脊强兮，水道、筋缩；目眩兮，颧髎、大迎。痉病非颅息而不愈，脐风须然谷而易醒。委阳、天池，腋肿针而速散；后溪、环跳，腿疼刺而即轻。梦魇不宁，厉兑相谐于隐白；发狂奔走，上脘同起于神门。惊悸怔忡，取阳交、解溪勿误；反张悲哭，仗天冲、大横须精。癫疾必身柱、本神之令，发热仗少冲、曲池之津。岁热时行，陶道复求肺俞理；风痫常发，神道须还心俞宁。湿寒湿热下髎定，厥寒厥热涌泉清。寒栗恶寒，二间疏通阴郄暗；烦心呕吐，幽门开彻玉堂明。行间、涌泉，主消渴之肾竭；阴陵、水分，去水肿之脐盈。痨瘵传尸，趋魄户、膏肓之路；中邪霍乱，寻阴谷、三里之程。治疸消黄，谐后溪、劳宫而看；倦言嗜卧，往通里、大钟而明。咳嗽连声，肺俞须迎天突穴；小便赤涩，兑端独泻太阳经。刺长强于承山，善主肠风新下血；针三阴于气海，专司白浊久遗精。

且如肓俞、横骨，泻五淋之久积；阴郄、后溪，治盗汗之多出。脾虚谷以不消，脾俞、膀胱俞觅；胃冷食而难化，魂门、胃俞堪责。鼻痔必取龈交，瘿气须求浮白。大敦、照海，患寒疝而善蠲；五里、臂臑，生疬疮而能治。至阴、屏翳，疗痒疾之疼多；肩髃、阳溪，消隐风之热极。

抑又论妇人经事改常，自有地机、血海；女子少气漏血，不无交信、合阳。带下产崩，冲门气冲宜审；月潮违限，天枢、水泉细详。肩井乳痈而极效，商丘痔瘤而最良。脱肛趋百会、尾翠之所，无子搜阴交、石关之乡。中脘主乎积痢，外丘搜乎大肠。寒疟兮商阳、太溪验，疬癖兮冲门、血海强。

夫医乃人之司命，非志士而莫为；针乃理之渊微，须至人之指教。先究其病源，后攻其穴道，随手见功，应针取效。方知玄里之玄，始达妙中之妙。此篇不尽，略举其要。

四、肘后歌（明·高武《针灸聚英》）

头面之疾针至阴，腿脚有疾风府寻，心胸有病少府泻，脐腹有病曲泉针。
肩背诸疾中渚下，腰膝强痛交信凭，胁肋腿痛后溪妙，股膝肿起泻太冲。
阴核发来如升大，百会妙穴真可骇，顶心头痛眼不开，涌泉下针定安泰。
鹤膝肿劳难移步，尺泽能舒筋骨疼，更有一穴曲池妙，根寻源流可调停。
其患若要便安愈，加以风府可用针，更有手臂拘挛急，尺泽刺深去不仁。
腰背若患挛急风，曲池一寸五分攻，五痔原因热血作，承山须下病无踪。
哮喘发来寝不得，丰隆刺入三分深，狂言盗汗如见鬼，惺惺间使便下针。
骨寒髓冷火来烧，灵道妙穴分明记，疟疾寒热真可畏，须知虚实可用意。
间使宜透支沟中，大椎七壮合圣治，连日频频发不休，金门刺深七分是。
疟疾三日得一发，先寒后热无他语，寒多热少取复溜，热多寒少用间使。
或患伤寒热未收，牙关风壅药难投，项强反张目直视，金针用意列缺求。
伤寒四肢厥逆冷，脉气无时仔细寻，神奇妙穴真有二，复溜半寸顺骨行。
四肢回还脉气浮，须晓阴阳倒换求，寒则须补绝骨是，热则绝骨泻无忧。
脉若浮洪当泻解，沉细之时补便瘳，百合伤寒最难医，妙法神针用意推。

口噤眼合药不下，合谷一针效甚奇，狐蜜伤寒满口疮，须下黄连犀角汤。

虫在脏腑食肌肉，须要神针刺地仓，伤寒腹痛虫寻食，吐蛔乌梅可难攻。

十日九日必定死，中脘回还胃气通，伤寒痞气结胸中，两目昏黄汗不通。

涌泉妙穴三分许，速使周身汗自通，伤寒痞结胁积痛，宜用期门见深功。

当汗不汗合谷泻，自汗发黄复溜凭，飞虎一穴通痞气，祛风引气使安宁。

刚柔二痓最乖张，口噤眼合面红妆，热血流入心肺腑，须要金针刺少商。

中满如何去得根，阴包如刺效如神，不论老幼依法用，须教患者便抬身。

打仆伤损破伤风，先于痛处下针攻，后向承山立作效，甄权留下意无穷。

腰腿疼痛十年春，应针不了便惺惺，大都引气探根本，服药寻方枉费金。

脚膝经年痛不休，内外踝边用意求，穴号昆仑并吕细，应时消散即时瘳。

风痹痿厥如何治，大杼、曲泉真是妙，两足两胁满难伸，飞虎神针七分到。

腰软如何去得根，神妙委中立见效。

主要参考书目

1. 石学敏.针灸学.第 2 版.北京：中国中医药出版社，2007.

2. 王华，杜元灏.针灸学.第 3 版.北京：中国中医药出版社，2012.

3. 高树中，杨俊.针灸治疗学.第 3 版.北京：中国中医药出版社，2012.

4. 王德敬.经络与腧穴.第 2 版.北京：人民卫生出版社，2010.